现代神经外科疾病诊治

XIANDAI SHENJING WAIKE JIBING ZHENZHI

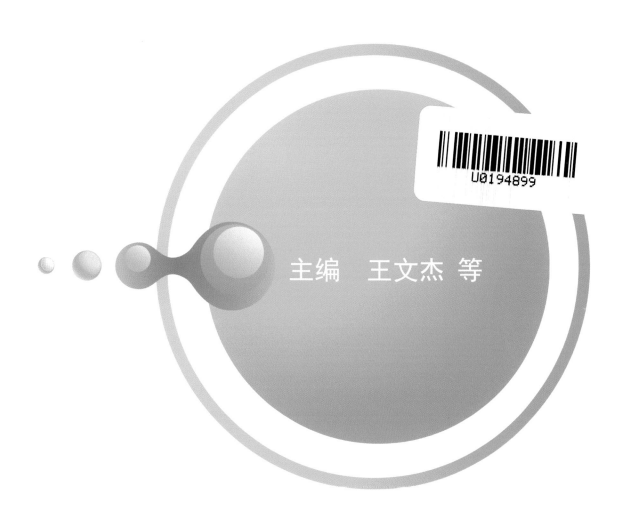

U0194899

主编 王文杰 等

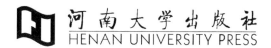

河南大学出版社

HENAN UNIVERSITY PRESS

图书在版编目（CIP）数据

现代神经外科疾病诊治 / 王文杰等主编 . –– 郑州：
河南大学出版社，2021.1
ISBN 978-7-5649-4567-1

Ⅰ.①现… Ⅱ.①王… Ⅲ.①神经外科学 – 诊疗
Ⅳ.① R651

中国版本图书馆 CIP 数据核字（2021）第 026902 号

责任编辑：林方丽
责任校对：陈 巧
封面设计：陈盛杰

出版发行：河南大学出版社
　　　　　　地址：郑州市郑东新区商务外环中华大厦 2401 号
　　　　　　邮编：450046
　　　　　　电话：0371-86059750（高等教育与职业教育出版分社）
　　　　　　　　　0371-86059701（营销部）
　　　　　　网址：hupress.henu.edu.cn
印　　刷：广东虎彩云印刷有限公司
版　　次：2021 年 1 月第 1 版
印　　次：2021 年 1 月第 1 次印刷
开　　本：880 mm × 1230 mm　1/16
印　　张：9.5
字　　数：308 千字
定　　价：57.00 元

编 委 会

主 编 王文杰　谈山峰　罗洪海　雷　超
　　　　郑达理　杨彬源　邹振亮　季增彬

副主编 刘光普　陈达良　李登锋　季　玮　吴　昊
　　　　龚　益　李振涛　王迎宾　郝建强

编 委　（按姓氏笔画排序）

王文杰　深圳市龙华区中心医院

王迎宾　郑州大学第三附属医院

刘光普　梅州市人民医院（中山大学附属梅州医院）

李振涛　郑州大学第三附属医院

李登锋　广东省汕尾市人民医院

杨彬源　东莞市人民医院

吴　昊　新疆医科大学第一附属医院

邹振亮　景德镇市第一人民医院

陈达良　南方医科大学顺德医院

罗洪海　惠州市中心人民医院

季　玮　深圳市第三人民医院

季增彬　德州海联脑科中西医结合医院（德州联合医院分院）

郑达理　河源市人民医院

郝建强　四川大学华西医院资阳医院 资阳市第一人民医院

谈山峰　华中科技大学协和深圳医院

龚　益　云南省第三人民医院

雷　超　三峡大学第一临床医学院 宜昌市中心人民医院

前　言

　　神经外科是一个朝气蓬勃、发展迅速的学科。神经外科在我国已有半个世纪的发展历史。过去由于科学技术落后，对神经外科疾病的诊断与治疗一直是临床上的难题。随着医学技术的进步，日新月异的现代化影像学技术给神经外科疾病的诊断和治疗增添了一双明亮的"眼睛"，基础医学领域中出现了分子生物学理论与微检测技术，加之在形态学上电子显微镜的应用，改变了对过去许多问题的认识。时至今日，传统神经外科又相继分出显微神经外科、功能性神经外科、立体定向神经外科、颅底神经外科、血管内神经外科、内镜神经外科与立体定向放射神经外科等更精细、更尖端的专业化学科分支。现为展现现代神经外科疾病的诊疗进展，特编写此书。

　　本书前面章节简要介绍了神经外科疾病常见临床表现、神经外科疾病的检查；后面的章节则详细介绍了颅骨疾病、血管性疾病、颅脑损伤、颅内压增高和脑疝、神经外科常见先天性疾病、神经外科常见功能性疾病、神经系统感染性疾病、脑膜瘤、神经胶质瘤等。全书从病因、病理到诊断、治疗，从常用的诊疗技术到微创技术及疗法，重点在于阐述实用性强的临床诊断、鉴别诊断及治疗方式和方法，强化临床实用性，可作为神经外科及其他科室临床工作者的参考用书。

　　本书参考大量国内外文献，内容新颖、丰富，但由于神经外科学进展迅速，知识更新较快，编者编校水平有限，书中难免存在疏漏或不足，还望广大读者不吝指正。

编　者

2020 年 9 月

目 录

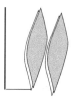

第一章 神经外科疾病常见临床表现

第一节 不自主运动

一、概述

不自主运动是指患者在意识清醒的状态下出现的不能自行控制的骨骼肌不正常运动。其表现形式有多种，可以是肌肉的某一部分、一块肌肉或某些肌群出现不受意识支配的运动，一般睡眠时停止，情绪激动时增强，为锥体外系病变所致。

（一）不自主运动的分类

不自主运动表现为运动过多和运动过少两大类，常见的有震颤、舞蹈、手足徐动、偏身投掷等。

（二）相关解剖生理

锥体外系的功能主要是调节肌张力以协调肌肉运动，维持姿势和习惯动作，如走路时双手摆动。锥体系进行精细的随意运动，是在锥体外系保持肌张力的适宜和稳定的条件下实现的。锥体外系的主要结构是基底核，其中新纹状体病变时出现肌张力降低，运动过多，以舞蹈为主；旧纹状体（苍白球）病变时出现肌张力增高，运动减少，以震颤为主。

纹状体与大脑皮质及其他脑区之间的纤维联系相当复杂，其中与运动皮质之间联系环路是基底核实现其运动调节功能的主要结构，包括：①皮质 – 新纹状体 – 苍白球（内）– 丘脑 – 皮质回路。②皮质 – 新纹状体 – 苍白球（外）– 丘脑底核 – 苍白球（内）– 丘脑 – 皮质回路。③皮质 – 新纹状体 – 黑质 – 丘脑 – 皮质回路。其通过不同的神经递质实现其间的联系与功能平衡（图 1-1）。

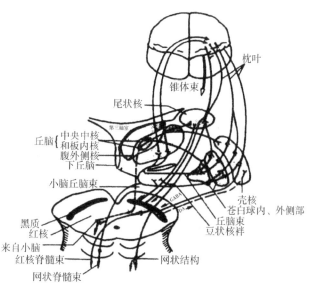

图 1-1 椎体外系的联系

二、临床表现

（一）震颤

震颤是身体的一部分或全部的不随意的节律性或无节律的颤动。临床将震颤分为静止性、运动性和姿势性震颤三种。

1. 静止性震颤

静止性震颤是主动肌与拮抗肌交替收缩引起的一种节律性颤动，以帕金森病（PD）的震颤为典型，可出现在四肢、下颌、唇、颈部和手指，手指的震颤状如搓丸，频率 4～6 次 /s，静止时出现，紧张时加重，随意运动时减轻，睡眠时消失。

2. 运动性震颤

运动性震颤是指运动时出现、静止时不出现的震颤。与静止性震颤相比，运动性震颤呈无节律性，振幅大，因受情绪影响而增强。易出现意向性震颤，其原因是拮抗协调功能障碍，是小脑病变的重要体征。

3. 姿势性震颤

姿势性震颤在静止状态下不出现，只有当患者处于某姿势时才出现，故属于运动性震颤的一种。此种震颤多见于上肢及头部，以上肢明显，尤其当手指接近目的地时出现震颤，而且振幅大，无节律。

（二）舞蹈症

舞蹈症是锥体外系疾病中最常见的一种，表现突然发作无任何目的、无先兆、无节律、不对称、暴发性的肌肉收缩。可见肢体及头面部迅速、不规则、无节律、粗大的不能随意控制的动作，表现皱额、瞬目、挤眉弄眼、咧嘴、弄舌等扮鬼脸动作或转颈、耸肩、手指间断性屈伸、摆手和伸臂等舞蹈样动作，上肢较重，肢体张力低；步态不稳且不规则，重时可出现从一侧向另一侧快速粗大的跳跃动作（舞蹈样步态）；随意运动或情绪激动时加重，安静时减轻，睡眠时消失。

（三）手足徐动症

手足徐动症指肢体远端游走性的肌张力增高或减低的动作，表现缓慢的如蚯蚓爬行样的扭转样蠕动，并伴有肢体远端过度伸张，如腕过屈、掌指关节过伸等，且手指缓慢逐个相继屈曲，呈"佛手"样特殊姿势；由于过多的自发动作使受累部位不能维持在某一姿势或位置，随意运动严重扭曲，出现奇怪的姿势和动作，可伴有异常舌运动的怪相，面肌受累时的"鬼脸"，咽喉肌受累时发音不清、吞咽困难等。病程可长达数年，症状多在精神紧张时加重，入睡后消失，可见于多种神经系统变性疾病等。

（四）偏身投掷运动

偏身投掷运动系因肢体近端受累，表现其不自主运动更为强烈，而以粗大的无规律的跨越和投掷样运动为特点。多数为中年以上发病，表现单侧粗大的、无目的、急速投掷动作或跳跃样运动。是由于对侧丘脑底核及与其联系的苍白球外侧部急性病损如梗死或小量出血所致。

（五）扭转痉挛

扭转痉挛又称扭转性肌张力障碍，是因身体某一部位主动肌和拮抗肌同时收缩造成的姿势固定，以躯干和肢体近端扭曲为特点，表现手过伸或过屈、足内翻、头侧屈或后伸、躯干屈曲扭转、眼睛紧闭及固定的怪异表情。患者没有支撑则不能站立和行走。此病见于原发性遗传性疾病等。

（六）抽动秽语综合征

抽动秽语综合征又称 Gilles de la Tourette 综合征，是指突发的多发性不自主的肌肉抽动，并有污秽性语言为特征。多见于儿童，80% 患者出现抽动，20% 出现发声性抽动。当首发症状是抽动时，最常影响的是面部，以鼻吸气、眨眼、闭眼等形式出现。从面颈部开始，由上而下蔓延，抽动的部位和形态多种多样，千姿百态。安静或入睡后症状消失或减轻，疲劳、紧张、失眠可加重。抽动频繁者一日可达十余次至数百次。症状在数周或数月内可有波动。

三、治疗

这里着重提一下帕金森病（Parkinson disease，PD）和帕金森综合征的治疗，其他症状的治疗见有关章节。PD 的治疗目标是减轻症状，延缓进程，提高生存质量。应依据患者的个体情况，如年龄、病情的严重程度及对药物的反应等因素选择下列治疗方法。

（一）神经保护治疗

这类治疗试图通过保护黑质中尚存活的神经元达到减慢疾病进展的目的。

1. 单胺氧化酶（MAO）抑制剂

单胺氧化酶（MAO）抑制剂以选择性 B 型单胺氧化酶（MAO-B）抑制剂应用较广，经阻断 MAO-B 的多巴胺（DA）代谢途径，提高纹状体内的 DA 浓度，改善运动徐缓症状并能振奋精神。常用丙炔苯丙胺（Depreny）又称司来吉兰（Selegiline），每次 5 mg，1 ～ 2 次 /d，晨间口服。兴奋、失眠、幻觉、妄想和胃肠不适为常见不良反应。

2. 其他

某些抗组织胺能药物、神经营养因子、免疫调节剂、抗氧化剂和自由基清除剂等都有神经保护作用，目前正在研究之中。

（二）非多巴胺能药物治疗

1. 抗胆碱能药物

抗胆碱能药物通过阻滞中枢毒蕈碱类乙酰胆碱（ach）受体和突触对 DA 的再摄取发挥作用，对静止性震颤和肌肉强直的治疗有效。但这类药物有口干、便秘、尿潴留、视物模糊及精神症状等不良反应，因此较适用于＜ 60 岁的轻症病例。常用的药物有：苯海索（Trihexyphenidyl）每次 1 ～ 4 mg，每日 3 次；丙环定（Procyelidine）每次 2.5 ～ 5.0 mg，每日 3 次。

2. 金刚烷胺（Amantadine）

金刚烷胺能增加突触前 DA 的合成和释放，减少 DA 的再吸收，同时具有抗胆碱能作用。常用量为每次 0.1 g，每日 3 次。

3. 其他

其他包括抗抑郁药物（治疗抑郁症状）、β - 受体阻滞剂（治疗姿势性震颤）、氯硝基安定（治疗痛性强直和构音困难）、氯氮平（治疗幻觉和其他精神症状）的应用。

（三）多巴胺能药物治疗

治疗的目的是提高黑质 - 纹状体内已降低的 DA 水平，减轻或逆转已出现的功能障碍。

1. 左旋多巴及其复方制剂

其可补充黑质 - 纹状体内 DA 的不足，故又称 DA 替代疗法。由于 DA 不能透过血脑屏障，而 DA 的前体左旋多巴（L-Dopa）能直接进入脑内，在黑质脱羧后成为多巴胺。为避免 L-Dopa 的外周脱羧作用，减轻不良反应，提高疗效，L-Dopa 常与外周的脱羧酶抑制剂（卡比多巴或苄丝肼）联合应用。常用的复方制剂有：美多巴（Madopar125 或 Madopar250）按 L-Dopa：苄丝肼 =4：1 组成；信尼麦（Sinemet），按 L-Dopa：甲基多巴胺 = 10：1 或 4：1 组成。服用时从小剂量开始，逐渐增加达到有效的最适剂量。临床上有片剂、胶囊剂、控释型或弥散型等多种制剂供选择使用。

有前列腺肥大、闭角型青光眼和严重肝、肾功能不全者，不宜使用这类药物。较长时间或较大剂量应用多巴胺制剂，常出现症状波动（motor fluctuation）和运动障碍（dyskinesias），又称异动症等不良反应。

（1）症状波动：随着服药后每个剂量药物作用时间逐渐缩短，血浆药物浓度不稳定，常出现剂末运动不能和双向运动障碍。突发性僵直和运动不能，持续数分钟后又突然可以运动称为开关（on-off）现象；低张力性冻结现象与 L-Dopa 的慢性中毒和病情加重有关。改变用药途径或给予液体型、控释型和弥散型复方多巴胺制剂及阿扑吗啡，可缓解症状波动。

（2）异动症：常表现为口、舌、面、颈部的异常运动，呈舞蹈样或手脚徐动样运动障碍，或肌阵挛性运动异常，可累及全身。异动症与纹状体受体的超敏感有关，减少用药剂量或给予DA受体阻滞剂硫必利治疗有效。

2. 多巴胺能受体激动剂

激动多巴胺D1或（和）D2受体，可减少L-Dopa的用量，对DA神经元有保护作用，常与L-Dopa合用，可选用下列几种。

（1）溴隐亭（Bromocriptine）：每次1.25 mg，每日1次，逐渐增加剂量，最适剂量为每日10～20 mg。

（2）培高利特（Pergolide）：从每日25 μg开始，逐渐增加剂量，可至每日200～300 μg。

（3）吡贝地尔（Trastal）：从每日20 mg开始，可增至每日200 mg。

（4）卡麦角林（Cabergoline）：每日2～4 mg。

3. 儿茶酚胺甲基转移酶抑制剂（COMT）

能阻止DA的降解，延长L-Dopa的半衰期和生物利用度，减少运动波动的发生。可选用托卡朋（Tol-capone，tasmar）及恩他卡朋（Entacapone）治疗。

对所有的PD患者教育、锻炼和营养支持是有益的。许多药物的应用都需要从小剂量开始，逐渐增加达到最适的治疗剂量。如果独立的生活能力没有受到明显损害，对各种年龄的患者都可首选司来吉兰治疗。对病情缓慢进展，年龄 < 50岁者，应首先给予苯海索、金刚烷胺治疗或DA受体激动剂治疗。如果效果不佳或不能耐受不良反应者，应给予L-Dopa或复方制剂治疗。当出现药物疗效减退或运动波动时，宜改用L-Dopa复方制剂的控释剂或弥散剂治疗。对高龄或症状急剧出现的患者，宜首先给予L-Dopa复方制剂治疗，疗效不佳者可与DA受体激动剂或COMT抑制剂联合应用。

在PD的治疗中没有一个固定的模式适合每一个病情各异的PD患者，因此重视个体化治疗原则是十分必要的。

在PD的治疗应避免应用甲基多巴、DA受体拮抗剂（氯丙嗪、氟哌啶醇等）、某些钙拮抗剂（氟桂嗪或氟桂利嗪等）等，这些药物可诱发或加重PD症状。维生素B₆不应与L-Dopa合用，但与L-Dopa复方制剂合用是有益的。

（四）外科治疗

基于基底核区的解剖生理研究、动物实验和患者的研究结果，倍受重视的外科治疗方法有两类。

1. 重建性手术

通过胎儿多巴胺能神经元的纹状体内移植，试图重建脑内产生DA的细胞源，临床上已有成功的病例报道，但症状改善缓慢，长期疗效未明。

2. 破坏性手术

常用的方法有以下几种。

（1）苍白球毁损术：可立即或很快改善少动、震颤、强直和异动症状，但长期疗效和安全性问题有待进一步评价。

（2）丘脑毁损术：对震颤、强直和异动症状改善明显。双侧丘脑毁损术易出现言语障碍。

（3）深部脑刺激（deep brain stimulation）：丘脑的慢性高频刺激对震颤、强直和异动症状改善明显，但长期疗效问题有待进一步评价。

通常，外科治疗适合那些经药物治疗效果不佳者，应严格选择病例，细心操作，减少手术中的并发症，如基底核区的血肿、缺血性脑卒中、脑组织的物理性损伤和其他的意外事件等。

第二节　眩晕

眩晕是临床常见症状，多为自身或周围物体沿一定方向与平面旋转，或为摇晃浮沉感，属运动性或位置性幻觉，是一种人体空间定位平衡障碍。患者自觉自身或外界物体呈旋转感或升降、直线运动、倾斜、头重脚轻感，有时主诉头晕常缺乏自身或外界物体的旋转感，仅为步态不稳、头重脚轻感。正常情况下，机体在空间的平衡由视觉、本体感觉及前庭迷路感觉的相互协调与配合来实现，视觉认识并判断周围物体的方位及其与自身的关系，深感觉了解自身的姿势、位置、运动的范围及幅度，前庭系统辨别肢体运动的方向及所处的位置，并经相关大脑皮质及皮质下结构的整合不断调整偏差，平衡人体的空间定位。

一、发生机制

人体平衡与定向功能依赖于视觉、本体觉及前庭系统，以前庭系统对躯体平衡的维持最为重要。前庭系统包括内耳迷路末梢感受器（半规管中的壶腹嵴、椭圆囊和球囊中的位觉斑）、前庭神经、脑干中的前庭诸核、小脑蚓部、内侧纵束及前庭皮质代表区（颞叶）。前庭神经起源于内耳的前庭神经节的双极细胞，其周围突分布于3个半规管的壶腹嵴、椭圆囊斑和球囊斑，中枢突组成前庭神经，与耳蜗神经一起经内听道至脑桥尾部终止于4个前庭核。一小部分纤维直接进入小脑，止于顶核及绒球小结，前庭核通过前庭小脑束与小脑联系；前庭核又发出纤维形成前庭脊髓束参与内侧纵束，与眼球运动神经核、副神经核、网状结构及脊髓前角等联系。

前庭受到刺激时可产生眩晕、眼球震颤和平衡失调等症状。前庭系统中神经递质，如乙酰胆碱、谷氨酸、去甲肾上腺素和组胺等参与了眩晕的发生与缓解。正常时，前庭感觉器在连续高强频率兴奋时释放神经动作电位，并传递至脑干前庭核。单侧的前庭病变迅速干扰了一侧紧张性电位发放率，引起左右两侧前庭向脑干的动作电位传递不平衡，导致眩晕。

眩晕的临床表现、症状的轻重及持续时间的长短与起病的快慢、单侧或双侧前庭损害、是否具备良好的前庭代偿功能等因素有关。起病急骤，自身的前庭代偿功能来不及建立，患者眩晕重，视物旋转感明显，稍后因自身调节性的前庭功能代偿，眩晕逐渐消失，故大多前庭周围性眩晕呈短暂性发作；双侧前庭功能同时损害，如耳毒性药物所致前庭病变，两侧前庭动作电位的释放在低于正常水平下基本维持平衡，通常不产生眩晕，仅表现为躯干平衡不稳和摆动幻觉，但因前庭不能自身调节代偿，症状持续较久，恢复慢。前庭核与眼球运动神经核之间有密切联系，前庭感受器受到病理性刺激时常出现眼震。前庭各核通过内侧纵束、前庭脊髓束及前庭 – 小脑 – 红核 – 脊髓等通路，与脊髓前角细胞相连接，因此，前庭损害时可出现躯体向一侧倾倒及肢体错误定位等体征；前庭核还与脑干网状结构中的血管运动中枢、迷走神经核等连接，损害时伴有恶心、呕吐、苍白、出汗，甚至血压、呼吸、脉搏等改变。前庭核对血供和氧供非常敏感，内听动脉供应前庭及耳蜗的血液，该动脉有两个分支，大的耳蜗支供应耳蜗和前庭迷路的下半部分，小的前庭动脉支供应前庭迷路上半部包括水平半规管和椭圆囊，两支血管在下前庭迷路水平有吻合，但在前庭迷路的上半部则无吻合。由于前庭前动脉的血管径较小，又缺乏侧支循环，前庭迷路上半部分选择性地对缺血更敏感，故颅内血管即使是微小的改变（如狭窄或闭塞）后血压下降，均影响前庭系统的功能而出现眩晕。

二、病因

根据病变部位及眩晕的性质，眩晕可分为前庭系统性眩晕及非前庭系统性眩晕。

（一）前庭系统性眩晕

本病由前庭系统病变引起。

1. 周围性眩晕

见于梅尼埃病、前庭神经元炎、中耳炎、迷路炎、位置性眩晕等。可有：①眩晕，突然出现，左右上下摇晃感，持续时间短（数分钟、数小时、数天），头位或体位改变症状加重，闭目症状不能缓解。②眼球震颤，是指眼球不自主有节律的反复运动，可分急跳和摇摆两型。急跳型是眼球先缓慢向一个方向运动至眼窝极限，即慢相；随后出现纠正这种偏移的快动作，即快相。因快相较慢相易识别，临床上以快相方向为眼震方向。周围性眩晕时眼震与眩晕同时并存，为水平性或水平加旋转性眼震，绝无垂直性，眼震幅度细小，眼震快相向健侧或慢相向病灶侧。向健侧注视眼震加重。③平衡障碍，站立不稳，上下左右摇晃、旋转感。④自主神经症状，伴严重恶心、呕吐、出汗和脸色苍白等。⑤伴明显耳鸣、听力下降、耳聋等症状。

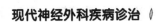

2. 中枢性眩晕

因前庭神经颅内段、前庭神经核、核上纤维、内侧纵束及皮质和小脑的前庭代表区病变所致，多见于椎基底动脉供血不足、小脑、脑干及第四脑室肿瘤、颅高压、听神经瘤和癫痫等。表现为：①持续时间长（数周、数月甚或数年），程度较周围性眩晕轻，常为旋转或向一侧运动感，闭目后症状减轻，与头位或体位变化无关。②眼球震颤。粗大，持续存在，与眩晕程度不一致，眼震快相向健侧（小脑病变例外）。③平衡障碍。站立不稳，摇晃、运动感。④自主神经症状。不明显，可伴有恶心、呕吐。⑤无耳鸣、听力减退、耳聋等症状，但有神经系统体征。

（二）非前庭系统性眩晕

由前庭系统以外的全身系统疾病引起，可产生头晕眼花或站立不稳，无眩晕、眼震，不伴恶心、呕吐。常由眼部疾病、贫血、血液病、心功能不全、感染、中毒及神经功能失调。视觉病变（屈光不正、眼肌麻痹等）出现假性眼震，即眼球水平来回摆动、节律不整、持续时间长，很少伴恶心、呕吐。深感觉障碍引起的是姿势感觉性眩晕，有深感觉障碍及闭目难立征阳性。

三、诊断

（一）询问病史

仔细询问病史，了解眩晕发作的特点、眩晕的程度及持续的时间、发作时伴随的症状、有无诱发因素、有无耳毒性药物及中耳感染等相关病史，应鉴别真性或假性眩晕及周围性或中枢性眩晕（表1-1）等。

表1-1　周围性眩晕与中枢性眩晕的鉴别要点

	周围性眩晕	中枢性眩晕
1. 起病	多较快，可突然发作	较缓慢，逐渐加重
2. 性质	真性眩晕，有明显的运动错觉（中毒及双侧神经则以平衡失调为主）	可呈头晕，平衡失调，阵发性步态不稳
3. 持续时间	多较短（中毒及炎症除外）数秒（位置性眩晕）至数小时（梅尼埃病一般20 min至数小时）	多持续较长（轻度椎-基底动脉供血不足也可呈短暂眩晕）
4. 消退	逐渐减轻，消退	多持续不退，逐渐加重
5. 间歇（缓解期）	梅尼埃病有间歇期，间歇期无眩晕或头晕，中毒及炎症无间歇期	无间歇期，但可持续轻晕，阵发性加重或突然步态歪斜
6. 听力症状	可伴耳鸣、耳堵及听力下降，梅尼埃病早期呈波动性听力下降	桥小脑角占位病变可有耳鸣及听力逐渐下降，以高频为重，也可呈听力突降，其他中枢性眩晕也可无听力症状
7. 自主神经性症状	眩晕严重时伴冷汗、苍白、唾液增多、恶心、呕吐、大便次数增多（迷走神经症状及体征）	可无自主神经性症状
8. 自发性眼震	在眩晕高潮时出现，水平型或旋转型，有快慢相之分，方向固定，持续时间不长	如伴眼震，可持续较长时间，可出现各种类型眼震，如垂直型、翘板型等，可无快慢相之分，方向不固定，可出现凝视性眼震
9. 眼震电图	无过冲或欠冲现象，固视抑制正常，OKN（眼球震颤）正常，诱发眼震方向及类型有规律可循，可出现前庭重振现象	可出现过冲或欠冲现象，固视抑制失败，OKN可不正常，可出现错型或错向眼震，可出现凝视性眼震
10. 其他中枢神经系统	无其他中枢神经系统症状和体征，无意识丧失	可同时伴有展神经、三叉神经、面神经症状与体征，可伴意识丧失
11. 周围其他情况	梅尼埃病患者血压可偏低，脉压小	可有高血压、心血管疾病、贫血等

（二）体格检查

对神经系统作详细检查尤其应注意有无眼震，眼震的方向、性质和持续时间，是自发性或诱发性。伴有眼震多考虑前庭、迷路和小脑部位的病变；检查眼底有无视神经盘水肿、有无听力减退和共济失调等。注意血压、心脏等情况。

（三）辅助检查

疑有听神经瘤应做内听道摄片，颈源性眩晕摄颈椎片，颅内占位性病变、脑血管病变选择性行头颅 CT 或 MRI，任何不能用周围前庭病变解释的位置性眩晕和眼震均应考虑中枢性病变，应行颅后窝 MRI 检查，还应作前庭功能、脑干听觉诱发电位检查及贫血、低血糖、内分查：血清肌酸磷酸激泌紊乱等相关检验。

四、治疗

眩晕是一大综合征，包括许多疾病，但患者一般发病较急，需要立即果断处理，以减轻症状。

（一）临时一般处理

（1）应立刻卧床，给予止晕、止吐。常用药物东莨菪碱 0.3 mg 或山莨菪碱 10 mg 肌内注射。地西泮可减轻患者眩晕、紧张、焦虑。口服地芬尼多（眩晕停）或茶苯海明等抗组胺药，控制眩晕。

（2）输液、纠正水电解质失衡。

（3）脱水：适用于颅内压增高、梅尼埃病、内分泌障碍而致水潴留等引起的眩晕，如 20% 甘露醇静滴，呋塞米 20 mg 静注或口服。

（4）血管扩张药：用于脑血管供血不足引起的眩晕，如盐酸培他定 500 mL 静滴，5% 碳酸氢钠 250 mL 静滴。对锁骨下盗血综合征，禁用血管扩张药和降压药，以免"盗血"加重。

（5）肾上腺皮质激素：适用于梅尼埃病、颅内压增高、脱髓鞘疾病等。

（二）病因治疗

积极寻找原发病，如为中耳炎引起，可抗感染或耳科手术治疗；由颅内占位引起，应尽快手术，解除压迫；颈椎病引起者，经对症处理效果不好，可考虑颈椎牵引或手术。

第三节　头痛

头痛（headache）一般是指眉以上至枕下部的头颅上半部之疼痛。大多数头痛是由头颅的疼痛感受器受到某种致痛因素（物理性或化学性）刺激，形成异常神经冲动，经痛觉传导通路传递到人脑皮质而产生痛觉。头部的致痛结构：颅外的有头皮、肌肉、帽状腱膜、骨膜、血管及末梢神经，其中以动脉、肌肉、末梢神经最敏感；颅内的有血管（脑底动脉环及其分支、脑膜动脉、静脉窦及其引流静脉）、硬脑膜（特别是颅底部）、颅神经（主要是三叉、舌咽、迷走神经）和颈 1～3 脊神经分支。

一、常见原因

（一）原发性头痛

偏头痛、丛集性头痛、紧张型头痛。

（二）继发性头痛

1. 颅腔内疾病

（1）炎症性疾病：脑膜炎、脑炎、脑脓肿、蛛网膜炎。

（2）占位性病变：颅内肿瘤、寄生虫性囊肿及肉芽肿。

（3）脑血管疾病：脑血管意外、高血压脑病、动脉瘤、静脉窦血栓形成。

（4）头颅外伤：脑震荡、脑挫裂伤、硬脑膜外及硬脑膜内出血、脑震荡后综合征。

（5）颅内低压性头痛。

（6）头痛型癫痫、癫痫后头痛。

2. 颅腔邻近结构的病变

（1）骨膜炎、骨髓炎。

（2）三叉神经、舌咽神经、枕大神经、枕小神经。

（3）青光眼、屈光及调节障碍，副鼻窦炎、鼻咽癌，中耳炎及内耳炎，齿髓炎。

（4）颈椎病。

（5）颞动脉炎。

3. 全身及躯体某些系统疾病

（1）传染病：流行性感冒、伤寒、肺炎、疟疾等。

（2）中毒：一氧化碳、酒精、颠茄、鸦片、铅、汞等。

（3）内脏疾病：尿毒症、糖尿病、痛风、心脏病、肺气肿、高血压、贫血、更年期综合征、甲状腺功能亢进。

4. 精神性因素

抑郁症、神经症。

二、诊断

头痛是临床上最常见的一种症状，涉及头痛的疾病很多，其病因及发病机制非常复杂，应详细收集病史资料，并进行必要的检查，加以客观分析，大多数可获明确的诊断。

（一）病史

详细了解头痛发生的诱因和形式、部位、性质及伴随症状，可提供进一步检查的线索，有助于诊断。询问病史时必须注意下列几方面。

1. 头痛的部位

由于病变刺激不同的神经而形成疼痛部位的差异。颅外组织的疼痛一般是局限性的，多在受刺激处或其神经支配的区域。颅内幕上敏感结构所致的疼痛由三叉神经传导，常出现在额、颞、顶区；幕下结构所致的疼痛由舌咽、迷走神经及颈 1～3 脊神经传导，出现于枕部、上颈部、耳和咽喉部。

2. 头痛的时间

各种原因引起头痛的发作时间各不相同。突然发生，持续时间极短，多为功能性疾病，神经痛可短至数秒或数十秒，频繁发作；偏头痛常持续数小时或 1～2 d；慢性持续性头痛以器质性病变多见，如头部邻近器官（眼、鼻、耳）的疾病，可持续多日；而持续性进行性头痛，则可见于颅内高压、占位性病变；但神经症的头痛可长年不断，波动性较大，随着情绪或体内外因素而变化；早晨头痛加剧者，主要是颅内压增高所致，但也可见于炎性分泌物蓄积的额窦炎或筛窦炎；丛集性头痛多在每日睡眠中发生。

3. 头痛的性质

一般不同原因的头痛各有特性。如电击样或刀割样的放射性疼痛多为神经痛；搏动性跳痛，常见于血管性头痛，尤以偏头痛为典型；眼、耳、鼻疾病所伴发者，大多数是胀痛或钝痛；抑郁症、神经症则是隐隐作痛，时轻时重。

4. 头痛的程度

头痛严重程度不能直接反映病变的严重程度，但可受病变部位、对痛觉敏感结构的侵害情况、个体反应等因素的影响。通常剧烈头痛见于神经痛、偏头痛、脑膜炎、蛛网膜下隙出血等；中等度头痛，主要出现于占位性病变；轻度头痛，可见于神经症及某些邻近器官（耳、眼、鼻）病变。

5. 头痛发生的速度及影响因素

急性突发性头痛，多为脑出血、蛛网膜下隙出血等；亚急性发生的头痛可见于颅内感染；缓慢发生的头痛见于紧张型头痛；而呈进行性加重者，多为颅内占位性病变；反复发作的头痛多为血管性头痛。咳嗽、用力或头部转动，常使颅内压增高而头痛加剧；直立位可使紧张型头痛、低颅压性头痛等加重，而使丛集性头痛减轻；压迫颞、额部动脉或颈总动脉可使血管性头痛减轻。

6. 伴随症状

头痛时伴恶心、呕吐、面色苍白、出汗、心悸等自主神经症状，主要见于偏头痛；头痛伴进行性加剧的恶心、呕吐，常为颅内高压的征兆；体位变化时出现头痛加重或意识障碍，见于脑室内肿瘤、后颅窝或高颈段病变；头痛发作时伴有视力障碍、复视，多为偏头痛；头痛伴眼底视盘水肿或出血，常为颅内高压症或高血压性脑病；头痛伴明显眩晕，多见于后颅窝病变；在头痛早期出现精神症状，如淡漠或欣快，可能为额叶病变。

　　7. 其他病史

必须注意全身其他系统器官的病史，尚应该了解清楚家族史、用药史、外伤史、手术史、月经及烟酒嗜好等情况。

（二）体征

可以引起头痛的疾病甚多，临床检查比较复杂，通常必须包括下列几方面。

　　1. 内科检查

许多内脏器官或系统的疾患可发生头痛，除了测量体温、血压、呼吸等一般项目外，应按系统详细检查。如高血压、感染性疾病的发热、中暑、缺氧（如一氧化碳中毒）、慢性肺部疾患的高碳酸血症、严重贫血或红细胞增多症等，均可因脑血流增加而致头痛；而内源性和外源性毒素作用、大量饮酒，则可因脑血管扩张而出现头痛。

　　2. 五官检查

头部邻近器官的疾病也是头痛常见的原因，因此，对头痛患者应仔细检查五官的情况，以便及时查出有关的疾患。如在眼部的视神经炎、儿童的屈光不正、青光眼、眼部表浅炎症（结膜炎、角膜炎、睑板腺炎、泪囊炎等）及眶部组织的炎症；在耳鼻喉方面有鼻炎、鼻窦炎、咽炎、中耳炎或鼻咽部肿瘤，另外颞颌关节病及严重的牙病也可反射性引起头痛。

　　3. 神经系统检查

颅内许多疾病均可引起头痛，故全面的神经系统检查是非常重要的，必须逐项进行，其中头颈部及颅神经尤应仔细检查。通过对阳性体征的综合分析，大多可推断病变的部位，如颅内占位性病变、急性脑血管病、脑或脑膜的炎症等。

　　4. 精神检查

有不少精神科疾病可伴有头痛。神经症是最常见的，头痛部位多变，疼痛的程度与心境的好坏密切相关；隐匿性抑郁症的情绪症状可被躯体症状所掩盖，常呈一些包括头痛在内的全身不典型的疼痛，有些患者拒绝探讨心理和情绪的问题，仅以头痛为唯一主诉。因此，在排除了器质性病变后还应考虑到某些精神因素，需经过仔细的精神检查才能发现其原因。

（三）辅助检查

为了彻底查明引起头痛的病变原因，必须进行有关的辅助检查，但应根据患者的具体情况和客观条件来选择性地应用。

　　1. 颅脑方面

为排除或明确颅内病变，通常根据病情和医疗单位的条件来选择相应的检查，如颅X线摄片（包括颅底、内听道）、脑电图、经颅多普勒超声检查、脑血管造影、放射性核素脑扫描、CT或磁共振成像等。必须指出脑脊液检查，对确定颅内炎症和出血（特别是蛛网膜下隙出血）有重要价值，但若怀疑肿瘤等占位性病变，特别是后颅窝的占位性病变，务必谨慎从事，防止导致脑疝的危险。

　　2. 内科方面

依据临床表现及体格检查所提供的线索，根据需要选择必要的检查，如血常规、尿常规、血糖、血沉、尿素氮、肝功能、血气分析、心电图及内分泌功能等检查。

　　3. 五官方面

主要是眼、耳、鼻、喉及口腔等专科检查，以检查出可能引起头痛的有关疾病。

三、鉴别诊断

头痛病因众多，多以病因结合发病机制来分类，诊断时首要根据临床特点来决定。

（一）原发性头痛

1. 偏头痛

青年女性多见，多有家族史，特征为突然发作性头部剧烈疼痛，可自行或药物缓解，间歇期无症状，易复发。

（1）有先兆的偏头痛：临床较少见，多有家族史，常在青春期发病，呈周期性发作，发作过程分4期：①先兆期。在头痛发作前10～20 min出现视觉先兆，如闪光、暗点、黑蒙，少数可出现烦躁、眩晕、言语含糊、口唇或手指麻木等。②头痛前期。颅外动脉扩张引起的搏动性头痛，多位于一侧的前头部，也可为双侧或两侧交替。③头痛极期。头痛剧烈，范围可扩散，伴面色苍白、恶心、呕吐、畏光，症状持续数小时或1～2 d，数日不缓解者，称为偏头痛持续状态。④头痛后期。头痛渐减轻，多转为疲劳感、思睡，有时见兴奋、欣快，1～2 d后消失。

（2）无先兆的偏头痛：临床最多见，先兆症状不明显，头痛程度较有先兆的偏头痛轻，持续时间较长，可持续数日。

（3）特殊类型偏头痛：临床上很少见。①基底动脉型偏头痛。常见于青年女性，与经期有密切关系，先兆症状累及脑干、小脑和枕叶，类似基底动脉缺血的表现，如视力障碍、眩晕、耳鸣、共济失调、构音障碍等，数分钟至半小时后出现枕部搏动性头痛，伴恶心、呕吐，甚至出现短暂意识障碍。②眼肌瘫痪型偏头痛。头痛以眼眶和球后部为主，头痛减轻后出现同侧眼肌瘫痪，常表现为动眼神经麻痹，数小时至数周内恢复。③偏瘫型偏头痛。头痛发作的同时或过后出现同侧或对侧肢体不同程度的瘫痪，并可持续一段时间，脑电图可见瘫痪对侧半球出现慢波。

2. 丛集性头痛

青壮年男性多见，多无家族史。特征为无先兆的突然一侧头痛，起于眶周或球后，向同侧颅顶、颜面部扩散，伴同侧结膜充血、流泪、鼻塞、面红。多在夜间睡眠中突然发生，每次持续数十分钟至数小时；每天一至数次，并规律地在相同的部位和每天相同的时间出现，饮酒、精神紧张或服用血管扩张剂可诱发，丛集期持续3～6周。间隔数月或数年后再发。

3. 紧张型头痛

紧张型头痛是慢性头痛中最常见的一种。主要是由于精神紧张或因特殊头位引起的头颈部肌肉的持久性收缩所致。可发生于枕部、双颞部、额顶部或全头部，有时还可扩散至颈、肩及背部，呈压迫、沉重、紧束样钝痛，颈前后屈伸可诱发，局部肌肉可有压痛和僵硬感。头痛虽然可影响日常生活，但很少因头痛而卧床不起。通常持续数日至数月，常伴紧张、焦虑、烦躁及失眠，很少有恶心、呕吐。

（二）继发性头痛

1. 颅内压变动性头痛

由于颅内压改变，牵引颅内疼痛敏感结构（主要是血管）引起头痛。颅内高压性头痛大多为全头痛，在晨间和疲劳后加剧，咳嗽、喷嚏、低头、屏气用力时，促使头痛加重，幕上占位性病变常以额颞部头痛为多，幕下占位性病变以后枕部头痛为著。颅内低压性头痛常见于腰穿后，偶见于脱水、禁食、腹泻后，部分患者原因不明，为额部或枕部持续性胀痛、钝痛，直立时加剧，平卧后减轻或消失，卧床和补盐可使症状消失。

2. 颅脑损伤性头痛

多为受伤部位的头皮、脑膜神经受损或压迫，如颅骨骨折、继发性蛛网膜下隙出血、硬膜下血肿等。

3. 感染引起的头痛

中枢神经系统或全身性感染性疾病均可出现头痛，多为枕部痛，后转为全头痛，性质为钝痛或搏动性，活动后加剧，下午和夜间较重，体温、血象和病原学检查常可提供感染的证据。脑膜炎的头痛可因直立或屈颈而加剧，卧位时减轻，随炎症消退而缓解。

4. 头部邻近器官组织病变的头痛

头部附近的器官病变也可引起头痛，常有扩散性疼痛，如眼部病变多在眶及额部疼痛，鼻、鼻窦及咽部所致多为额部或额颞部疼痛，严重牙痛也扩散至同侧额颞部。

5. 全身性疾病的头痛

发热、中毒、缺氧、高血压、高碳酸血症均可通过增加脑血流，甚至扩张脑血管而引起头痛，同时具有全身各系统功能障碍的征象。常为持续性全头部搏动性疼痛，早晨较重，低头或屏气用力时加剧。

6. 脑血管病变导致的头痛

见于脑出血、颅内动脉瘤、脑动脉炎、脑动脉硬化、脑血管畸形，可伴有相应的定位体征。颞动脉炎常呈持续性和搏动性颞部疼痛，平卧位时加剧，常有视力损害，颞动脉明显扩张、隆起、压痛。

7. 精神性头痛

神经症、抑郁症等，经常出现头痛，部位不定，性质多样，呈钝痛、胀痛，易受环境和情绪的影响，持续数周甚至数年，常伴记忆力、注意力及睡眠等精神方面的症状。

四、预防调护

（1）平时生活应有规律，起居有常，参加体育锻炼，增强体质，避免精神刺激，保护情志舒畅。

（2）饮食有节，宜食清淡，以免过食肥甘，损伤脾胃，聚湿生痰。痰浊中阻，清阳不展，肝阳上亢者，禁食公鸡、猪头肉、螃蟹、虾等以免动风，使病情加重。

（3）头痛剧烈者，宜卧床休息，环境要清静，光线不要过强。

第四节 昏迷

一、诊断思路

昏迷是脑功能衰竭的突出表现，是各种病因引起的觉醒状态与意识内容以及身体运动均完全丧失的一种极严重的意识障碍，对剧烈的疼痛刺激也不能觉醒。

意识是自己处于觉醒状态，并能认识自己与周围环境。人的意识活动包括"觉醒状态"与"意识内容"两个不同但又相互有关的组成部分。前者是指人脑的一种生理过程，即与睡眠呈周期性交替的清醒状态，属皮质下激活系统的功能；后者是指人的知觉、思维、情绪、记忆、意志活动等心理过程（精神活动），还有通过言语、听觉、视觉、技巧性运动及复杂反应与外界环境保持联系的机敏力，属大脑皮质的功能。意识正常状态即意识清醒，表现为对自身与周围环境有正确理解，对内外环境的刺激有正确反应，对问话的注意力、理解程度以及定向力和计算力都是正常的。意识障碍就是意识由清醒状态向着昏迷转化，是指觉醒水平、知觉、注意、定向、思维、判断、理解、记忆等许多心理活动一时性或持续性的障碍。尽管痴呆、冷漠、遗忘、失语等都是意识内容减退的表现，但只要在其他行为功能还能做出充分和适当的反应，就应该认为意识还是存在的。

按照生理与心理学基础可将意识障碍分为觉醒障碍和意识内容障碍两大类。根据检查时刺激的强度和患者的反应，可将觉醒障碍区分为以下5级：①嗜睡。主要表现为病理性睡眠过深，患者意识存在，对刺激有反应，瞳孔、角膜、吞咽反射存在，唤醒后可作正确回答，但随即入睡，合作欠佳。②昏睡或朦胧。这是一种比嗜睡深而又较昏迷稍浅的意识障碍。昏睡时觉醒水平、意识内容及随意运动均减至最低程度。患者不能自动醒转，在持续强烈刺激下能睁眼、呻吟、躲避，意识未完全丧失，对刺激反应时间持续很短，浅反射存在，可回答简单问题，但常不正确。③浅昏迷。仅对剧痛刺激（如压迫眶上神经）稍有防御性反应，呼之偶应，但不能回答问题，深浅反射存在（如吞咽、咳嗽、角膜和瞳孔光反射）。呼吸、血压、脉搏一般无明显改变。④中度昏迷。对强烈刺激可有反应，浅反射消失，深反射减退或亢进，瞳孔光反射迟钝，眼球无转动，呼吸、血压、脉搏已有明显改变，常有尿失禁。⑤深昏迷。对一切刺激均无反应，瞳孔光反射迟钝或消失，四肢张力消失或极度增高，并有尿潴留，呼吸不规则，血压下降。

意识内容障碍常见于以下三种：①意识混浊。包括觉醒与认识两方面的障碍，为早期觉醒功能低下，并有认识障碍、心烦意乱、思考力下降、记忆力减退等。表现为注意力涣散，感觉迟钝，对刺激的反应不及时，不确切，定向不全。②精神错乱。患者对周围环境的接触程度障碍，认识自己的能力减退，思维、记忆、理解与判断均减退，言语不连贯并错乱，定向力亦减退。常有胡言乱语、兴奋躁动。③谵妄状态。表现为意识内容清晰度降低，伴有睡眠－觉醒周期紊乱和精神运动性行为。除了上述精神错乱以外，尚有明显的幻觉、错觉和妄想。幻觉以视幻觉最为常见，其次为听幻觉。幻觉的内容极为鲜明、生动和逼真，常具有恐怖性质。因而，患者表情恐惧，发生躲避、逃跑或攻击行为，以及运动兴奋等。患者言语可以增多，不连贯，或不易理解，有时则大喊大叫。谵妄或精神错乱状态多在晚间加重，也可具有波动性，发作时意识障碍明显，间歇期可完全清楚，但通常随病情变化而变化，持续时间可数小时、数日甚至数周不等。

（一）病史和检查

任何原因所致的弥漫性大脑皮质和（或）脑干网状结构的损害或功能抑制均可造成意识障碍和昏迷。因此，对昏迷的诊断需要详询病史、细致而全面的体检以及必要的辅助检查。

病史应着重了解：①发生昏迷的时间、诱因、起病缓急、方式及其演变过程。如突然发生、进行性加剧、持续性昏迷者，常见于急性出血性脑血管病、急性感染中毒、严重颅脑损伤等；缓慢起病、逐渐加重多为颅内占位性病变、代谢性脑病等。②昏迷的伴随症状以及相互间的关系。如首先症状为剧烈头痛者要考虑蛛网膜下隙出血、脑出血、脑膜炎；高热、抽搐起病者结合季节考虑乙型脑炎、流行性脑脊髓膜炎；以精神症状开始应考虑脑炎、额叶肿瘤等；老年患者以眩晕起病要考虑小脑出血或椎－基底动脉系的缺血。③昏迷发生前有无服用药物、毒物或外伤史，既往有无类似发作，如有则应了解此次与既往发作的异同。④既往有无癫痫、精神疾患、长期头痛、视力障碍、肢体运动受限、高血压和严重的肝、肾、肺、心脏疾患以及内分泌代谢疾病等。

体格检查时，应特别注意发现特异性的体征，如呼吸气味（肝臭、尿臭、烂苹果、酒精、大蒜等）、头面部伤痕、皮肤瘀斑、出血点、蜘蛛痣、黄疸、五官流血、颈部抵抗、心脏杂音、心律失常、肺部哮鸣音、水泡音、肝脾肿大、腹水征等，以及生命体征的变化。全面的神经系统检查应偏重于神经定位体征和脑干功能的观察：①神经定位体征。肢体瘫痪如为单肢瘫或偏瘫则为大脑半球病变；如为一侧颅神经麻痹（如面瘫）伴对侧偏瘫即交叉性瘫则为脑干病变。双眼球向上或向下凝视，为中脑病变；眼球一上一下，多为小脑病变；双眼球向偏瘫侧凝视，为脑干病变，向偏瘫对侧凝视，为大脑病变；双眼球浮动提示脑干功能尚存，而呈钟摆样活动，提示脑干已有病变（如脑桥出血），双眼球固定则示脑干功能广泛受累；水平性或旋转性眼球震颤见于小脑或脑干病变，而垂直性眼球震颤见于脑干病变。②脑干功能观察。主要观察某些重要的脑干反射以及呼吸障碍类型，以判断昏迷的程度，也有助于病因诊断。双侧瞳孔散大，光反射消失，提示已累及中脑，也见于严重缺氧及颠茄、阿托品、氰化物中毒；一侧瞳孔散大，光反射消失，提示同侧中脑病变或颞叶钩回疝；双侧瞳孔缩小见于安眠药、有机磷、吗啡等中毒以及尿毒症，也见于脑桥、脑室出血。垂直性头眼反射（头后仰时两眼球向下移动，头前屈时两眼球向上移动）消失提示已累及中脑；睫毛反射、角膜反射、水平性头眼反射（眼球偏向头转动方向的对侧）消失，提示已累及脑桥。吞咽反射、咳嗽反射消失，提示已累及延髓。呼吸障碍如潮式呼吸提示累及大脑深部及脑干上部，也见于严重心力衰竭；过度呼吸提示已累及脑桥，也见于代谢性酸中毒、低氧血症和呼吸性碱中毒；叹息样抑制性呼吸提示已累及延髓，也见于大剂量安眠药中毒。③其他重要体征包括眼底检查、脑膜刺激征等。实验室检查与特殊检查应根据需要选择进行，但除三大常规外，对于昏迷患者，血液电解质、尿素氮、CO_2CP、血糖等应列为常规检查；对病情不允许者必须先就地抢救，视病情许可后再进行检查。脑电图、头 CT 和 MRI，以及脑脊液检查对昏迷的病因鉴别有重要意义。

（二）判断是否为昏迷

临床上可见到特殊类型的意识障碍，呈现意识内容活动丧失而觉醒能力尚存。患者表现为双目睁开，眼睑开闭自如，眼球无目的地活动，似乎给人一种意识清醒的感觉；但其知觉、思维、情感、记忆、意识及语言等活动均完全丧失，对自身及外界环境不能理解，对外界刺激毫无反应，不能说话，不能执行各种动作命令，肢体无自主运动，称为睁眼昏迷或醒状昏迷。常见于以下三种情况。

1. 去大脑皮质状态

去大脑皮质状态是由于大脑双侧皮质发生弥漫性的严重损害所致。特点是皮质与脑干的功能出现分离现象：大脑皮质功能丧失，对外界刺激无任何意识反应，不言不语；而脑干各部分的功能正常，患者眼睑开闭自如，常睁眼凝视（即醒状昏迷），痛觉灵敏（对疼痛刺激有痛苦表情及逃避反应），角膜与瞳孔对光反射均正常。四肢肌张力增高，双上肢常屈曲，双下肢伸直（去皮质强直），大小便失禁，还可出现吸吮反射及强握反射，甚至伴有手足徐动、震颤、舞蹈样运动等不随意运动，双侧病理征阳性。

2. 无动性缄默

无动性缄默或称运动不能性缄默，以不语、肢体无自发运动，但却有眼球运动为特征的一种特殊类型意识障碍。可由于丘脑下部 – 前额叶的多巴胺通路受损，使双侧前额叶得不到多巴胺神经元的兴奋冲动而引起。但临床上以间脑中央部或中脑的不完全损害，使正常的大脑皮质得不到足够的脑干上行网状激活系统兴奋冲动所致者更为常见。有人把前种原因所致者称无动性缄默Ⅰ型，后者称无动性缄默Ⅱ型。主要表现为缄默不语或偶有单语小声稚答语，安静卧床，四肢运动不能，无表情活动，但有时对疼痛性刺激有躲避反应，也有睁眼若视、吞咽等反射活动，有觉醒 – 睡眠周期存在或过度睡眠现象。

3. 持续性植物状态

严重颅脑损伤后患者长期缺乏高级精神活动的状态，能维持基本生命功能，但无任何意识心理活动。

神经精神疾病所致有几种貌似昏迷状态：①精神抑制状态。常见于强烈精神刺激后或癔症性昏睡发作，患者表现出僵卧不语，对刺激常无反应，双眼紧闭，扒开眼睑时有明显抵抗感，并见眼球向上翻动，放开后双眼迅速紧闭，瞳孔大小正常，光反射灵敏，眼脑反射和眼前庭反射正常，无病理反射，脑电图呈现觉醒反应，经适当治疗可迅速复常。癔症性昏睡，多数尚有呼吸急促，也有屏气变慢，检查四肢肌张力增高，对被动活动多有抵抗，有时四肢伸直、屈曲或挣扎、乱动。常呈阵发性，多属一过性病程，在暗示治疗后可迅速恢复。②闭锁综合征。是由于脑桥腹侧的双侧皮质脊髓束和支配第Ⅴ颅神经以下的皮质延髓束受损所致。患者除尚有部分眼球运动外，呈现四肢瘫，不能说话和吞咽，表情缺乏，就像全身被闭锁，但可理解语言和动作，能以睁眼、闭眼或眼垂直运动示意，说明意识清醒，脑电图多正常。多见于脑桥腹侧的局限性小梗死或出血，亦可见于颅脑损伤、脱髓鞘疾病、肿瘤及炎症，少数为急性感染后多发性神经变性、多发性硬化等。③木僵。常见于精神分裂症，也可见于癔症和反应性精神病。患者不动、不语、不食，对强烈刺激也无反应，貌似昏迷或无动性缄默，实际上能感知周围事物，并无意识障碍，多伴有蜡样弯曲和违拗症等，部分患者有发绀、流涎、体温过低和尿潴留等自主神经功能失调，脑干反射正常。④发作性睡病。是一种睡眠障碍性疾病。其特点是患者在正常人不易入睡场合下，如行走、骑自行车、工作、进食、驾车等时均能出现难以控制的睡眠，其性质与生理性睡眠无异，持续数分钟至数小时，但可随时唤醒。⑤昏厥。仅为短暂性意识丧失，一般数秒至 1 min 即可完全恢复；而昏迷的持续时间更长，一般为数分钟至若干小时以上，且通常无先兆，恢复也慢。⑥失语。完全性失语的患者，尤其是伴有四肢瘫痪时，对外界的刺激均失去反应能力，如同时伴有嗜睡，更易误诊为昏迷。但失语患者对给予声光及疼痛刺激时，能睁眼，能以表情来示意其仍可理解和领悟，表明其意识内容存在，或可有喃喃发声，欲语不能。

（三）昏迷程度的评定

目前国内外临床多根据格拉斯哥昏迷评分（Glasgow coma scale，GCS）进行昏迷计分。

1. 轻型

GCS 13 ~ 15 分，意识障碍 20 min 以内。

2. 中型

GCS 9 ~ 12 分，意识障碍 20 min 至 6 h。

3. 重型

GCS 3 ~ 8 分，意识障碍至少 6 h 以上或再次昏迷者。有人将 GCS 3 ~ 5 分定为特重型。

GCS 昏迷评分标准：

自动睁眼 4	正确回答 5	按吩咐动作 6
呼唤睁眼 3	错误回答 4	刺痛能定位 5
刺痛睁眼 2	语无伦次 3	刺痛时躲避 4
不睁眼　1	只能发语 2	刺痛时屈曲 3
	不能言语 1	刺痛时过伸 2
		肢体不动　1

昏迷的判定以患者不能按吩咐动作、不能说话、不能睁眼为标准。一旦能说话或睁眼视物就是昏迷的结束。除外因醉酒、服大量镇静剂或癫痫发作后所致昏迷。

（四）脑死亡

脑死亡又称不可逆性昏迷，是颅内结构的最严重损伤，一旦发生，即意味着生命的终止。许多国家制定出脑死亡的诊断标准，归纳起来如下：①自主呼吸停止。②深度昏迷，患者的意识完全丧失，对一切刺激全无知觉，也不引起运动反应。③脑干反射消失（眼脑反射、眼前庭反射、光反射、角膜反射和吞咽反射、瞬目和呕吐动作等均消失）。④脑生物电活动消失，EEG 呈电静止，AEP 和各波消失。如有脑生物活动可否定脑死亡诊断，但中毒性等疾患时，EEG 可呈直线而不一定是脑死亡。上述条件经 6 ~ 12 h 观察和重复检查仍无变化，即可确立诊断。

二、病因分类

昏迷的病因诊断极其重要，通常必须依据病史、体征和神经系统检查，以及有关辅助检查，经过综合分析，做出病因诊断。

（一）确定是颅内疾病或全身性疾病

1. 颅内疾病

位于颅内的原发性病变，在临床上通常先有大脑或脑干受损的定位症状和体征，较早出现意识障碍和精神症状，伴明显的颅内高压症和脑膜刺激征，提示颅内病变的有关辅助检查如头 CT、脑脊液等通常有阳性发现。①主要呈现局限性神经体征，如颅神经损害、肢体瘫痪、局限性抽搐、偏侧锥体束征等，常见于脑出血、梗死、脑炎、外伤、占位性病变等。②主要表现为脑膜刺激征而无局限性神经体征，最多见于脑膜炎、蛛网膜下隙出血等。

2. 全身性疾病

全身性疾病又称继发性代谢性脑病。其临床特点：先有颅外器官原发病的症状和体征，以及相应的实验室检查阳性发现，后才出现脑部受损的征象。由于脑部受损为非特异性或仅是弥散性机能障碍，临床上一般无持久和明显的局限性神经体征和脑膜刺激征，主要是多灶性神经机能缺乏的症状和体征，且大都较对称。通常先有精神异常，意识内容减少。一般是注意力减退，记忆和定向障碍，计算和判断力降低，尚有错觉、幻觉，随病程进展，意识障碍加深。脑脊液改变不显著，头 CT 等检查无特殊改变，不能发现定位病灶。常见病因有急性中毒、内分泌与代谢性疾病、感染性疾病、物理性与缺氧性损害等。

（二）根据脑膜刺激征和脑局灶体征进行鉴别

1. 脑膜刺激征（＋），脑局灶性体征（－）

（1）突发剧烈头痛：蛛网膜下隙出血（脑动脉瘤、脑动静脉畸形破裂等）。

（2）急性发病：以发热在先，如化脓性脑膜炎、乙型脑炎、其他急性脑炎等。

（3）亚急性或慢性发病：真菌性、结核性、癌性脑膜炎。

2. 脑膜刺激征（－），脑局灶性体征（＋）

（1）突然起病者：如脑出血、脑梗死等。

（2）以发热为前驱症状：如脑脓肿、血栓性静脉炎、各种脑炎、急性播散性脑脊髓炎、急性出血性白质脑病等。

（3）与外伤有关：如脑挫伤、硬膜外血肿、硬膜下血肿等。

（4）缓慢起病：颅内压增高、脑肿瘤、慢性硬膜下血肿、脑寄生虫等。

3. 脑膜刺激征（－），脑局灶性体征（－）

（1）有明确中毒原因：如酒精、麻醉药、安眠药、CO 中毒等。

（2）尿检异常：尿毒症、糖尿病、急性尿卟啉症等。

（3）休克状态：低血糖、心肌梗死、肺梗死、大出血等。

（4）有黄疸：肝性脑病等。

（5）有发绀：肺性脑病等。

（6）有高热：重症感染、中暑、甲状腺危象等。

（7）体温过低：休克、酒精中毒、黏液性水肿昏迷等。

（8）头部外伤：脑挫伤等。

（9）癫痫。

根据辅助检查进一步明确鉴别。

三、急诊处理

（一）昏迷的最初处理

1. 保持呼吸道通畅

窒息是昏迷患者致死的常见原因之一。通常引起缺氧窒息的原因有头部位置不当、咽气管分泌物填塞、舌后坠及各种原因引起的呼吸麻痹等。有效方法：①仰头抬颏法。食指和中指托起下颏，使下颏前移，舌根离开咽喉后壁，气道即可通畅。此法简单易行，效果好。②仰头抬颈法。一手置于额部使头后仰，另一手抬举后颈，打开气道。③对疑有颈部损伤者，仅托下颏，以免损伤颈髓。④如有异物，需迅速清除，或在其背后猛击一下。如仍无效，则采用 Heimlich 动作。⑤放置口 – 咽通气道。⑥气管插管或气管切开。⑦清除口腔内异物。⑧鼻导管吸氧或呼吸机辅助呼吸。

2. 维持循环功能

脑血灌注不足影响脑对糖和氧等能源物质的摄取与利用，加重脑损害。因此，尽早开放静脉，建立输液通路，以利抢救用药和提供维持生命的能量。

3. 使用纳洛酮

纳洛酮是吗啡受体拮抗剂，能有效地拮抗 β – 内啡肽对机体产生的不利影响。应用纳洛酮可使昏迷和呼吸抑制减轻。常用剂量每次 0.4 ~ 0.8 mg，静注或肌注，无反应可隔 5 min 重复用药，直达效果。亦可用大剂量纳洛酮加入 5% 葡萄糖液缓慢静点。静脉给药 2 ~ 3 min（肌注 15 min）起效，持续 45 ~ 90 min。

（二）昏迷的基本治疗

1. 将患者安置在有抢救设备的重症监护室

原则上应将患者安置在有抢救设备的重症监护室内，以便于严密观察，抢救治疗，加强护理。

2. 病因治疗

针对病因采取及时果断措施是抢救成功的关键。

3. 对症处理

①控制脑水肿、降低颅内压；②维持水电解质和酸碱平衡；③镇静止痉（抽搐、躁动者）。

4. 抗生素治疗

预防感染，及时做痰、尿、血培养及药敏试验。

5. 脑保护剂应用

能减少或抑制自由基的过氧化作用，降低脑代谢从而阻止细胞发生不可逆性改变，形成对脑组织起保护作用。

6. 脑代谢活化剂应用

临床上主要用促进脑细胞代谢、改善脑功能的药物，即脑代谢活化剂。

7. 改善微循环，增加脑灌注

对无出血倾向，由于脑缺氧或缺血性脑血管病引起的昏迷，可用降低血液黏稠度和扩张脑血管的药物，以改善微循环和增加脑灌注，帮助脑功能恢复。

8. 高压氧治疗

提高脑组织与脑脊液的氧分压，纠正脑缺氧，减轻脑水肿，降低颅内压，促进意识的恢复。

9. 冬眠低温治疗

使自主神经系统及内分泌系统处于保护性抑制状态，防止机体对致病因子的严重反应，以提高机体的耐受力；同时在低温下，新陈代谢降低，减少耗氧量，提高组织对缺氧的耐受性；且可改善微循环，增加组织血液灌注，从而维护内环境的稳定，以利于机体的恢复。

10. 防治并发症

积极防治各种并发症。

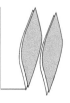

第二章　神经外科疾病的检查

第一节　一般检查

一般检查包括以下内容。

一、生命体征

检查体温、心率、呼吸及血压。

二、意识状态检查

意识障碍程度分为：嗜睡、意识模糊、昏睡、昏迷。

三、精神状态检查

是否有认知、情感、意志和行为的异常，如错觉、幻觉、妄想、情感淡漠、情绪不稳等，并根据以下检查判断有无智力障碍。

1. 记忆力

让患者对检查者说出的三样物品进行重复，或回忆各届国家领导人。

2. 语言能力

包括命名能力、语言的流利性、理解力和重复能力的检查，以及阅读和书写能力检查。

3. 注意力

让患者倒着说出 12 个月份，或倒着说出"青松红日""海上生明月"等词语。

4. 定向力

检查患者对时间、地点和人物的定向，包括"今年是哪　年，现在在什么地方，你身边的人是谁"等问题。

5. 计算力

100 减 7 的 5 次连算试验。

四、皮肤检查

有无瘀斑、皮疹、条纹、毛细血管扩张、脐周静脉曲张等。

五、头面部检查

头颅检查也通过视、触、叩、听进行检查。视诊应注意头颅外形、大小以及有无畸形、外伤、肿块或血管瘤。触诊注意有无压痛、凹陷、骨质缺损，如前囟未闭时尚应注意其张力高低。叩诊注意有无破罐音及局部叩击痛。听诊用听诊器通过眼球或乳突以检查颅内有无血管杂音。

面部及五官检查：面部有无畸形、面肌痉挛，有无血管色素斑或皮脂腺瘤，睑裂是否正常大小，有无上睑下垂，角膜是否透明，巩膜有无黄染，眼底检查见脑神经检查。耳郭有无皮疹，外耳道是否通畅，鼻有无畸形，鼻窦区有无压痛等。

六、颈部检查

颈动脉有无杂音，甲状腺触诊有无肿大或结节，颈静脉有无怒张，淋巴结有无肿大，有无强迫头位，颈肌张力有无增高。颈部活动是否自如，有无颈项强直或脑膜刺激征。检查方法如下。

1. 屈颈试验（flexed neck test）

患者仰卧，检查者一手托患者枕部，使患者头向胸前屈曲且下颏接触前胸壁，正常应无抵抗存在。

2. Kernig 征

患者仰卧，检查者先将患者一侧髋关节和膝关节屈成直角，再用手抬高小腿。正常人膝关节可被伸至 135° 以上，Kernig 征阳性表现为伸膝受限伴疼痛和屈肌痉挛（图 2-1）。

3. Brudzinski 征

患者仰卧且下肢自然伸直，检查者一手托患者枕部，一手置患者胸前，使患者头向前屈。Brudzinski 征阳性者表现为双侧髋关节和膝关节屈曲（图 2-2）。

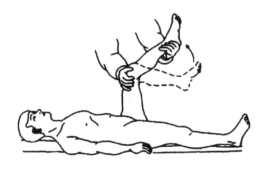

图 2-1　Kernig 征检查方法

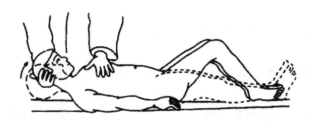

图 2-2　Brudzinski 征检查方法

七、胸部及背部检查

心肺的叩诊与听诊，乳腺及淋巴结检查，脊柱有无压痛或叩击痛。

八、腹部检查

肝脾和淋巴结触诊、听诊肠鸣音是否正常、有无血管杂音。

九、直肠和泌尿生殖系统检查

有无大便潜血，有无肿块及触痛，阴毛分布，睾丸大小及有无包块或损伤。

十、四肢检查

检查肢体的脉搏、颜色，有无水肿或皲裂，有无杵状指，四肢有无疼痛或放射性疼痛。四肢运动见本章运动功能检查。

检查 Lasegue 征观察有无神经根受刺激的表现：患者仰卧，双下肢伸直，检查者一手置患者膝关节保持下肢伸直，一手将下肢抬起。正常可抬高 70° 以上，如抬不到 30° 出现由上而下的放射性疼痛，为 Lasegue 征阳性。见于坐骨神经痛、腰椎间盘突出或腰骶神经根炎等。

第二节 意识状态检查和特殊的意识障碍

一、意识状态检查

（一）意识障碍的分级和评估

意识障碍可简分为意识清晰度下降和意识内容变化两个方面。前者表现为嗜睡、昏睡和昏迷；后者表现为谵妄、精神错乱等。通常所说意识障碍的程度实际上系指意识清晰度而言，临床上一般分为以下五级。

1. 嗜睡

嗜睡是意识障碍的早期表现。患者表现为持续睡眠状态，但能被叫醒，醒后能勉强配合检查及回答简单问题，停止刺激后又入睡。

2. 昏睡

昏睡为较重的意识障碍。患者处于沉睡状态，但对言语的反应能力尚未完全丧失，经高声呼唤方可唤醒，并能作含糊、简单而不完全的答话，停止刺激后又复沉睡。对疼痛刺激有痛苦表情和躲避反应。

3. 浅昏迷

意识丧失，仍有较少的无意识自发动作。对周围事物及声、光等刺激全无反应，但对强烈刺激如疼痛刺激有反应。吞咽反射、咳嗽反射、角膜反射以及瞳孔对光反射仍然存在。生命体征无明显改变。

4. 中昏迷

对各种刺激均无反应，自发动作很少。对强度刺激的防御反射、角膜反射和瞳孔对光反射均减弱，大小便潴留或失禁，此时生命体征已有改变。

5. 深昏迷

全身肌肉松弛，处于完全不动的姿势。对外界任何刺激全无反应，各种反射消失，大小便多失禁。生命体征已有明显改变，呼吸不规则，血压或有下降。检查者应对患者的意识状态进行评估，常用的是格拉斯哥昏迷评分量表。根据评分结果将昏迷程度分为轻型（13 ~ 15 分）、中型（9 ~ 12 分）、重型（6 ~ 8 分）和特重型（＜ 5 分），详见表 2-1。

表 2-1 格拉斯哥昏迷评分量表

分类	项目	评分数
睁眼		
	自发睁眼	4
	对声音刺激（如语言）睁眼	3
	对疼痛刺激睁眼	2
	对上述刺激不睁眼	1
语言反应		
	对人物、时间、地点定向正常	5
	会话错乱	4
	用词不当	3
	能发音	2
	不语	1

续表

分类	项目	评分数
运动反应		
	按吩咐动作	6
	刺痛定位	5
	刺痛躲避	4
	屈曲反应	3
	过身反应	2
	不动	1

（二）昏迷患者检查应注意的方面

昏迷患者病情危重，其病因常涉及多系统的疾病，因此必须在不能取得患者合作的情况下作详细的全身检查，配合必要的辅助检查，并结合所提供的病史信息，尽快解决诊断与治疗问题。检查昏迷患者时应特别注意生命体征、呼吸形式、心律，对语言刺激的反应，眼睑是否自发闭合，瞳孔状态，眼球活动（自主眼动，头眼反射，眼前庭反射），角膜反射，有无脑膜刺激征，轻刺激鼻孔时皱眉耸鼻反应，疼痛刺激时的运动反应，肌张力，各种深、浅反射和病理反射等，均可对导致昏迷的病变范围提供定位信息。其中比较可靠的是生命体征、瞳孔状态、头眼反射、眼前庭反射及躯体运动反应等。

1. 病史采集

应着重了解昏迷发病的过程，包括起病缓急、昏迷的时间及伴随症状；昏迷是否为首发症状，还是在病程中出现，若为后者则昏迷出现前必定有其他征象有助于病因的确定；有无外伤或其他意外事故；有无中毒（如煤气、农药、安眠镇静药等）；既往有无癫痫、高血压病、糖尿病、肾病、肝病、严重心肺疾病等病史以及治疗经过。

2. 生命体征

（1）体温：高热提示严重感染、中暑、脑桥出血；体温过低需注意休克、镇静剂中毒、甲状腺功能低下、低血糖、冻伤等。

（2）脉搏：减慢应注意有无颅内压增高和心肌梗死；心率快可为发热表现，若 160 次/分以上可能有异位节律。

（3）呼吸：受大脑半球和脑干的影响。双侧半球或间脑损害导致陈－施呼吸；中脑或脑桥上段旁中央网状结构的功能发生障碍时，常造成规则而持久的呼吸增强，临床上称为中枢性神经源性过度通气；脑桥下段或延髓被盖部损害直接累及控制呼吸节律的中枢，可造成长吸式呼吸；病变部位再稍低时可造成呼吸暂停。应注意呼吸的气味。糖尿病酮症酸中毒有烂苹果味，尿毒症有尿臭味，醉酒有酒味，肝性昏迷有腐臭味。

（4）血压：增高见于脑出血、高血压脑病和颅内压增高；低血压可见于休克、镇静剂中毒、心肌梗死。

3. 瞳孔状态

从间脑到脑桥有很多神经中枢和通路对瞳孔大小和光反应有所影响，故可作为昏迷病例病变定位的重要参考。下丘脑前部损害因能阻断从该处发出的交感纤维，故可造成瞳孔缩小却不丧失光反应。中脑顶盖部的压迫性或浸润性病变，因能影响导水管周围的光反射纤维交叉，故能造成双侧瞳孔中度散大并丧失光反应，但这种情况要排除阿托品中毒及其他脑病终期情况。昏迷患者伴双侧眼神经麻痹（根据眼位）且有光反应丧失和瞳孔散大者，应考虑能压迫动眼神经干的病变，如脑疝、颅底动脉瘤破裂等。昏迷患者伴有单侧动眼神经麻痹而不伴有瞳孔散大且光反应也不丧失者，应考虑糖尿病、脑动脉硬化、脑膜血管梅毒等。昏迷患者伴有双侧瞳孔中度散大、双侧光反应丧失而不伴有动眼神经麻痹者，要考虑埃－魏核附近病变。昏迷患者伴有双侧瞳孔缩小如针尖者要考虑脑桥被盖部出血、软化或吗啡、鸦片、安眠药中毒。

4. 头眼反射和眼前庭反射

头眼反射和眼前庭反射对评价昏迷患者有一定意义，因为控制交互眼动机构的神经通路正好位于脑桥和中脑之间的网状结构及其稍背侧，这些结构通过前庭迷路系统及颈部的本体感受器，起着重要的空间定位作用。正常情况下大脑半球对上述反射有抑制作用，当半球功能丧失时，这些反射呈亢进现象。检查头眼反射的方法是：检查者握住患者头部并向左右转动或向前后屈伸，每换一个方向后稍停片刻以观察眼球的转动情况。脑干功能正常时眼动方向与转头方向相反，脑干功能丧失时眼球不转动。检查眼前庭反射的方法是：可用 1 mL 冰水直接注射到鼓膜上进行观察，正常人注后经过短暂的潜伏期显示有快相向对侧的眼球震颤，脑干功能正常而大脑半球功能障碍时，两眼向注水侧呈强直性凝视，大脑和脑干均受抑制时不出现眼动反应。

5. 躯体运动反应

嗜睡、昏睡以及浅昏迷患者，其运动行为在脑不同部位病变呈不同形式的反应。大脑半球运动通路受累时可引起偏瘫，大脑半球更广泛的病变能使被动牵张时呈过度伸展或有时呈强握反射。大脑、脑干功能障碍时对疼痛刺激的反应也有所不同。对病变在大脑的患者强压其眶上缘能引出去皮质强直，即双上肢在肘、腕、指间关节处屈曲而下肢伸直，双脚跖屈。如病变位于脑桥上段或中脑，则强压眶上缘可引出去大脑强直，即双上肢伸直而旋前，双下肢伸直。

二、特殊类型的意识障碍

（一）去皮质综合征

本病为意识丧失，而睡眠和觉醒周期存在的一种意识障碍。常见于双侧大脑皮质广泛损害，功能丧失而皮质下功能仍保存的缺氧性脑病、脑炎、中毒和严重颅脑外伤等。患者能无意识地睁眼、闭眼或转动眼球，但眼球不能随光线或物品转动，貌似清醒但对外界刺激无反应。光反射、角膜反射，甚至咀嚼动作、吞咽、防御反射均存在，可有吸吮、强握等原始反射，但无自发动作。大小便失禁。四肢肌张力增高，双侧锥体束征阳性。身体姿势为上肢屈曲，下肢伸直，称为去皮质强直。与去大脑强直的区别为后者四肢均为伸性强直。

（二）无动性缄默症

无动性缄默症又称睁眼昏迷，为脑干上部和丘脑的网状激活系统受损，而大脑半球及其传出通路却无病变。患者能注视周围环境及人物，貌似清醒，但不能活动或言语、二便失禁。肌张力减低，无锥体束征。强烈刺激不能改变其意识状态，存在觉醒 – 睡眠周期。

（三）闭锁综合征

闭锁综合征又称去传出状态，病变位于脑桥腹侧基底部，损及皮质脊髓束及皮质脑干束而引起。患者呈失运动状态，眼球不能向两侧转动，不能张口，四肢瘫痪，不能言语，但意识清醒，能以瞬目和眼球垂直运动示意与周围建立联系。可由脑血管病、感染、肿瘤、脱髓鞘病等引起。

（四）持久性植物状态

大面积脑损害后仅保存间脑和脑干功能的意识障碍并持续在三个月以上者称为植物状态。患者保存完整的睡眠觉醒周期和心肺功能，对刺激有原始清醒，但无内在的思想活动。关于植物状态判断标准，见表 2-2。

表 2-2　植物状态的诊断标准

1. 有反应性或自发性睁眼，但对自身和周围环境的存在缺乏认知能力
2. 检查者和患者不能进行任何形式的沟通和交流
3. 患者无视觉反应
4. 不能说出令人理解的语言和做出有意义的词语口型
5. 哭笑和皱眉蹙额变化无常，与相应刺激没有关系
6. 存在睡眠 – 觉醒周期
7. 脑干和脊髓反射如吸吮、咀嚼、吞咽、瞳孔对光反射、头眼反射和腱反射均存在
8. 没有自主动作、模仿动作以及刺激后的躲避行为
9. 血压和心肺良好，膀胱和直肠功能失控

第三节 言语及运用、识别能力的检查

一、言语功能的检查

（一）言语的检查

语言的基本形式有听、说、读、写。失语症的基本形式包括言语表达障碍、语言理解障碍、阅读障碍、书写障碍以及构音障碍等。具体方法如下。

1. 语言表达

语言表达又包括自发谈话、命名及复述，即通过患者的自发谈话、叙述病情、回答检查者提问和复述等，发现患者有无语调及音韵的变化，找词、用词有无困难，有无用错词句，用错后是否自己知道，有无语法错误，命名与复述有无障碍。

2. 语言理解

在理解语言方面观察患者能否执行检查者的口头指令，对语音的听辨和对字词、句子的理解能力。还可通过复述、口述，对人和物品的命名来判定患者的语言理解能力。

3. 阅读

通过患者对字的辨认、朗读文字指令并执行之、听话辨认字词、词图匹配等，检查患者对文字的朗读和理解能力。

4. 书写

通过书写姓名、地址、系列数字、叙事、听写及抄写等以检查患者的书写能力。

（二）构音障碍的检查

构音障碍是指神经系统病损引起的发音不清而用词尚准确，区别于发音清楚但词不达意的失语。构音障碍检查应注意咽喉肌或构音肌是否瘫痪，软腭、咽部和声带有无麻痹，舌的大小、软硬程度和活动度，言语是否含混，有无声调高低异常，有无语音节率的缓慢或音节紊乱、断续或重音的异常，发唇音（如拨、泼、摸、佛等音）或齿音（知、吃、师、资、磁、思等音）有无障碍，有无吞咽困难、饮水呛咳及情感障碍等伴发症状，休息后构音状况有无好转等。

二、运用和识别能力的检查

（一）运用能力的检查

检查患者有无失用症，即自发的动作有无错误，执行命令动作如做闭眼、举手、解衣扣、穿脱衣袜、划火柴、用钥匙开锁等动作能否正确，模仿动作有无困难，可用积木或火柴梗拼图形（检查者先示范）检察有无结构性失用。

（二）识别能力的检查

检查患者有无失认症，即能否认识看到的物件、认识熟悉的人、识别不同的颜色、识别物体的空间位置及物与物之间的空间关系、识别听到的各种声音等。

第四节 脑神经检查

脑神经（cranial nerve）检查包括以下几个方面。

一、嗅神经（Ⅰ；olfactory nerve）

嗅觉是通过鼻腔上部嗅黏膜的嗅细胞传向嗅球。检查方法：应对两侧鼻孔分别进行，并嘱患者自行比较两侧嗅觉的灵敏度。试验品应是有挥发性而无刺激性的物品，如香皂、樟脑、牙膏等。

临床意义：嗅黏膜正常且通气良好的患者，如一侧嗅觉丧失，应考虑额叶底部或嗅沟肿瘤。双侧嗅觉失灵的意义较单侧为小。头部外伤伴有嗅觉失灵者，应考虑前颅凹颅底骨折。

二、视神经（Ⅱ；optic nerve）

视神经通过节细胞将视网膜的感受细胞的神经冲动传向视觉中枢。

检查内容包括视力、视野及眼底检查。

1. 视力

让患者站在距视力表 5 m 远处，以单眼辨认检查者所指定的符号，从而确定其视力。视力表必须挂在光线充足的地方，视力明显减退者，可在不同距离让其辨识手指数目。视力更差者，可试其有无光感。

2. 视野

（1）大体视野测定：嘱患者双眼注视检查者的双眼，检查者将双手向外伸出约 50 cm，高于眼水平临床神经外科诊疗精粹 30 cm 左右，并伸出双示指，此时检查者双手指应出现在患者双上颞侧视野。询问患者说出那一侧手指在动，是左、右还是双侧。然后在眼水平以下 30 cm 重复本动作。如果检查者双手运动而患者只看到一侧，即有视野缺损存在（图 2-3）。

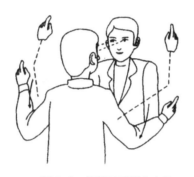

图 2-3 视野双手测定方法

（2）单眼视野测定：检查时嘱患者相距约 60 cm 面对而坐，双方同时闭合或用手指遮住相对应的眼（如患者为左眼，则检查者为右眼），另一眼互相固定直视。检查用棉签或其他试标在两者中间分别自上、下、颞侧、鼻侧、颞上、颞下、鼻上、鼻下八个方向，从外周向中心移动，请患者一看到试标时立即说明。检查者以自己的视野作为标准而与患者比较，即可测知患者的视野有无缺损（图 2-4）。

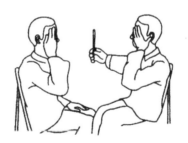

图 2-4 视野单手测定方法

3. 眼底

可在不散瞳的情况下用检眼镜直接检查，主要注意视神经乳头的形状、颜色、生理凹陷及边界是否清楚，动静脉比例，血管走行和反光强度，以及视网膜有无水肿、出血、渗出等。

临床意义：单眼失明急性发病者，除因眼球本身病变者外，其病变必在视交叉之前，视神经乳头有充血或水肿者多为视神经乳头炎，无充血或水肿者多为球后视神经炎。如为慢性发病不论视神经乳头有无变化，均应进行全面检查，包括神经系统检查、内分泌检查及颅骨 X 线检查。双眼原发性视神经萎缩且伴有双颞侧偏盲的患者，病变在视交叉，常由垂体瘤、颅咽管瘤、视交叉蛛网膜炎所致。双眼视神经盘水肿，如为急性发病且有视力障碍者，应考虑视神经乳头炎。如为慢性发病且不伴有明显视力障碍者，提示有颅内压增高。双眼视神经盘水肿合并视力障碍，如为慢性发病，应考虑颅内压增高为时已久，发生继发性萎缩。一眼呈视神经萎缩而另一眼呈视神经盘水肿者常因鞍旁或一侧额叶底面的肿瘤引起。同侧偏盲又分完全性的与不完全性的两种，完全性同侧偏盲的病变在对侧的视束、外侧膝状体、膝距束及枕叶之间。上 1/4 同侧偏盲的病变多在对侧颞叶，下 1/4 同侧偏盲的病变多在对侧顶叶。

三、动眼、滑车、展神经（Ⅲ、Ⅳ、Ⅵ）

动眼神经支配眼球的内直肌、上直肌、下直肌、下斜肌、上睑提肌、睫状肌及瞳孔括约肌。滑车神经支配上斜肌。展神经支配外直肌。

检查方法：当患者向前直视时，观察其眼裂大小是否相等，有无上睑下垂。让患者头部固定，眼球随检查者的手指向各方向活动以观察各眼肌的功能是否受限。再检查双侧瞳孔大小、形状及边缘，并作两侧对比。以电筒分别照射，观察受直接照射的瞳孔是否收缩，称为"直接对光反射"。再将两眼以不透明纸板隔开，当照射一侧瞳孔而另一侧未被照射的瞳孔也收缩时称为"间接对光反射"。嘱患者双眼注视远方，此时其瞳孔应当散大，而后再嘱患者迅速将视线注视近方，此时其瞳孔当很快缩小，此种现象称为瞳孔调节反射。当患者将视线注视自己的鼻根部时观察其两眼轴如呈内聚，称为辐辏反射。

临床意义：动眼神经麻痹包括上睑下垂、眼球处于外展位，向内、向上、向下活动均受限制，瞳孔散大，直接、间接对光反射及调节辐辏反射均丧失且伴有复视。急性颅内压增高伴有动眼神经麻痹时，常被看作是海马回疝的指征。慢性颅内压增高并发动眼神经麻痹者无定位意义，称为假定位征。滑车神经麻痹时眼球向下外转动受限，当向下注视时复视现象也更明显，因此患者常感下楼困难。展神经麻痹时眼球处于内收位，不能向外转动眼球并出现复视。单纯的展神经麻痹不具有定位价值。动眼、滑车、展神经全麻痹时眼球固定于中央位，同时上睑下垂、瞳孔散大、对光反射消失，此种现象多指示病变在眶上裂附近。一侧瞳孔缩小且眼裂也变小，眼球轻微内陷并伴有同侧面部少汗或无汗现象时，称为霍纳（Horner）综合征，在脑干被盖区或 $C_8 \sim T_1$ 脊髓侧角及其发出纤维终止的交感神经节等处受损，均可出现此征。瞳孔直接对光反射消失而调节反射存在称为阿 – 罗（Argyll–Robertson）瞳孔。多发性硬化，神经梅毒等可呈现此种瞳孔。松果体区肿瘤压迫四叠体上丘，于早期可呈现双眼不能向上注视，晚期上下均不能注视。如患者一侧动眼神经麻痹合并对侧半身瘫痪，常示同侧中脑的病变。双眼同向注视障碍常表示同侧脑桥或对侧额叶的凝视中枢受累。

四、三叉神经（Ⅴ；trigeminal nerve）

三叉神经运动支支配咬肌、颞肌及翼内、外肌，三叉神经感觉支主管面部皮肤及口腔、鼻黏膜的痛、温、触觉。

检查内容应从运动、感觉和反射三方面进行。

1. 运动支

应观察颞肌及咬肌有无萎缩，并用触诊测知双侧肌力是否对称，其次观察患者慢慢张口时下颌是否偏斜。

2. 感觉支

可用钝针及棉条分别检查其痛觉及触觉，一般无须检查温度觉。检查时应在两侧对称部位做比较，并确定感觉障碍区域。

3. 角膜反射

应以棉丝轻触角膜的边缘部分，正常反应表现为眨眼活动。

4. 下颌反射

患者略微张口，检查者将手指横放在患者下颌中部，用叩诊锤叩击手指。正常反应为双侧咬肌和颞肌收缩，使口部闭合，但大多反应轻微。

临床意义：一侧三叉神经运动支损害时，表现为同侧咬肌，颞肌萎缩或力弱，张口时下颌偏向患侧。三叉神经感觉支损害时表现为患支分布区的感觉减退或消失，三叉神经干或核的损害，其临床表现不同，可借以对病变鉴别。三叉神经同侧感觉支及运动支全受累时指示病变在三叉神经节。三叉神经感觉支和面神经运动支病变均可致角膜反射消失。双侧皮质延髓束病变时下颌反射亢进。

五、面神经（Ⅶ；facial nerve）

面神经支配面部表情肌并主司舌前三分之二区域的味觉。检查方法：在患者平静时观察双侧额纹、眼裂、鼻唇沟及口角是否对称。当患者作抬眉、皱眉、鼓腮、示齿等动作时观察两侧面肌是否对称。检查舌前三分之二区域味觉时让患者将舌伸出，嘱其不得缩回，并约定当尝到酸甜苦咸等味时只能示意其有或无，每用一种试液应漱口，而后分两侧试验舌前三分之二区域味觉。

临床意义：周围性面神经麻痹表现为同侧眼裂变大、额纹消失、鼻唇沟变浅，病变侧不能做抬眉、皱眉、闭目、示齿、鼓腮等动作，口角歪向健侧。若面神经在鼓索支分出之前受损害，则除上述症状外还伴有同侧舌前三分之二味觉障碍。如病变位于面神经支配镫骨肌分支发出之前，还会伴有同侧听觉过敏。中枢性面神经麻痹表现为病变对侧下部面肌瘫痪，即鼻唇沟变浅，做示齿动作时更为明显。中枢性面神经麻痹提示病变位于脑实质内，且在脑桥面神经核水平以上。

六、位听神经（Ⅷ；acoustic nerve）

位听神经包括耳蜗神经及前庭神经两部分，前者主司听觉，后者对躯体的平衡作用提供反射性调节。检查方法：听觉和前庭功能需要分别进行检查。

1. 耳蜗神经检查

先了解外耳道有无阻塞，鼓膜有无穿孔，然后分别检查单耳听力。以耳语、手表声或音叉进行。

音叉（C128–256 Hz）检查可鉴别传导性聋（外耳或中耳病变引起）和神经性聋（内耳或蜗神经引起）。常用的有以下两种方法。

（1）Rinne 试验，将震动的音叉放在耳后乳突上，患者听不到后再移至耳旁，如能听到，则为 Rinne 试验阳性。正常为气导（air conduction，AC）大于骨导（bone conduction）。神经性耳聋时，气导也大于骨导，但两者时间均缩短。检查时应两侧分别试验。如震动的音叉骨导声音消失，置于耳旁仍听不到，则应先试气导，再试骨导，若骨导大于气导，则为 Rinne 试验阴性，为传导性聋。

（2）Weber 试验，将震动的音叉放在患者的前额或颅顶正中。正常时两侧感受相同，传导性耳聋时感到病侧较响，是为 Weber 试验阳性，神经性耳聋时健侧较响，是为 Weber 试验阴性。

临床意义：单侧或双侧的传导性耳聋均非神经系统疾病引起。单侧神经性耳聋应注意内耳、小脑脑桥角部位的病变。双侧神经性耳聋常因药物如链霉素、庆大霉素、卡那霉素、奎宁等中毒所致。

2. 前庭神经检查

损害时主要产生眩晕、呕吐、眼球震颤和平衡失调。

（1）平衡障碍：主要表现为步态不稳，向患侧倾倒，Romberg 征和指鼻试验均向患侧偏倚等。此由于前庭与小脑有联系纤维之故。

（2）眼球震颤：眼球震颤多见于前庭及小脑病变。前庭性眼震的方向因病变部位、性质和病程而不同。急性迷路病变（如内耳炎症、出血）引起冲动性眼震慢相向病侧，快相向健侧，向健侧注视时重，向病侧注视时轻。中枢性前庭损害（如脑干病变）时眼震方向不一，可为水平、垂直或旋转性。两眼眼震也可不一致。

（3）前庭功能检查：①旋转试验，让受试者坐转椅中，头前倾30°，两眼闭合，将椅向左旋转10 次（20 s 内）后急停，并请患者睁眼注视远处。正常时可见水平冲动性眼震，其快相和旋转方向相反，持续约 30 s，少于 15 s 时表示前庭功能障碍。②变温试验：以冷水（通常为 15 ~ 20℃）灌洗外耳道，可产生眼球震颤，快相向对侧。眼球震颤停止后，可用温水（35℃左右）灌洗外耳道，也产生眼球震颤，但快相向同侧。眼球震颤在冷、温水灌洗后可持续 1.5 ~ 2 min。前庭受损后反应减弱或消失。

临床意义：小脑脑桥角肿瘤或粘连，链霉素等药物中毒等常导致单侧或双侧前庭功能丧失，梅尼埃病的患侧前庭功能常减退。

七、舌咽、迷走神经（IX、X）

舌咽神经、迷走神经是感觉、运动混合神经，由于这两对神经在解剖部位及功能方面关系密切，故常合并检查。

检查方法：嘱患者张口以观察其悬雍垂在静止或运动时的位置，软腭在发音时的运动情况。当一侧软腭瘫痪时，发"啊"音时健侧软腭上提，悬雍垂也被拉向健侧。用压舌板轻触两侧咽后壁，正常时立即有恶心反应，此称为咽反射，舌咽神经麻痹则无此反应。另外，可让患者试做饮水及吞咽动作，吞咽障碍时将出现呛咳及咽下困难。要注意患者发音时是否嘶哑，必要时请咽喉科用喉镜检查声带运动。

临床意义：凡有吞咽困难、咽反射消失、声音嘶哑及悬雍垂偏斜者应考虑为球（延髓）麻痹。常见的原因有小脑下后动脉病变、延髓肿瘤、延髓空洞症、寰枕畸形等。感染性多发性神经根神经炎常累及这两对神经，重症肌无力常累及这两对神经所支配的肌群而呈延髓性麻痹的现象。

八、副神经（XI；accessory nerve）

副神经为单纯的运动神经，支配胸锁乳突肌和斜方肌。

检查方法：观察患者在扭转颈项或耸肩时胸锁乳突肌和斜方肌有无萎缩，并测试和比较两侧的肌力是否对称。

临床意义：单独的一侧副神经麻痹很少见，舌咽、迷走、副神经三条神经麻痹指示病变在同侧颈静脉孔附近或延髓的疑核附近。双侧胸锁乳突肌无力或萎缩可见于感染性多发性神经根神经炎、进行性脊肌萎缩等。重症肌无力患者可有双侧斜方肌无力，表现为不能伸直颈部，头易前倾。

九、舌下神经（XII；hypoglossal nerve）

舌下神经是运动神经，支配舌部肌肉活动。

检查方法：注意舌肌有无萎缩及肌纤维震颤，舌在口内或伸出口外时有无偏斜。

临床意义：周围性舌下神经麻痹舌在口内偏向健侧，伸出口外时偏向患侧。周围性舌下神经麻痹患者历时两周左右可出现舌肌萎缩及肌纤维震颤。中枢性舌下神经麻痹的患者伸舌时偏向脑部病灶对侧，不伴有舌肌萎缩。

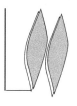

第三章 颅骨疾病

第一节 颅骨损伤

颅骨骨折系指颅骨受暴力作用导致颅骨的连续性中断，一般来讲，凡有颅骨骨折存在，提示外力作用均较重，合并脑损伤的概率较高。

1. 规律性

暴力作用的面积小而速度快时，多以颅骨局部变形为主，常致洞性骨折；打击面积大而速度快时，多引起局部粉碎凹陷骨折；作用点面积较小而速度较缓时，则常引起通过着力点的线状骨折。

2. 分类

根据骨折部位可将颅骨骨折分为颅盖及颅底骨折；又可根据骨折端形态分为线形和凹陷骨折，如因暴力范围较大与头部接触面积广，形成多条骨折线，分隔成多个骨折碎片者则称粉碎性骨折；而颅盖骨骨折端的头皮破裂称开放性骨折，颅底骨折端附近的硬膜破裂则称内开放性颅骨骨折。开放性骨折和累及气窦的颅底骨折易合并骨髓炎、颅内感染、脑脊液漏、气颅等。

一、颅盖骨折

（一）线状骨折

1. 诊断

颅骨线形骨折与正常颅骨平片鉴别诊断内容见表3-1。

（1）病史：有明确的头部受力史。

（2）头皮血肿：着力部位可见头皮挫伤及头皮血肿。

（3）头颅X线摄片，包括正位、侧位平片。

（4）必要时可考虑行头颅CT，以除外颅内异常并经CT骨窗可精确骨折部位。

表3-1 颅骨线形骨折与正常颅骨平片的鉴别诊断

特点	颅骨线形骨折	颅骨血管沟	颅缝
密度	深黑	灰	灰
走行	直	弯曲	与已知颅缝相同
分支	一般无	经常分支	与其他颅缝相连
分支	一般无	经常分支	与其他颅缝相连
宽度	骨折线很细	比骨折线宽	宽、锯齿状

2. 治疗

单纯性颅盖骨线状骨折本身无须特殊处理，但应警惕是否合并脑损伤，如脑内血肿或骨膜下血肿，骨折线通过硬脑膜血管沟或静脉窦所在部位时，要警惕硬脑膜外血肿发生的可能。需严密观察及CT复查。

内开放骨折可导致颅内积气，应预防感染和癫痫。如在清创时发现骨折缝中有明显的污染，应将污染的骨折边缘咬除，每边约 0.5 cm，避免引起颅骨骨髓炎。

3. 儿童生长性骨折

本病好发于额顶部，是小儿颅盖骨线性骨折中的特殊类型，婴幼儿多见。小儿硬脑膜较薄且与颅骨内板贴附较紧，当颅骨骨折的裂缝较宽时，硬脑膜亦可同时撕裂、分离，以致局部脑组织、软脑膜及蛛网膜凸向骨折的裂隙。由于脑搏动的长期不断冲击，使骨折裂缝逐渐加宽，以致脑组织继续凸出，最终形成局部搏动性囊性脑膨出，患儿常伴发癫痫或局限性神经缺损。治疗应以早期手术修补硬脑膜缺损为宜。手术方法应视患儿有无癫痫而定；对伴发癫痫者需连同致痫灶一并切除，然后修补硬脑膜。

（二）凹陷骨折

1. 诊断

（1）多见于额、顶部，着力点多有擦伤、挫伤或裂伤。

（2）大多为颅骨全层陷入颅内，偶尔仅内板破裂下凹。

（3）伴有慢性头痛，局灶压迫的症状和体征或脑脊液漏。

（4）儿童多为闭合性凹陷骨折。

（5）余同线状骨折。

2. 治疗

（1）凹陷骨折的复位手术，属于开放性者，只要病情稳定，宜尽早进行；如为闭合性者，根据伤情酌定，但一般不超过 1 周。

（2）儿童多见闭合性凹陷骨折，由于颅骨弹性较好，可行钻孔将陷入骨片撬起复位，而成年人多采用摘除陷入骨片的方法。

（3）手术适应证：凹陷深度 > 8 ~ 10 mm 或深度超过颅骨厚度；骨折片刺破硬膜或开放性凹陷骨折，造成出血、脑脊液漏或脑组织损伤；凹陷骨折忙于功能区。引起压迫症状，如偏瘫、失语和局限性癫痫等脑功能障碍；位于额面部影响美观。

（4）手术禁忌证：非功能区的轻度凹陷骨折；无受压症状，深度不足 0.5 cm 的静脉窦区骨折；年龄较小的婴幼儿，有自行恢复的可能。如无明显局灶症状，可暂不手术。

（5）静脉窦部凹陷骨折处理：一般不考虑手术，但若造成急性颅内压增高、颅内血肿或开放伤出血不易控制时，则需急诊手术，术前充分备血。

二、颅底骨折

颅底部的线形骨折多为颅盖骨骨折线的延伸，也可为邻近颅底的间接暴力所致。根据发生的部位可分为前颅窝、中颅窝和后颅窝骨折。由于硬脑膜与前、中颅窝底粘连紧密，故该部位不易形成硬脑膜外血肿。又由于颅底接近气窦、脑底大血管和脑神经，因此，颅底骨折时容易产生脑脊液漏、脑神经损伤和颈内动脉 – 海绵窦瘘等并发症，后颅窝骨折可伴有原发性脑干损伤。

（一）临床表现

1. 前颅窝骨折

累及眶顶和筛骨，可伴有鼻出血、眶周广泛瘀血（称"眼镜"征或"熊猫眼"征）以及广泛球结膜下瘀血。如硬脑膜及骨膜均破裂，则伴有脑脊液鼻漏（脑脊液经额窦或筛窦由鼻孔流出）。若骨折线通过筛板或视神经管，可合并嗅神经或视神经损伤。

2. 中颅窝骨折

累及蝶骨，可有鼻出血或合并脑脊液鼻漏（脑脊液经蝶窦由鼻孔流出）。如累及颞骨岩部，硬脑膜、骨膜及鼓膜均破裂时，则合并脑脊液耳漏（脑脊液经中耳由外耳道流出）；如鼓膜完整，脑脊液则经咽鼓管流向鼻咽部而误认为鼻漏。骨折时常合并有Ⅶ，Ⅷ脑神经损伤。如骨折线通过蝶骨和颞骨的内侧面，尚能伤及垂体或第Ⅱ、Ⅲ、Ⅳ、Ⅴ、Ⅵ脑神经，如骨折端伤及颈动脉海绵窦段，可因颈内动脉—海绵窦瘘的形成而出现搏动性突眼及颅内杂音。破裂孔或颈内动脉管处的破裂，可发生致命性鼻出血或耳出血。

3. 后颅窝骨折

骨折线通过颞骨岩部后外侧时，多在伤后数小时至 2 d 内出现乳突部皮下瘀血（称 Battle 征）。骨折线通过枕骨鳞部和基底部，可在伤后数小时出现枕下部头皮肿胀，骨折线尚可经过颞骨岩部向前达中颅窝底，骨折线累及斜坡时，可于咽后壁出现黏膜下瘀血。枕骨大孔或岩骨后部骨折，可合并后组脑神经（Ⅸ～Ⅻ）损伤症状。

（二）颅底骨折的诊断与定位

主要根据上述临床表现来定位。瘀血斑的特定部位、迟发性损伤以及除外暴力直接作用点等，可用来与单纯软组织损伤相鉴别。

（三）辅助诊断

1. 实验室检查

对疑为脑脊液漏的病例，可收集耳、鼻流出液进行葡萄糖定量测定。

2. X 线片

检查的确诊率仅占 50%。摄颏顶位，有利于确诊；疑为枕部骨折时摄汤（Towne）氏位；如额部受力，伤后一侧视力障碍时，摄柯（Cald-well）氏位。

3. 头颅 CT

对颅底骨折的诊断价值更大，不但可了解视神经管、眶内有无骨折，尚可了解有无脑损伤、气颅等情况。

4. 脑脊液漏明显

可行腰穿注入造影剂（如伊维显），然后行 CT 检查（一般冠扫，脑脊液鼻漏常用），寻找漏口。

（四）治疗

1. 非手术治疗

单纯性颅底骨折无须特殊治疗，主要观察有无脑损伤及处理脑脊液漏、脑神经损伤等并发症。当合并有脑脊液漏时，应防止颅内感染，禁忌填塞或冲洗，禁忌腰椎穿刺。取头高体位休息或半坐卧位，尽量避免用力咳嗽、打喷嚏和擤鼻涕，静脉或肌内注射抗生素。多数漏口在伤后 1～2 周内自行愈合。超过 1 个月仍漏液者，可考虑手术。

2. 手术治疗颅底骨折引起的并发症

（1）脑脊液漏不愈达 1 个月以上者，或反复引发脑膜炎及脑脊液大量漏出的患者，在抗感染前提下，开颅手术修补硬脑膜，以封闭漏口。

（2）对伤后出现视力减退，疑为碎骨片挫伤或血肿压迫视神经者，应在 12 h 内行视神经管减压术。

（3）需要特殊处理的情况如下：创伤性动脉瘤、外伤性颈内动脉海绵窦漏、面部畸形、外伤后面神经麻痹。

第二节　颅骨骨髓炎

颅骨骨髓炎是开放性或火器性（也偶可是闭合性）颅脑损伤的重要并发症之一。引起这类病变的常见原因有：在开放性损伤过程中颅骨直接被污染，而伤后清创又不够及时或在处理中不够恰当；头皮损伤合并伤口感染经导血管蔓延至颅骨，或是头皮缺损使颅骨长期外露坏死而感染；开放性颅骨骨折，累及鼻窦、中耳腔和乳突。

一、开放性损伤后颅骨骨体炎

（一）局限性颅骨骨髓炎

病变通常限于原伤口的范围内，其中一种是因为头皮伤口感染经导血管蔓延至颅骨，或头皮下脓肿侵及骨膜引起感染延及颅骨。另一种是颅骨直接被污染，虽经清创处理，但往往因就诊时间过晚或清创不够彻底所引起的颅骨感染。无论是上述哪一种情况，在急性炎症期后，这类伤口可形成窦道或瘘管长期不能愈合，或呈假性愈合，但反复溃破，窦道或瘘管内有少量脓液，亦可有小碎死骨和异物排出。在早期颅骨X线平片上可无异常表现。在急性炎症期以后，平片可显示受累颅骨的外板粗糙，典型的颅骨骨髓炎改变为局部钙化、死骨形成、骨质缺损或残缺不齐等；如原来为粉碎性骨折，可见有游离的骨折片，呈死骨样改变；如系线形骨折，则骨折线可增宽，并在其周围发生炎症变化；若原来有较广泛的骨质缺损，病变则主要限于缺损的边缘，经久未愈者则出现边缘硬化、增殖现象。这类患者多无严重的全身症状。对局部有伤口长期不愈或形成瘘管者均应考虑到有慢性颅骨骨髓炎的可能。

在治疗中急性感染期主要是应用大剂量抗生素以抗感染。已形成慢性骨髓炎者对药物治疗已无效，因此常需手术治疗，手术的目的是要清除伤口中的感染源，去除游离的死骨和异物，咬除无出血的坏死骨组织，直至正常骨质部位为止，再换上一把干净咬骨钳，咬除一圈正常骨质，或在坏死骨质周围正常骨组织处钻成一骨瓣，去除坏死骨。同时清除肉芽组织，消灭感染区无效腔，切除瘘管，反复冲洗后缝合头皮并作皮下引流。若无明显指征表明硬脑膜下有感染，则不应切开硬脑膜，以免导致硬脑膜下感染。

（二）骨瓣感染后颅骨骨髓炎

这种情况常发生在因颅脑损伤所行的开颅术后，其原因可能是：对开放伤清创不及时或不彻底；不恰当地在污染或感染的部位施行了骨瓣成形开颅术；在发生长期不愈的伤口处手术时使感染接种波及骨瓣及骨窗边缘；在手术时过于广泛地剥离掉骨膜，使外板侧的营养动脉遭到破坏，也可能造成骨质坏死和感染扩散。

上述感染常见有两种情况，一种是局限于骨瓣边缘的某一块；另一种是整个骨瓣都被感染，全部成为死骨。前者常在局部造成经久不愈的瘘口，断断续续地排脓；后者发生时，最初常使整个皮瓣红肿，继之在切口沿线发生多个瘘管，常可引起全身症状，如寒战、高热等。对这类病例有时需要多次摄取头颅X线平片，才能发现有典型的骨髓炎改变。在早期急性期仍以药物控制感染为主，但往往单凭药物很难治愈。对病变局限者可咬除局部病变骨组织及其相对的骨窗缘，有的甚至需要多次手术清除继续发生的死骨。对整个骨瓣感染者，则须将整个骨瓣去除，同时还要清除骨瓣下的肉芽组织和脓肿。在彻底清创术后方可将皮瓣作一层全部或部分缝合。

（三）颅底骨折后颅骨骨髓炎

颅底骨折后很少发生颅骨骨髓炎，这是由于颅底骨板障层不发达的原因，但当骨折线累及鼻窦、中耳腔或乳突，而这些部位在伤前就已有慢性炎症存在时，则在局部引起骨髓炎，其中较多见的是额骨骨髓炎。因为额窦前壁的板障层较发达，而额窦炎又较常见。对额骨骨髓炎可采用手术治疗，其余则多无明显症状，只有在出现颅内并发症时才可能被发现。

关于治疗方面，主要是预防感染及清除硬脑膜外、硬脑膜下或脑内形成的脓肿。

（四）大块头皮撕脱伤后颅骨骨髓炎

这种情况常发生在大片颅骨长期外露，颅骨外膜则又因头皮被撕脱而发生了颅骨坏死和骨髓炎。这种病例诊断较易。在治疗方面，早期除进行抗感染治疗外，应采用显微手术带蒂转移皮瓣或大网膜植皮修补缺损处，覆盖颅骨，以免颅骨坏死。而无颅骨骨髓炎者可采取将颅骨外板凿除，在颅骨上钻许多骨孔，深达板障层，待肉芽组织长出后，再行植皮治疗；已有颅骨骨髓炎者，应清除坏死颅骨，再行皮瓣或大网膜移植治疗。

（五）电灼伤后颅骨骨髓炎

此类损伤常伴有头皮、颅骨、硬脑膜和脑组织的局部坏死。在早期颅骨只有浅在的灼伤裂纹，数天后可见明显的分界线，最后在分界线内出现骨坏死。坏死部位的外板呈灰黄色，与正常骨质的界线非常清楚。颅骨的灼伤通常比头皮的范围小，但可深达内板，受累部位很久以后才逐渐变成死骨，当死骨脱落后头皮才能逐渐愈合。若发生了感染，其临床表现与其他颅骨骨髓炎相似。

因此，对这种损伤的治疗，要把预防感染放在首位。早期彻底清创尤为重要。整个骨瓣感染者，则须将整个骨瓣去除，同时还要清除骨瓣下的肉芽组织和脓肿。在彻底清创术后方可将皮瓣作一层全部或部分缝合。

二、闭合性损伤后颅骨骨髓炎

在闭合性颅脑损伤的情况下，也偶可发生颅骨骨髓炎，这可能是由于头皮毛囊感染或因闭合性颅脑损伤发生头皮血肿，尤其是骨膜下血肿。这种血肿可能被感染的毛囊所感染，或因反复抽吸血肿过程中被污染所致。起病时首先在头皮局部发生红肿、疼痛，继之形成脓肿，自行破溃后可经久不愈，有时可在脓液中发现死骨碎屑。头颅 X 线平片至少需在发病后 2 周以上才能看出骨质的改变。

第三节　颅骨结核

颅骨结核是继发于身体其他部位的结核病灶。其感染径路几乎都是通过血行传播，少数则是邻近病灶直接蔓延而来。

一、病理

其病理基本上与骨结核相同。病变先从板障中核结点开始，逐渐扩大，再累及内、外颅骨内外板全部受到破坏并形成结核者，称为穿孔性颅骨结核。多数只破且在内板和硬膜之间有大面积的结核性肉芽组织增生，称为弥漫性进行性颅骨结核。

二、临床表现

（1）多见于青年和儿童。
（2）好发于额骨和顶骨。
（3）局部可有压痛或瘘管形成。
（4）可有低热、贫血、消瘦、颈淋巴结肿大和血沉加快等。

三、辅助检查

颅骨 X 线片：①可见界限清楚且边缘整齐的透光区，常为圆形或椭圆形，其四周有密度增大的骨质增生；②病灶中可见有形态不规则、大小不一的死骨，密度较低，常与正常颅骨分离；③弥漫性病变则为虫蛀样广泛骨质破坏。

四、诊断

根据临床表现和颅骨 X 线片所见，本病一般不难诊断。

五、治疗

（1）对有结核性脓肿形成和（或）死骨者，应及早切开排脓，清除死骨，刮除肉芽组织，彻底咬除病骨直至正常颅骨为止。
（2）抗结核治疗。手术前后均应用全身抗结核药物并选择恰当的抗生素以控制感染。
（3）改善营养状况，增强体质。

第四节　颅骨嗜酸性肉芽肿

颅骨嗜酸性肉芽肿不属肿瘤，是以骨骼损害为主或局限于骨骼的一种组织细胞增多症，颅骨为其好发部位之一，全身除趾骨和指骨外均可被侵犯。其既可单发亦可多发，常见于 5 岁以下的儿童。

一、病理

其特点是肉芽肿样病变，有嗜酸性细胞浸润。

二、临床表现

本病多见于儿童和青年，额、顶骨多见，颞骨次之。于短期内出现头部一小肿物，缓慢增大，局部有触痛，伴有低热、疲劳。

三、辅助检查

颅骨 X 线片，主要表现为局限性溶骨性破坏，病灶呈圆形或椭圆形，内见纽扣样死骨，称"纽扣征"为其特点。单发或多发，严重者可越过颅缝。CT 常显示为板障内边缘锐利无硬化的骨质缺损区，缺损区内高密度纽扣样死骨比平片显示更清楚，侵犯骨外板后可形成头皮软组织肿块，增厚软组织局限于缺损区表面，且层次清晰。

四、诊断

根据临床表现和 X 线检查应想到此病，最后确诊有赖于病理检查。

五、治疗

本病对放疗敏感，一般只需活检证实后进行放疗，就可获得良好效果。若能行手术将病灶切除，然后放疗，则效果更为满意。

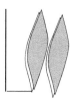

第四章　血管性疾病

第一节　脑梗死

一、脑血栓形成概述

脑血栓形成（CI）又称缺血性卒中（CIS），是指在脑动脉本身病变基础上，继发血液有形成分凝集于血管腔内，造成管腔狭窄或闭塞，在无足够侧支循环供血的情况下，该动脉所供应的脑组织发生缺血变性坏死，出现相应的神经系统受损表现或影像学上显示出软化灶，称为脑血栓形成。90% 的脑血栓形成是在脑动脉粥样硬化的基础上发生的。脑梗死约占全部脑卒中的 80%。

（一）脑梗死的分类

1. 大面积脑梗死

通常是颈内动脉主干、大脑中动脉主干或皮质支的完全性卒中，患者表现为病灶对侧完全性偏瘫、偏身感觉障碍及向病灶对侧的凝视麻痹，可有头痛和意识障碍，并呈进行性加重。

2. 分水岭性脑梗死（CWSI）

CWSI 是指相邻血管供血区之间分水岭区或边缘带的局部缺血，多由于血流动力学障碍所致。结合 CT 可分为皮质前型，为大脑前与大脑中动脉供血区的分水岭脑梗死；皮质后型，为大脑中动脉与大脑后动脉，或大脑前、中、后动脉皮质支间的分水岭区；皮质下型，为大脑前、中、后动脉皮质支与深穿支间或大脑前动脉回返支与大脑中动脉的豆纹动脉间的分水岭区梗死。

3. 出血性脑梗死

出血性脑梗死是由于脑梗死供血区内动脉坏死后血液漏出继发出血，常见于大面积脑梗死后。

4. 多发性脑梗死

多发性脑梗死是指两个或两个以上不同的供血系统脑血管闭塞引起的梗死，多为反复发生脑梗死的后果。

（二）临床表现

本病好发于中年以后，60 岁以后动脉硬化性脑梗死发病率增高。男性较女性为多。起病前多有前驱症状，表现为头痛、眩晕、短暂性肢体麻木、无力，约 25% 的患者有短暂性脑缺血发作史。起病较缓慢。患者多在安静和睡眠中起病。

动脉硬化性脑梗死发病后意识常清醒，如果大脑半球较大面积梗死、缺血、水肿可影响间脑和脑干的功能，起病后不久出现意识障碍。如果发病后即有意识不清，要考虑椎－基底动脉系统梗死。动脉硬化性脑梗死可发生于脑动脉的任何一分支，不同的分支可有不同的临床特征，常见的有如下几种。

1. 颈内动脉闭塞时

临床主要表现病灶侧单眼失明（一过性黑蒙，偶可为永久性视力障碍），或病灶侧 Horner 征，对侧

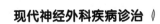

肢体运动或感觉障碍及对侧同向偏盲，主侧半球受累可有运动性失语。颈内动脉闭塞也可不出现局灶症状，这取决于前、后交通动脉，眼动脉、脑浅表动脉等侧支循环的代偿功能。

2. 大脑中动脉闭塞

大脑中动脉是颈内动脉的延续，是最容易发生闭塞的血管。

（1）主干闭塞时引起对侧偏瘫、偏身感觉障碍和偏盲，主侧半球主干闭塞可有失语、失写、失读。

（2）大脑中动脉深支或豆纹动脉闭塞可引起对侧偏瘫，一般无感觉障碍或同向偏盲。

（3）大脑中动脉各皮质支闭塞可分别引起运动性失语、感觉性失语、失读、失写、失用，偏瘫以面部及上肢为重。

3. 大脑前动脉闭塞

（1）皮质支闭塞时产生对侧下肢的感觉及运动障碍，伴有尿潴留。

（2）深穿支闭塞可致对侧中枢性面瘫、舌瘫及上肢瘫痪，亦可产生情感淡漠、欣快等精神障碍及强握反射。

4. 大脑后动脉闭塞

大脑后动脉大多由基底动脉的终末支分出，但有5%～30%的人，其中一侧起源于颈内动脉。

（1）皮质支闭塞：主要为视觉通路缺血引起的视觉障碍，对侧同向偏盲或上象限盲。

（2）深穿支闭塞：出现典型的丘脑综合征，对侧半身感觉减退伴丘脑性疼痛，对侧肢体舞蹈样徐动症等。

5. 基底动脉闭塞

该动脉发生闭塞的临床症状较复杂，亦较少见。常见症状为眩晕、眼球震颤、复视、交叉性瘫痪或交叉性感觉障碍，肢体共济失调，若主干闭塞则出现四肢瘫痪、眼肌麻痹、瞳孔缩小，常伴有面神经、展神经、三叉神经、迷走神经及舌下神经的麻痹及小脑症状等，严重者可迅速昏迷，发热达41℃～42℃，以至死亡。基底动脉因部分阻塞引起脑桥腹侧广泛软化，则临床上可产生闭锁综合征，患者四肢瘫痪，不能讲话，但神志清楚，面无表情，缄默无声，仅能以眼球垂直活动示意。

在椎－基底动脉系统血栓形成中，小脑后下动脉血栓形成是最常见的，称延髓外侧部综合征（Wallen-berg综合征），表现为眩晕、恶心、呕吐、眼震、同侧面部感觉缺失、同侧霍纳综合征、吞咽困难、声音嘶哑、同侧肢体共济失调及对侧面部以下痛、温觉缺失。

小脑后下动脉的变异性较大，故小脑后下动脉闭塞所引起的临床症状较为复杂和多变，但必须具备两条基本症状即一侧后组脑神经麻痹，对侧痛、温觉消失或减退，才可诊断。

根据缺血性卒中病程分为：①进展型，指缺血发作6 h后，病情仍在进行性加重。此类患者约占40%以上。造成进展的原因很多，如血栓的扩展、其他血管或侧支血管阻塞、脑水肿、高血糖、高温、感染、心肺功能不全，多数是由于前两种原因引起的。据报道，进展型颈内动脉系统占28%，椎－基底动脉系统占54%。②稳定型。发病后病情无明显变化者，倾向于稳定型卒中，一般认为颈内动脉系统缺血发作24 h以上，椎－基底动脉系统缺血发作72 h以上者，病情稳定，可考虑稳定型卒中，此类型卒中，CT所见与临床表现相符的梗死灶机会多，提示脑组织已经有了不可逆的病损。③完全性卒中，指发病后神经功能缺失症状较重较完全，常于数小时内（＜6 h）达到高峰。④可逆性缺血性神经功能缺损（RIND），指缺血性局灶性神经障碍在3周之内完全恢复者。

（三）辅助检查

1. CT扫描

发病24～48 h后可见相应部位的低密度灶，边界欠清晰，并有一定的占位效应。早期CT扫描阴性不能排除本病。

2. MRI

MRI可较早期发现脑梗死，特别是脑干和小脑的病灶。T_1和T_2弛豫时间延长，加权图像上T_1在病灶区呈低信号强度，T_2呈高信号强度，也可发现脑移位受压。与CT相比，MRI显示病灶早，能早期发现大面积脑梗死，清晰显示小病灶及颅后窝的梗死灶，病灶检出率达95%，功能性MRI如弥散加权MRI

可于缺血早期发现病变，发病半小时即可显示长 T_1、长 T_2 梗死灶。

3. 血管造影（DSA）

DSA 或磁共振血管造影（MRA）可发现血管狭窄和闭塞的部位，可显示动脉炎、Moyamoya 病、动脉瘤和血管畸形等。

4. 脑脊液检查

通常脑脊液压力、常规及生化检查正常，大面积脑梗死者脑脊液压力可增高，出血性脑梗死脑脊液中可见红细胞。

5. 其他

彩色多普勒超声检查（TCD）可发现颈动脉及颈内动脉的狭窄、动脉粥样硬化斑或血栓形成。超声心动图检查有助于发现心脏附壁血栓、心房黏液瘤和二尖瓣脱垂。正电子发射型计算机断层显像能显示脑梗死灶的局部脑血流、氧代谢及葡萄糖代谢，并监测缺血半暗带及对远隔部位代谢的影响。

（四）诊断与鉴别诊断

1. 脑血栓形成的诊断

其诊断主要有以下几点。

（1）多发生于中老年人。

（2）静态下发病多见，不少患者在睡眠中发病。

（3）病后几小时或几天内病情达高峰。

（4）出现面、舌及肢体瘫痪，共济失调，感觉障碍等定位症状和体征。

（5）脑 CT 提示症状相应的部位有低密度影或脑 MRI 显示长 T_1 和长 T_2 异常信号。

（6）多数患者腰椎穿刺检查提示颅内压、脑脊液常规和生化检查正常。

（7）有高血压、糖尿病、高血脂、心脏病及脑卒中史。

（8）病前有过短暂性脑缺血发作者。

2. 鉴别诊断

脑血栓形成应注意与下列疾病相鉴别。

（1）脑出血：有 10% ~ 20% 脑出血患者由于出血量不多，在发病时意识清楚及脑脊液正常，不易与脑血栓形成区别，必须行脑 CT 扫描才能鉴别。

（2）脑肿瘤：有部分脑血栓形成患者由于发展至高峰的时间较慢，单从临床表现方面不易与脑肿瘤区别。脑肿瘤患者腰椎穿刺发现颅内压高，脑脊液中蛋白增高。脑 CT 或 MRI 提示脑肿瘤周围水肿显著，瘤体有增强效应，严重者有明显的占位效应。但是，有时做了脑 CT 和 MRI 也仍无法鉴别。此时，可做脑活检或按脑血栓进行治疗，定期复查 CT 或 MRI 以便区别。

（3）颅内硬膜下血肿：可以表现为进行性肢体偏瘫、感觉障碍、失语等，而没有明确的外伤史。主要鉴别依靠脑 CT 扫描发现颅骨旁有月牙状的高、低或等密度影，伴占位效应如脑室受压和中线移位，增强扫描后可见硬脑膜强化影。

（4）炎性占位性病变：细菌性脑脓肿、阿米巴性脑脓肿等炎性占位性病变可表现在短时间内逐渐出现肢体瘫痪、感觉障碍、失语、意识障碍等临床表现，尤其在无明显的炎症性表现时，难与脑血栓形成区别。但是，腰椎穿刺检查、脑 CT 和 MRI 检查有助于鉴别。

（5）癔症：对于以单个症状出现的脑血栓形成如突然失语、单肢瘫痪、意识障碍等，需要与癔症相鉴别。癔症可询问出明显的诱因，检查无定位体征及脑影像学检查正常。

（6）脑栓塞：临床表现与脑血栓形成相类似，但脑栓塞在动态下突然发病，有明确的栓子来源。

（7）偏侧性帕金森病：有的帕金森病患者表现为单侧肢体肌张力增高，而无震颤时，往往被误认为脑血栓形成。通过体格检查可发现该侧肢体有明显的强直性肌张力增高，无锥体束征及影像学上的异常，即可区别。

（8）颅脑外伤：临床表现可与脑血栓形成相似，但通过询问出外伤史，则可鉴别。但部分外伤患者可合并或并发脑血栓形成。

（9）高血压脑病：椎－基底动脉系统的血栓形成表现为眩晕、恶心、呕吐，甚至意识障碍时，在原有高血压的基础上，血压又急剧升高，此时应注意与高血压脑病鉴别。高血压脑病可以表现为突然头痛、眩晕、恶心、呕吐，严重者意识障碍。后者的舒张压均在 16 kPa（120 mmHg）以上，脑 CT 或 MRI 检查呈阴性时，则不易区别。有效鉴别方法是先进行降血压治疗，如血压下降后病情迅速好转者为高血压脑病，如无明显改善者，则为椎－基动脉血栓形成。复查 CT 或 MRI 有助于两者的鉴别。脑血栓形成的治疗原则是尽量解除血栓及增加侧支循环，改善缺血梗死区的血液循环；积极消除脑水肿，减轻脑组织损伤；尽早进行神经功能锻炼，促进康复，防止复发。

（五）治疗

治疗脑血栓形成的药物和方法有上百种，各家医院的用法大同小异。但是，至今为止，仍无特殊有效的治疗方法。脑血栓形成的恢复程度取决于梗死的部位及大小、侧支循环代偿能力和神经功能障碍的康复效果。一般来讲，在进行性卒中即脑血栓形成在不断地加重时，应尽早进行抗凝治疗；在脑血栓形成的早期，有条件时，应尽早进行溶栓治疗；如果丧失上述机会或病情不允许，则进行一般性治疗。在药物治疗中，如果病情已经稳定，应尽早进行早期康复治疗。不论是完全恢复正常还是留有后遗症者，应长期进行综合性预防，以防止脑血栓的复发。

急性期的治疗原则：①超早期治疗。提高全民的急救意识，为获得最佳疗效力争超早期溶栓治疗。②针对脑梗死后的缺血瀑布及再灌注损伤进行综合保护治疗。③采取个性化治疗原则。④整体化观念：脑部病变是整体的一部分，要考虑脑与心脏及其他器官功能的相互影响，如脑心综合征、多脏器功能衰竭，积极预防并发症，采取对症支持疗法，并进行早期康复治疗。⑤对卒中的危险因素及时给予预防性干预措施，最终达到挽救生命、降低病残及预防复发的目的。

1. 超早期溶栓治疗

（1）溶栓治疗急性脑梗死的目的：在缺血脑组织出现坏死之前，溶解血栓、再通闭塞的脑血管、及时恢复供血，从而挽救缺血脑组织，避免缺血脑组织发生坏死。在缺血脑组织出现坏死之前进行溶栓治疗，这是溶栓治疗的前提。只有在缺血脑组织出现坏死之前进行溶栓治疗，溶栓治疗才有意义。

（2）溶栓治疗时间窗：脑组织对缺血耐受性特别差。脑供血一旦发生障碍，很快就会出现神经功能异常；缺血达一定程度后，脑细胞就不可避免地发生缺血坏死。脑组织对局部缺血较全脑缺血的耐受时间要长。实际上，局部脑缺血中心缺血区很快发生坏死，只是缺血周边半暗带区对缺血的耐受时间较长。溶栓治疗的主要目的是挽救那些尚没有坏死的缺血周边半暗带脑组织。缺血性脑卒中可进行有效治疗的时间称为治疗时间窗。不同个体的溶栓治疗时间窗存在较大的个体差异。根据现有的研究资料，总的来看，急性脑梗死发病 3 h 内绝大多数患者采用溶栓治疗是有效的；发病 3 ~ 6 h 大部分溶栓治疗可能有效；发病 6 ~ 12 h 小部分溶栓治疗可能有效，但急性脑梗死溶栓治疗时间窗的最后确定有待于目前正在进行的大规模、多中心、随机、双盲、安慰剂对照临床试验结果。

（3）影响溶栓治疗时间窗的因素。①种属：不同种属存在较大的差异。如小鼠局部脑梗死的治疗时间窗 < 2 ~ 3 h，而猴和人一般认为至少为 6 h。②临床病情：当脑梗死患者出现昏睡、昏迷等严重意识障碍，眼球凝视麻痹，肢体近端和远端均完全瘫痪，以及脑 CT 已显示低密度改变时，均表明有较短的治疗时间窗，临床上几乎无机会可溶栓。而肢体瘫痪等临床病情较轻时，一般溶栓治疗的治疗时间窗较长。③脑梗死类型：房颤所致的心源性脑栓塞患者，栓子常较大，多堵塞颈内动脉和大脑中动脉主干，迅速造成严重的脑缺血，若此时患者上下肢体瘫痪均较完全，治疗时间窗通常 3 ~ 4 h 之内。而对于血管闭塞不全的脑血栓形成患者，由于局部脑缺血相对较轻，溶栓治疗时间窗常较长。④侧支循环状态：如大脑中动脉深穿支堵塞，因为是终末动脉，故发生缺血时侧支循环很差，其供血区脑组织的治疗时间窗常在 3 h 之内；而大脑中动脉 M2 或 M3 段堵塞时，由于大脑皮质有较好的侧支循环，因而不少患者的治疗时间窗可以超过 6 h。⑤体温和脑组织的代谢率：低温和降低脑组织的代谢可提高脑组织对缺血的耐受性，可延长治疗时间窗，而高温可增加脑组织的代谢，治疗时间窗缩短。⑥神经保护药应用：许多神经保护药可以明显地延长试验动物缺血治疗的时间窗，并可减少短暂性局部缺血造成的脑梗死体积。因而，溶栓治疗联合神经保护药治疗有广阔的应用前景，但目前缺少有效的神经保护药。⑦脑细胞内外环境：脑

细胞内外环境状态与脑组织对缺血的耐受性密切相关，当患者有水、电解质及酸碱代谢紊乱等表现时，治疗时间窗明显缩短。

（4）临床上常用的溶栓药物：尿激酶（UK）、链激酶（SK）、重组的组织型纤溶酶原激活药（rt-PA）。尿激酶在我国应用最多，常用量25万～100万U，加入5%葡萄糖溶液或氯化钠溶液中静脉滴注，30 min～2 h滴完，剂量应根据患者的具体情况来确定，也可采用DSA监测下选择性介入动脉溶栓；rt-PA是选择纤维蛋白溶解药，与血栓中纤维蛋白形成复合体后增强了与纤溶酶原的亲和力，使纤溶作用局限于血栓形成的部位，每次用量为0.9 mg/kg体重，总量＜90 mg；有较高的安全性和有效性，rt-PA溶栓治疗宜在发病后3 h进行。

（5）适应证：凡年龄＜70岁，无意识障碍，发病在6 h内，进展性卒中可延迟到12 h；治疗前收缩压＜26.7 kPa（200 mmHg）或舒张压＜16 kPa（120 mmHg），CT排除颅内出血，排除TIA，无出血性疾病及出血素质，患者或家属同意，都可进行溶栓治疗。

（6）溶栓方法：上述溶栓药的给药途径有两种。①静脉滴注。应用静脉滴注UK和SK治疗诊断非常明确的早期或超早期的缺血性脑血管病，也获得一定的疗效。②选择性动脉注射，属血管介入性治疗，用于治疗缺血性脑血管病，并获得较好的疗效。选择性动脉注射有两种途径：一是选择性脑动脉注射法，即经股动脉或肘动脉穿刺后，先进行脑血管造影，明确血栓所在的部位，再将导管插至颈动脉或椎–基底动脉的分支，直接将溶栓药注入血栓所在的动脉或直接注入血栓处，达到较准确的选择性溶栓作用。且在注入溶栓药后，还可立即再进行血管造影了解溶栓的效果。二是颈动脉注射法，适用于治疗颈动脉系统的血栓形成。用常规注射器穿刺后，将溶栓药物注入发生血栓侧的颈动脉，达到溶栓作用。但是，动脉内溶栓有一定的出血并发症，因此，动脉内溶栓的条件是：明确为较大的动脉闭塞，脑CT扫描呈阴性，无出血的证据；允许有小范围的轻度脑沟回改变，但无明显的大片低密度梗死灶；血管造影证实有与症状和体征相一致的动脉闭塞改变；收缩压在24 kPa（180 mmHg）以下，舒张压在14.6 kPa（110 mmHg）以下；无意识障碍，提示病情尚未发展至高峰者。值得注意的是，在进行动脉溶栓之前一定要明确是椎–基底动脉系统还是颈动脉系统的血栓形成，否则，误做溶栓，延误治疗。

局部动脉灌注溶栓剂较全身静脉用药剂量小，血栓局部药物浓度高，并可根据DSA观察血栓溶解情况以决定是否继续用药。但DSA及选择性插管，治疗时间将延迟45 min～3 h。目前文献报道的局部动脉内溶栓治疗脑梗死血管再通率为58%～100%，临床好转率为53%～94%，均高于静脉内用药（36%～89%，26%～85%）。但因患者入选标准、溶栓剂种类、剂量、观察时间不一，比较缺乏可比性，故哪种用药途径疗效较好仍不清楚。故有人建议，先尽早静脉应用溶栓剂，短期无效者再进行局部动脉内溶栓。

应用溶栓药物治疗目前尚无统一标准，由于个体差异，剂量波动范围也大。不同的溶栓药物和不同的给药途径，用药的剂量也不同。①尿激酶：静脉注射的剂量分为两种：一是大剂量，100万～200万U溶于氯化钠溶液500～1 000 mL中，静脉滴注，仅用1次。二是小剂量，20万～50万U溶于氯化钠溶液500 mL中，静脉滴注，1次/d，可连用3～5次。动脉内注射的剂量为10万～30万U。②rt-PA：美国国立卫生院的试验结果认为，rt-PA治疗剂量≤0.85 mg/kg体重、总剂量＜90 mg是安全的。其中10%可静脉推注，剩余90%的剂量在24 h内静脉滴注。

（7）溶栓并发症：脑梗死病灶继发出血，致命的再灌流损伤及脑组织水肿是溶栓治疗的潜在危险；再闭塞率可达10%～20%。

所有溶栓药在临床应用中均有可能产生颅内出血的并发症，包括脑内和脑外出血。影响溶栓药物疗效与安全性的主要并发症是脑内出血。脑内出血分脑出血及梗死性出血。前者指CT检查显示在非梗死区出现高密度的血肿，多数伴有相应的临床症状和体征，少数可以没有任何临床表现；后者指梗死区的脑血管在阻塞后再通，血液外渗所致，CT扫描显示出梗死灶周围有单独或融合的斑片状出血，一般不形成血肿。出血并发症可导致病情加重，但有的可能没有任何表现。溶栓后的脑内出血在尸检的发现率为17%～65%，远低于临床上的表现率。溶栓导致脑内出血的原因可能系：①缺血后血管壁受损，易破裂；②继发性纤溶及凝血障碍；③动脉再通后灌注压增高；④软化脑组织对血管的支持作用减弱。脑外出血主要见于胃肠道及泌尿系。

迄今为止，仍无大宗随机双盲对比性的临床应用研究结果，大多为个案病例或开放性临床应用研究，尤其是对选择病例方面，有较多的差别，因此，溶栓治疗的确切效果各家报道不一样，差别较大。但较为肯定的是溶栓后的出血并发症较高。Grond 等、Chiu 等、Trouillas 等及 Tanne 等分别对 60、30、100 及 75 例动脉血栓形成的患者行 rt-PA 静脉溶栓治疗，症状性脑出血的发生率为 6.6%、7%、7% 和 7%。rt-PA 静脉溶栓会增加脑出血的危险和脑出血死亡的机会。如果其他条件确实完全相同，治疗组的病死率只可能高于对照组。目前，溶栓治疗还只能作为研究课题，不能常规应用。因此，溶栓治疗的有效性和安全性必须依靠临床对照试验来进行回答。

2. 抗凝治疗

（1）抗凝治疗的目的：目的在于防止血栓扩展和新血栓形成。高凝状态是缺血性脑血管病发生和发展的重要环节，主要与凝血因子，尤其是第Ⅷ因子和纤维蛋白原增多及其活性增高有关。所以，抗凝治疗主要通过抗凝血，阻止血栓发展和防止血栓形成，达到治疗或预防脑血栓形成的目的。

（2）常用药物有肝素、低分子肝素及华法林等。低分子肝素与内皮细胞和血浆蛋白的亲和力低，其经肾排泄时更多的是不饱和机制起作用，所以，低分子肝素的清除与剂量无关，而其半衰期比普通肝素长 2 ~ 4 倍。用药时不必行试验室监测，低分子肝素对患者的血小板减少和肝素诱导的抗血小板抗体发生率下降。鱼精蛋白可 100% 中和低分子肝素的抗凝血因子活性，可以中和 60% ~ 70% 的抗凝血因子活性。急性缺血性脑卒中的治疗，可用低分子肝素钙 4000 IU（单位）皮下注射，2 次 /d，共 10 d。口服抗凝药物：①双香豆素及其衍生物。能阻碍血液中凝血酶原的形成，使其含量降低，其抗凝作用显效较慢（用药后 24 ~ 48 h，甚至 72 h），持续时间长，单独应用仅适用于发展较缓慢的患者或用于心房颤动患者脑卒中的预防。口服抗凝剂中，华法林和醋硝香豆素片的开始剂量分别为 4 ~ 6 mg 和 1 ~ 2 mg，开始治疗的 10 d 内测定凝血酶原时间和活动度应每日 1 次，以后每周 3 次，待凝血酶原活动度稳定于治疗所需的指标时，则 7 ~ 10 d 测定 1 次，同时应检测国际规格化比值（INF）。②藻酸双酯钠，又称多糖硫酸酯（多糖硫酸盐，PSS），系从海洋生长的褐藻中提取的一种类肝素药物。但其作用强度是肝素的 1/3，而抗凝时间与肝素相同。主要作用是抗凝血、降低血液黏稠度、降低血脂及改善脑微循环。用法：按 2 ~ 4 mg/kg 体重加入 5% 葡萄糖溶液 500 mL，静脉滴注，30 滴 /min，1 次 /d，10 d 为 1 个疗程。或口服，每次 0.1 g，1 次 /d，可长期使用。个别患者可能出现皮疹、头痛、恶心、皮下出血点。

（3）抗凝治疗的适应证：①短暂性脑缺血发作；②进行性缺血性脑卒中；③椎 - 基底动脉系统血栓形成；④反复发作的脑栓塞；⑤应用于心房颤动患者的卒中预防。

（4）抗凝治疗的禁忌证：①有消化道溃疡病史者；②有出血倾向者、血液病患者；③高血压 [血压 24/13.3 kPa（180/100 mmHg）以上]；④有严重肝、肾疾病者。⑤临床不能除外颅内出血者。

（5）抗凝治疗的注意事项：①抗凝治疗前应进行脑部 CT 检查，以除外脑出血病变，高龄、较重的脑动脉硬化和高血压患者采用抗凝治疗应慎重；②抗凝治疗对凝血酶原活动度应维持在 15% ~ 25%，部分凝血活酶时间应维持在 1.5 倍之内；③肝素抗凝治疗维持在 7 ~ 10 d，口服抗凝剂维持 2 ~ 6 个月，也可维持在 1 年以上；④口服抗凝药的用量较国外文献所报道的剂量为小，其 1/3 ~ 1/2 的剂量就可以达到有效的凝血酶原活动度的指标；⑤抗凝治疗过程中应经常注意皮肤、黏膜是否有出血点，小便检查是否有红细胞，大便潜血试验是否阳性，若发现异常应及时停用抗凝药物；⑥抗凝治疗过程中应避免针灸、外科小手术等，以免引起出血。

3. 降纤治疗

其可以降解血栓蛋白质、增加纤溶系统活性、抑制血栓形成或促进血栓溶解。此类药物亦应早期应用（发病 6 h 以内），特别适用于合并高纤维蛋白原血症者。降纤酶、东菱克栓酶、安克洛酶和蚓激酶均属这一类药物。但降纤至何种程度，如何减少出血并发症等问题尚待解决。有报道，发病后 3 h 给予 Ancrod 可改善患者的预后。

4. 扩容治疗

主要是通过增加血容量、降低血液黏稠度，起到改善脑微循环作用。

（1）右旋糖酐-40：主要作用为阻止红细胞和血小板聚集，降低血液黏稠度，以改善循环。用法：10% 右旋糖酐-40 500 mL，静脉滴注，1 次/天，10 天为 1 个疗程。可在间隔 10～20 d 后，再重复使用 1 个疗程。有过敏体质者，应做过敏皮试阴性后方可使用。心功能不全者应使用半量，并慢滴。患有糖尿病者，应同时加用相应胰岛素治疗。高血压患者慎用。有意识障碍或提示脑水肿明显者禁用。无论有无高血压，均需要观察血压情况。

（2）706 代血浆（6% 羟乙基淀粉）：作用和用法与右旋糖酐-40 相同，只是不需要做过敏试验。

5. 扩血管治疗

血管扩张药过去曾被广泛应用，此法在脑梗死急性期不宜使用。原因为缺血区的血管因缺血、缺氧及组织中的乳酸聚集已造成病理性的血管扩张，此时应用血管扩张药，则造成脑内正常血管扩张，也波及全身血管，以至于使病变区的血管局部血流下降，加重脑水肿，即所谓"盗血"现象。如有出血性梗死时可能会加重出血，因此，只在病变轻，无水肿的小梗死灶或脑梗死发病 3 周后无脑水肿者可酌情使用，且应注意有无低血压。

（1）罂粟碱：具有非特异性血管平滑肌的松弛作用，直接扩张脑血管，降低脑血管阻力，增加脑局部血流量。用法：60 mg 加入 5% 葡萄糖液 500 mL 中，静脉滴注，1 次/天，可连用 3～5 d；或 20～30 mg，肌内注射，1 次/天，可连用 5～7 d；或每次 30～60 mg 口服，3 次/天，连用 7～10 d。注意本药每日用量不应超过 300 mg，不宜长期使用，以免成瘾。在用药时可能因血管明显扩张导致明显头痛。

（2）己酮可可碱：直接抑制血管平滑肌的磷酸二酯酶，达到扩张血管的作用；还能抑制血小板和红细胞的聚集。用法：100～200 mg 加入 5% 葡萄糖液 500 mL 中，静脉滴注，1 次/天，连用 7～10 d。或口服每次 100～300 mg，3 次/天，连用 7～10 d。本药禁用于刚患心肌梗死、严重冠状动脉硬化、高血压者及孕妇。输液过快者可出现呕吐及腹泻。

（3）环扁桃酯：又名三甲基环己扁桃酸或抗栓丸。能持续性松弛血管平滑肌，增加脑血流量，但作用较罂粟碱弱。用法：每次 0.2～0.4 g 口服，3 次/天，连用 10～15 d。也可长期应用。

（4）双氯麦角碱：又称喜得镇或海得琴，系麦角碱的衍生物。其直接激活多巴胺和 5-HT 受体，也阻断去甲肾上腺素对血管受体的作用，使脑血管扩张，改善脑微循环，增加脑血流量。用法：每次口服 1～2 mg，3 次/天，1～3 个月为 1 个疗程，或长期使用。本药易引起直立性低血压，因此，低血压患者禁用。

6. 钙离子拮抗药

其通过阻断钙离子的跨膜内流而起作用，从而缓解平滑肌的收缩、保护脑细胞、抗动脉粥样硬化、维持红细胞变形能力及抑制血小板聚集。

（1）尼莫地平：又称硝苯甲氧乙基异丙啶。为选择性地作用于脑血管平滑肌的钙离子拮抗药，对脑以外的血管作用较小，因此，不起降血压作用。主要缓解血管痉挛，抑制肾上腺素能介导的血管收缩，增加脑组织葡萄糖利用率，重新分布缺血区血流量。用法：每次口服 20～40 mg，3 次/天，可经常使用。

（2）尼莫通：为尼莫地平的同类药物，只是水溶性较高。每次口服 30～60 mg，3 次/天，可经常使用。

（3）尼卡地平：又称硝苯苄胺啶，系作用较强的钙离子通道拮抗药。选择性作用于脑动脉、冠状动脉及外周血管，增加心脑血流量和改善循环，同时有明显的降血压作用。用法：每次口服 20～40 mg，3 次/天，可经常使用。

（4）桂利嗪（脑益嗪、肉桂苯哌嗪、桂益嗪）：为哌嗪类钙离子拮抗药，扩张血管平滑肌，能改善心脑循环，还有防止血管脆化作用。用法：每次口服 25～50 mg，3 次/天，可经常使用。

（5）盐酸氟桂利嗪：与脑益嗪为同一类药物。用法：每次口服 5～10 mg，1 次/天，连用 10～15 d。因本药可增加脑脊液，故颅内压增高者不用。

7. 抗血小板药

主要通过失活脂肪酸环化酶，阻止血小板合成 TXA_2，并抑制血小板释放 ADP、5-HT、肾上腺素、组胺等活性物质，以抑制血小板聚集，达到改善微循环及抗凝作用。

（1）阿司匹林：阿司匹林也称乙酸水杨酸，有抑制环氧化酶，使血小板膜蛋白乙酰化，并能抑制血小板膜上的胶原糖基转移酶的作用。由于环氧化酶受到抑制，使血小板膜上的花生四烯酸不能被合成为过氧化物 PGG_2 和 TXA_2，因而能阻止血小板的聚集和释放反应。在体外，阿司匹林可抑制肾上腺素、胶原、抗原 – 抗体复合物、低浓度凝血酶所引起的血小板释放反应。其具有较强而持久的抗血小板聚集作用。成人口服 0.1 ~ 0.39 即可抑制 TXA_2 的形成，其作用可持续 7 ~ 10 d 之久，这一作用在阻止血栓形成，特别在防治心脑血管血栓性疾病中具有重要意义。

由于血管壁的内皮细胞存在前列环素合成酶，能促进前列环素（PGI_2）的合成，PGI_2 为一种强大的抗血小板聚集物质。试验证明，不同剂量的阿司匹林对血小板 TXA_2 与血管壁内皮细胞 PGI_2 形成有不同的影响。小剂量（2 mg/kg 体重）即可完全抑制人的血小板 TXA_2 的合成，但不抑制血管壁内皮细胞 PGI2 的合成，产生较强的抗血小板聚集作用，但大剂量（100 ~ 200 mg/kg 体重）时血小板 TXA_2 和血管壁内皮细胞 PGI_2 的合成均被抑制，故抗血小板聚集作用减弱，有促进血栓形成的可能性。但大剂量长期服用阿司匹林的临床试验表明无血栓形成的增加。小剂量（3 ~ 6 mg/kg 体重）或大剂量（25 ~ 80 mg/kg 体重）都能延长出血时间，说明阿司匹林对血小板环氧化酶的作用较对血管壁内皮细胞前列环素合成酶作用占优势。因此，一般认为小剂量（160 ~ 325 mg/d）对多数人有抗血栓作用，中剂量（500 ~ 1 500 mg/d）对某些人有效，大剂量（1 500 mg/d 以上）才可促进血栓形成。1994 年抗血小板治疗协作组统计了 145 个研究中心 20 000 例症状性动脉硬化病变的高危人群，服用阿司匹林后的预防效果，与安慰剂比较，阿司匹林可降低非致命或致命血管事件发生率 27%，降低心血管病死率 18%。不同剂量的阿司匹林预防作用相同。国际卒中试验（1997 年）在 36 个国家 467 所医院的 19 435 例急性缺血性卒中患者中应用或不应用阿司匹林和皮下注射肝素的随机对照研究，患者入组后给予治疗持续 14 d 或直到出院，统计 2 周病死率、6 个月病死率及生活自理情况。研究结果表明，急性缺血性卒中采用肝素治疗未显示任何临床疗效，而应用阿司匹林，病死率及非致命性卒中复发率明显降低。认为如无明确的禁忌证，急性缺血性卒中后应立即给予阿司匹林，初始剂量为 300 mg/d，小剂量长期应用有助于改善预后。1998 年 5 月在英国爱丁堡举行的第七届欧洲卒中年会认为，阿司匹林在缺血性卒中的急性期使用和二级预防疗效肯定，只要无禁忌证在卒中发生后尽快使用。急性发病者可首次口服 300 mg，而后每日 1 次口服 100 mg；1 周后，改为每日晚饭后口服 50 mg 或每次 25 mg，1 次 /d，可以达到长期预防脑血栓复发的效果。至今认为本药是较好的预防性药物，且较经济、安全、方便。阿司匹林的应用剂量一直是阿司匹林疗法的争论点之一，山东某医院神经内科通过观察不同剂量（25 ~ 100 mg/d）对血小板积聚率、TXA_2 和血管内皮细胞 PGI_2 合成的影响，认为 50 mg/d 为国人最佳剂量，并在多中心长期随访研究中证实了它的疗效。但长期使用即使小剂量的阿司匹林也有一定的不良反应，长期服用对消化道有刺激性，食欲缺乏、恶心，严重时可致消化道出血。据统计，大约 17.5% 的患者有恶心等消化道反应，2.6% 的患者有消化道出血，3.4% 的患者有过敏反应，因此，对有溃疡病者应注意慎用。

（2）噻氯匹定：噻氯匹定商品名 Ticlid，也称力抗栓，能抑制纤维蛋白原与血小板受体之间的附着，致使纤维蛋白原在血小板相互集中不能发挥桥联作用，刺激血小板腺苷酸环化酶，使血小板内 cAMP 增高，抑制血小板聚集；减少 TXA_2 的合成；稳定血小板膜，抑制 ADP、胶原诱导的血小板聚集。因此，噻氯匹定药理作用是对血小板聚集的各个阶段都有抑制作用，即减少血小板的黏附，抑制血小板的聚集，增强血小板的解聚作用，以上特性表现为出血时间延长，对凝血试验无影响。服药后 24 ~ 48 h 才开始起抗血小板作用，3 ~ 5 d 后作用达高峰，停药后其作用仍可维持 3 d。口服每次 125 ~ 250 mg，每日 1 或 2 次，进餐时服用。可随患者具体情况而调整剂量。噻氯匹定对椎 – 基底动脉系统缺血性卒中的预防作用优于颈内动脉系统，并且效果优于阿司匹林，它同样可以预防卒中的复发。

噻氯匹定的不良反应有粒细胞减少，发生率约为 0.8%，常发生在服药后最初 3 周，其他尚有腹泻、皮疹（约 2%）等，停药后不良反应一般可消失。极个别患者有胆汁淤积性黄疸和（或）转氨酶升高。不宜与阿司匹林、非类固醇抗炎药和口服抗凝药合用。由于可产生粒细胞减少，服药后前 3 个月内每 2 周做白细胞数监测。由于延长出血时间，对有出血倾向的器质性病变如活动性溃疡或急性出血性卒中、白细胞减少症、血小板减少症等患者禁用。

（3）氯吡格雷：氯吡格雷的化学结构与噻氯匹定相近，活性高于噻氯匹定。氯吡格雷通过选择性不可逆地和血小板 ADP 受体结合，抑制血小板聚集防止血栓形成和减轻动脉粥样硬化。氯吡格雷 75 mg/ 天与噻氯匹定 250 mg 2 次 / 天抑制效率相同。不良反应有皮疹、腹泻、消化不良、消化道出血等。

（4）双嘧达莫：又名潘生丁、双嘧哌胺醇。通过抑制血小板中磷酸二酯酶的活性，也有可能刺激腺苷酸环化酶，使血小板内环磷酸腺苷（cAMP）增高，从而抑制 ADP 所诱导的初发和次发血小板聚集反应。在高浓度下可抑制血小板对胶原、肾上腺素和凝血酶的释放反应。双嘧达莫可能还有增强动脉壁合成前列环素、抑制血小板生成 TXA_2 的作用。口服每次 50 ~ 100 mg，3 次 / 天，可长期服用。合用阿司匹林更有效。不良反应有恶心、头痛、眩晕、面部潮红等。

8. 中药治疗

有些中药主要通过活血化瘀作用对治疗缺血性脑血管病有一定作用，可以使用。

（1）丹参制剂：主要成分为丹参酮，具有扩张脑血管、改善微循环、促进纤维蛋白原降解、降低血液黏稠度、提高脑组织抗缺氧力的作用。用法：丹参注射液 10 ~ 20 mL 加入 5% 葡萄糖液 500 mL 或右旋糖酐 –40 500 mL 中，静脉滴注，1 次 / 天，10 ~ 15 d 为 1 个疗程。也可 2 ~ 4 mL，肌内注射，1 次 / 天，10 d 为 1 个疗程。丹参片或复方丹参片，每次口服 3 片，3 次 / 天，可长期服用。

（2）川芎嗪：主要成分为四甲基吡嗪。药理研究表明，川芎嗪能通过血脑屏障，主要分布在大脑半球、脑干等处，对血管平滑肌有解痉作用，能扩张小血管，减小脑血管阻力，增加脑血流量，改善微循环；川芎嗪能降低血小板表面活性及聚集性，对已形成的血小板聚集有解聚作用，能抑制 ADP 对血小板的聚集作用；川芎嗪对血管内皮细胞有保护作用，对缺血、缺氧引起的脑水肿有较好的防治作用；川芎嗪作为一种钙拮抗药，可改善脑缺血后再灌注后的能量代谢、电生理及线粒体功能，可抗自由基的氧化作用，对脑缺血及再灌注后神经细胞功能有保护作用。用法：川芎嗪注射液 80 ~ 160 mg 加入 5% 葡萄糖液 500 mL 中，静脉滴注，1 次 / 天，10 ~ 15 d 为 1 个疗程。川芎嗪片口服，3 次 / 天，每次 0.1 ~ 0.2 g，可长期服用。

9. 防治脑水肿

一旦发生脑血栓形成，很快出现缺血性脑水肿，其包括细胞毒性水肿和血管源性水肿。脑水肿进一步加剧神经细胞的坏死，严重大块梗死者，还可引起颅内压增高，发生脑疝致死。所以，缺血性脑水肿不仅加重脑梗死的病理生理过程，影响神经功能障碍的恢复，还可导致死亡。因此，脑血栓形成后，尤其梗死面积大、病情重或进展型卒中、意识障碍的患者应及时积极治疗脑水肿。防治脑水肿的方法包括使用高渗脱水药、利尿药和白蛋白，控制入水量等。

（1）高渗性脱水治疗：通过提高血浆渗透压，造成血液与脑之间的渗透压梯度加大，脑组织内水分向血液移动，达到脑组织脱水作用；高渗性血液通过反射机制抑制脉络丛分泌脑脊液，使脑脊液生成减少，由于高渗性脱水最终通过增加排尿量也加速排泄梗死区代谢产物，最后减轻梗死区及半暗带水肿，挽救神经细胞，防止脑疝发生危及生命。

缺血性脑水肿的发生和发展尽管是一个严重的并发症，但也是一个自然过程。在脑血栓形成后的 10 d 以内脑水肿最重，只要在此期间在药物的协助下加强脱水，经过一段时间后，缺血性脑水肿会自然消退。

甘露醇：是一种己六醇，至今仍为最好、最强的脱水药。其主要有以下作用：快速注入静脉后，因它不易从毛细血管外渗入组织，而迅速提高血浆渗透压，使组织间液水分向血管内转移，产生脱水作用；同时增加尿量及尿 Na^+、K^+ 的排出；还有清除各种自由基、减轻组织损害的作用。静脉应用后在 10 min 开始发生作用，2 ~ 3 h 达高峰。用法：根据脑梗死的大小和心、肾功能状态决定用量和次数。一般认为最佳有效量是每次 0.5 ~ 1 g/kg 体重，即每次 20% 甘露醇 125 ~ 250 mL 静脉快速滴注，每日 2 ~ 4 次，直至脑水肿减轻。但是，小灶梗死者，可每日 1 次；或心功能不全者，每次 125 mL，每日 2 或 3 次。肾功能不好者尽量减少用量，并配合其他利尿药治疗。

甘油：甘油为丙三醇，其相对分子质量为 92，有人认为甘油优于甘露醇，由于甘油可提供热量，仅 10% ~ 20% 无变化地从尿中排出，可减少导致水、电解质紊乱与反跳现象，可溶于水和乙醇中，为正常人的代谢产物，大部分在肝脏内代谢，转变为葡萄糖、糖原和其他糖类，小部分构成其他酯类。甘油无毒性，是目前最常用的口服脱水药。其治疗脑水肿的机制可能是通过提高血浆渗透压，使组织水分（尤其是含水多的组织）转移到血浆内，因而引起脑组织脱水。其最初曾用于静脉注射以降低颅压，现认为口服同样有效。用药后 30 ~ 60 min 起作用，治疗作用时间较甘露醇稍晚，维持时间短，疗效不如前者。因此，有时插在上述脱水药 2 次用药之间给予，以防止"反跳现象"。口服甘油无毒，在体内能产生比等量葡萄糖稍高的热量，因此，尚有补充热量的作用，且无"反跳现象"。Contoce 认为，甘油比其他高渗药更为理想，其优点有：迅速而显著地降低颅内压；长期重复用药无反跳现象；无毒性。甘油的不良反应轻微，可有头痛、头晕、咽部不适、口渴、恶心、呕吐、上腹部不适及血压轻度下降等。由于甘油可引起高血糖和糖尿，故糖尿病患者不宜使用。甘油过大剂量应用或浓度大于 10% 时，可产生注射部位的静脉炎，或引起溶血、血红蛋白尿，甚至急性肾功能衰竭等不良反应。甘油自胃肠道吸收，临床上多口服，昏迷患者则用鼻饲，配制时将甘油溶于氯化钠溶液内稀释成 50% 溶液，剂量每次 0.5 ~ 2 g/kg 体重，每日总量可达 5 g/kg 体重以上。一般开始剂量 1.5 g/kg 体重，以后每 3 h 0.5 ~ 0.7 g/kg 体重，一连数天。静脉注射为 10% 甘油溶液 500 mL，成人每日 10% 甘油 500 mL，共使用 5 ~ 6 次。

（2）利尿药：主要通过增加肾小球滤过，减少肾小管再吸收和抑制。肾小管的分泌，增加尿量，造成机体脱水，最后使脑组织脱水。同时还可控制钠离子进入脑组织减轻水肿，控制钠离子进入脑脊液，以降低脑脊液生成率的 50% 左右。但是，上述作用必须以肾功能正常为前提。

呋塞米：又称速尿、利尿磺酸、呋喃苯胺酸、速尿灵、利尿灵等，是作用快、时间短和最强的利尿药，主要通过抑制髓袢升支 Cl$^-$ 的主动再吸收而起作用。注射后 5 min 起效，1 h 达高峰，并维持达 3 h。对合并有高血压、心功能不全者疗效更佳。如患者有肾功能障碍或用较大剂量甘露醇治疗后效果仍不佳时，可单独或与甘露醇交替应用本药。用法：每次 20 ~ 80 mg，肌内注射或静脉推注，4 次/d。口服者每次 20 ~ 80 mg，每日 2 或 3 次。其不良反应为电解质紊乱、过度脱水、血压下降、血小板减少、粒细胞减少、贫血、皮疹等。

依他尼酸：又称利尿酸、Edecrin。作用类似于呋塞米。应用指征同呋塞米。用法：每次 25 ~ 50 mg 加入 5% 葡萄糖溶液或氯化钠溶液 100 mL 中，缓慢滴注。3 ~ 5 d 为 1 个疗程。所配溶液在 24 h 内用完。可出现血栓性静脉炎、电解质紊乱、过度脱水、神经性耳聋、高尿酸血症、高血糖、出血倾向、肝肾功能损害等不良反应。

清蛋白：对于严重的大面积脑梗死引起的脑水肿，加用白蛋白，有明显的脱水效果。用法：每次 10 ~ 15 g，静脉滴注，每日或隔日 1 次，连用 5 ~ 7 d。本药价格较贵，个别患者有过敏反应，或造成医源性肝炎。

10. 神经细胞活化药

至今有不少这类药物试验报道有一定的营养神经细胞和促进神经细胞活化的作用，主要对于不完全受损的细胞起作用，个别报道甚至认为有极佳效果。但是，在临床实践中，并没有明显效果，而且价格较贵。

（1）脑活素：主要成分为动物脑（猪脑）水解后精制的必需和非必需氨基酸、单胺类神经介质、肽类激素和酶前体。据认为该药能通过血脑屏障，直接进入神经细胞，影响细胞呼吸链，调节细胞神经递质，激活腺苷酸环化酶，参与细胞内蛋白质合成等。用法：20 ~ 50 mL 加入氯化钠溶液 500 mL 中，静脉滴注，1 次/天，10 ~ 15 d 为 1 个疗程。

（2）胞磷胆碱：在生物学上，胞磷胆碱是合成磷脂胆碱的前体，胆碱在卵磷脂的生物合成中具有重要作用，而卵磷脂是神经细胞膜的重要组成部分。胞磷胆碱还参与细胞核酸、蛋白质和糖的代谢，促使葡萄糖合成乙酰胆碱，防止脑水肿。用法：500 ~ 1 000 mg 加入 5% 葡萄糖液 500 mL 中，静脉滴注，1 次/天，10 ~ 15 d 为 1 个疗程。250 mg，肌内注射，1 次/天，每个疗程为 2 ~ 4 周。少数患者用药后出现兴奋性症状，诱发癫痫或精神症状。

（3）丁咯地尔（活脑灵）：主要成分为 Buflomedil hydrochloride。主要作用：①阻断 α-肾上腺素能受体。②抑制血小板聚集。③提高及改善红细胞变形能力。④有较弱的非特异性钙拮抗作用。用法：200 mg 加入氯化钠溶液或 5% 葡萄糖液 500 mL 中，静脉缓慢滴注，1 次/天，10 d 为 1 个疗程。也可肌内注射，每次 50 mL，2 次 / 天，10 d 为 1 个疗程。但是，产妇和正在发生出血性疾病的患者禁用。少数患者可有肠胃不适、头痛、眩晕及肢体烧灼痛感。

11. 其他内科治疗

脑血栓形成的主要原因系高血压、高血脂、糖尿病、心脏病等内科疾病，或发生脑血栓形成时，大多合并许多内科疾病。但是，并发严重的内科疾病多见于脑干梗死和较大范围的大脑半球梗死。有时，患者由于严重的内科并发症如心功能衰竭、肺水肿及感染、肾功能衰竭等致死。因此，除针对性治疗脑血栓形成外，还应治疗合并的内科疾病。

（1）调整血压：急性脑梗死患者一过性血压增高常见，因此，降血压药应慎用。国外平均血压［MBP，（收缩压 + 舒张压 × 2）÷ 3］> 17.3 kPa（130 mmHg）或收缩压（SBP）> 29.3 kPa（220 mmHg），可谨慎应用降压药。一般不主张使用降压药，以免减少脑血流灌注，加重脑梗死。如血压低，应查明原因是否为血容量减少，补液纠正血容量，必要时应用升压药。对分水岭梗死，则应对其病因进行治疗，如纠正低血压、治疗休克、补充血容量、对心脏病进行治疗等。

（2）控制血糖：临床和实验病理研究证实，高血糖加重急性脑梗死及局灶性缺血再灌注损伤，故急性缺血性脑血管病在发病 24 h 内不宜输入高糖，以免加重酸中毒。有高血糖者要纠正，低血糖亦要注意，一旦出现要控制。

（3）心脏疾病的预防：积极治疗原发心脏疾病。但严重的脑血栓形成可合并心肌缺血或心律失常，严重者出现心力衰竭者，除了积极治疗外，补液应限制速度和量，甘露醇应半量应用，加用利尿药。

（4）保证营养与防治水、电解质及酸碱平衡紊乱：出现延髓性麻痹或意识障碍的患者主要靠静脉输液和胃管鼻饲或经皮胃管补充营养。应该保证每日的水、电解质和能量的补给。在应用葡萄糖的问题上，尽管国内外的动物试验研究认为高血糖和低血糖对脑梗死有加重作用，但是，也应保证每日的需要量，如有糖尿病或反应性高血糖者，在应用相应剂量的胰岛素下补给葡萄糖。对于不能进食和长期大量使用脱水药者，每天检测血生化，如有异常，及时纠正。

（5）防治感染：对于严重瘫痪、延髓性麻痹、意识障碍者，容易合并肺部感染，可常规使用青霉素 320 万 U 加入氯化钠溶液 100 mL 中，静脉滴注，2 次 / 天。如果效果不理想，应根据痰培养结果及时改换抗生素。对于严重的延髓性麻痹和意识障碍者，由于自己不能咳嗽排痰，应尽早做气管切开，以利于吸痰，这是防治肺部感染的最好办法。

（6）加强护理：由于脑血栓形成患者在急性期大多数不能自理生活，应每 2 h 翻身 1 次，加拍背部协助排痰，防止褥疮和肺部感染的发生。

12. 外科治疗

颈内动脉和大脑中动脉血栓形成者，可出现大片脑梗死，且在发病后 3 ~ 7 d 期间，可因缺血性脑水肿导致脑室受压、中线移位及脑疝发生，危及生命。此时，应积极进行颞下减压和清除梗死组织，以挽救生命。

13. 康复治疗

主张早期进行康复治疗，即使在急性期也应注意到瘫痪肢体的位置。病情稳定者，可以尽早开始肢体功能锻炼和语言训练。这既可明显地降低脑血栓形成患者的致残率，也可减少并发症和后遗症如肩周炎、肢体挛缩、失用性肌萎缩、痴呆等的发生。

二、脑栓塞

脑栓塞是指脑动脉被异常的栓子（血液中异常的固体、液体、气体）阻塞，使其远端脑组织发生缺血性坏死，出现相应的神经功能障碍。栓子以血液栓子为主，占所有栓子的 90%；其次还有脂肪、空气、癌栓、医源物体等。脑栓塞发生率占急性脑血管病的 15% ~ 20%，占全身动脉栓塞的 50%。

（一）临床表现

1. 发病年龄

本病起病年龄不一，若因风湿性心脏病所致，患者以中青年为主；若因冠心病、心肌梗死、心律失常所致者，患者以中老年人居多。

2. 起病急骤

大多数患者无任何前驱症状，多在活动中起病，局限性神经缺损症状常于数秒或数分钟发展到高峰，是发展最急的脑卒中，且多表现为完全性卒中，少数患者在数日内呈阶梯样或进行性恶化。50% ~ 60%的患者起病时有意识障碍，但持续时间短暂。

3. 局灶神经症状

栓塞引起的神经功能障碍取决于栓子的数目、栓塞范围和部位。栓塞发生在颈内动脉系统特别是大脑中动脉最常见，临床表现突起的偏瘫、偏身感觉障碍和偏盲，在主侧半球可有失语，也可出现单瘫、运动性或感觉性失语等。9% ~ 18% 的患者出现局灶性癫痫发作。本病约 10% 的栓子达椎 – 基底动脉系统，临床表现为眩晕、呕吐、复视、眼震、共济失调、交叉性瘫痪、构音障碍及吞咽困难等。若累及网状结构则出现昏迷与高热，若阻塞了基底动脉主干可突然出现昏迷和四肢瘫痪，预后极差。

4. 其他症状

本病以心源性脑栓塞最常见，故有风湿性心脏病或冠心病、严重心律失常的症状和体征；部分患者有心脏手术、长骨骨折、血管内治疗史；部分患者有脑外多处栓塞证据，如皮肤、球结膜、肺、肾、脾和肠系膜等栓塞和相应的临床症状和体征。

（二）辅助检查

目的：明确脑栓塞的部位和病因（如心源性、血管源性及其他栓子来源的检查）。

1. 心电图或 24 h 动态心电图观察

可了解有无心律失常、心肌梗死等。

2. 超声心动图检查

有助于显示瓣膜疾患、二尖瓣脱垂、心内膜病变等。

3. 颈动脉超声检查

可显示颈动脉及颈内外动脉分叉处的血管情况，有无管壁粥样硬化斑及管腔狭窄等。

4. 腰椎穿刺脑脊液检查

可以正常，若红细胞增多可考虑出血性梗死，若白细胞增多考虑有感染性栓塞的可能，有大血管阻塞、有广泛性脑水肿者脑脊液压力增高。

5. 脑血管造影

颅外颈动脉造影可显示动脉壁病变，数字减影血管造影（DSA）能提高血管病变诊断的准确性，如有无血管腔狭窄、动脉粥样硬化溃疡、血管内膜粗糙等情况。新一代的 MRA 能显示血管及血流情况，且为无创伤性检查。

6. 头颅 CT 扫描

发病后 24 ~ 48 h 后可见低密度梗死灶，若为出血性梗死则在低密度灶内可见高密度影。

7. MRI

MRI 能更早发现梗死灶，对脑干及小脑扫描明显优于 CT。

（三）诊断及鉴别诊断

1. 诊断

（1）起病急骤，起病后常于数秒内病情达高峰。

（2）主要表现为偏瘫、偏身感觉障碍和偏盲，在主侧半球则有运动性失语或感觉性失语。少数患者为眩晕、呕吐、眼震及共济失调。

（3）多数患者为心源性脑栓塞，故有风心病或冠心病、心律失常的症状和体征。

（4）头颅 CT 或 MRI 检查可明确诊断。

2. 鉴别诊断

在无前驱症状下，动态中突然发病并迅速达高峰，有明确的定位症状和体征；如询查出心脏病、动脉粥样硬化、骨折、心脏手术、大血管穿刺术等原因可确诊。头颅 CT 和 MRI 能协助明确脑栓塞的部位和大小。腰椎穿刺检查有助于了解颅内压、炎性栓塞及出血性梗死。脑栓塞应注意与其他类型的急性脑血管病区别。尤其是出血性脑血管病，主要靠头颅 CT 和 MRI 检查加以区别。

（四）治疗

积极改善侧支循环、减轻脑水肿、防治出血和治疗原发病。

1. 脑栓塞治疗

其治疗原则与脑血栓形成相同，但应注意以下情况。

（1）由于容易合并出血性梗死或出现大片缺血性水肿，所以，在急性期不主张应用较强的抗凝和溶栓药物，如肝素、双香豆素类药、尿激酶、rt-PA、噻氯匹定（抵克力得）等。

（2）发生在颈内动脉末端或大脑中动脉主干的大面积脑栓塞，以及小脑梗死可发生严重的脑水肿，继发脑疝，应积极进行脱水、降颅压治疗，必要时需要进行颅骨骨瓣切除减压，以挽救生命。由心源性所致者，有些伴有心功能不全。在用脱水药时应酌情减量，甘露醇与呋塞米交替使用。

（3）其他原因引起的脑栓塞，要有相应的治疗。如空气栓塞者，可应用高压氧治疗。脂肪栓塞者，加用 5% 碳酸氢钠 250 mL，静脉滴注，每日 2 次；也可用小剂量肝素 10 ~ 50 mg，每 6 h 1 次；或 10% 乙醇溶液 500 mL，静脉滴注，以求溶解脂肪。

（4）部分心源性脑栓塞患者发病后 2 ~ 3 h 内，用较强的血管扩张药如罂粟碱静脉滴注，可收到意想不到的满意疗效。

2. 原发病治疗

针对性治疗原发病有利于脑栓塞的恢复和防止复发。如先天性心脏病或风湿性心脏病患者，有手术适应证者，应积极手术治疗；有亚急性细菌性心内膜炎者，应彻底治疗；有心律失常者，努力纠正；骨折患者，减少活动，稳定骨折部位。急性期过后，针对血栓栓塞容易复发，可长期使用小剂量的阿司匹林、双香豆素类药物或噻氯匹定；也可经常检查心脏超声，监测血栓块大小，以调整抗血小板药物或抗凝药物。

（五）预后与防治

脑栓塞的病死率为 20%，主要是由于大块梗死和出血性梗死引起大片脑水肿、高颅压而致死；或脑干梗死直接致死；也可因合并严重心功能不全、肺部感染、多部位栓塞等导致死亡。多数患者有不同程度的神经功能障碍。有 20% 的患者可再次复发。近年内国外有报道通过介入的办法在心耳置入保护器（过滤器）可以减少心源性栓塞的发生。

三、分水岭脑梗死

分水岭脑梗死（CWSI）是指脑内相邻血管供血区之间分水岭区或边缘带的局部缺血。一般认为，CWSI 多由于血流动力学障碍所致；典型者发生于颈内动脉严重狭窄或闭塞伴全身血压降低时，亦可由心源性或动脉源性栓塞引起。其约占脑梗死的 10%。临床常呈卒中样发病，多无意识障碍，症状较轻，恢复较快。根据梗死部位的不同，重要的分水岭区包括：①大脑前动脉和大脑中动脉皮质支的边缘区，梗死位于大脑凸面旁矢状带，称为前分水岭区梗死。②大脑中动脉和大脑后动脉皮质支的边缘区，梗死位于侧脑室体后端的扇形区，称为后上分水岭梗死。③大脑前、中、后动脉共同供血的顶、颞、枕叶三角区，梗死位于侧脑室三角部外缘，称为后下分水岭梗死。④大脑中动脉皮质支与深穿支交界的弯曲地带，称为皮质下分水岭脑梗死。⑤大脑主要动脉末端的边缘区，称为幕下性分水岭梗死。这种分型准确地表达了 CWSI 在脑部的空间位置。

（一）临床表现

分水岭梗死临床表现较复杂，因其梗死部位不同而各异，最终确诊仍需要影像学证实。

根据临床和 CT 表现，各型临床特征如下。

1. 皮质前型

该病变主要位于大脑前、中动脉交界处，相当于额中回前部，相当于 Brodmann 8、9、10、45、46 区，向上向后累及 4 区上部。主要表现为以上肢为主的中枢性肢体瘫痪，舌面瘫少见，半数伴有感觉异常。

病变在优势半球者伴皮质运动性失语。可有情感障碍、强握反射和局灶性癫痫；双侧病变出现四肢瘫、智能减退。

2. 皮质后型

病变位于大脑中、后动脉交界处，即顶枕颞交界区。此部位梗死常表现为偏盲，多以下象限盲为主，伴黄斑回避现象，此外，常见皮质性感觉障碍，偏瘫较轻或无，约 1/2 的患者有情感淡漠，可有记忆力减退和 Gerstmann 综合征（角回受损），优势半球受累表现为皮质型感觉性失语，偶见失用症，非主侧偶见体象障碍。

3. 皮质下型

病变位于大脑中动脉皮质支与穿通支的分水岭区。梗死位于侧脑室旁及基底节区的白质，基底节区的纤维走行较集中，此处梗死常出现偏瘫和偏身感觉障碍。

除前型有对侧轻瘫，或有类帕金森综合征外，其余各型之间在临床症状及体征上无明显特征性，诊断需要依靠影像学检查。

分水岭梗死以老年人多见，其特点为呈多灶型者多，常见单侧多灶或双侧梗死。合并其他缺血病变者多，如腔隙梗死、皮质或深部梗死、皮质下动脉硬化性脑病等，合并痴呆多见，复发性脑血管病多见，发病时血压偏低者多见。

（二）辅助检查

1. CT 扫描

脑分水岭梗死的 CT 征象与一般脑梗死相同，位于大脑主要动脉的边缘交界区，呈楔形，宽边向外、尖角向内的低密度灶。

2. MRI 表现

对病灶显示较 CT 清晰，新一代 MRI 可显示血管及血液流动情况，可部分代替脑血管造影。病灶区呈长 T_1 与长 T_2。

（三）诊断与鉴别诊断

诊断主要依靠临床表现及影像学检查。头颅 CT 或 MRI 可发现典型的梗死病灶。

（四）治疗

（1）病因治疗。对可能引起脑血栓形成病因的处理，积极治疗颈动脉疾病和心脏病，注意医源性低血压的纠正，注意水与电解质紊乱的调整等。

（2）CWSI 的治疗与脑血栓形成相同。可应用扩血管、改善脑微循环、抗血小板凝聚的药物和钙拮抗药。对于严重颈动脉狭窄、闭塞的患者可考虑做颈动脉内膜切除术或颈动脉成形术。

（3）注意防止医源性的分水岭脑梗死，如过度的降压治疗、脱水治疗等。尤其是卒中的患者，急性期血压的管理特别重要。现在有很多卒中以后血压管理的指南。尽管这些指南各异，但是基本的观点是相同的，主要的内容有：①卒中后血压的增高常常是一种脑血管供血调节性的，是一种保护性的调节，不可盲目地进行干预。②除非收缩压 > 29.3 ~ 30.1 kPa（220 ~ 230 mmHg），或舒张压 > 16 ~ 17.3 kPa（120 ~ 130 mmHg），或者患者的平均动脉压 > 17.3 kPa（130 mmHg），才考虑降压治疗，降压治疗通常不选用长效的、快速的降压制剂。③降压治疗过程中要密切观测患者神经系统的症状及体征变化。

四、腔隙性脑梗死

腔隙性脑梗死占所有卒中病例的 10% ~ 20%，是指发生在大脑半球深部白质及脑干的缺血性微梗死，多因动脉的深穿支闭塞致脑组织缺血、坏死、液化并由吞噬细胞移走而形成腔隙，其形状与大小不等，直径多在 0.05 ~ 1.5 cm。腔隙主要位于基底节，特别是壳核、丘脑、内囊及脑桥，偶尔也可位于脑回的白质。病灶极少见于脑表面灰质、胼胝体、视辐射、大脑半球的半卵圆中心、延髓、小脑及脊髓。大多数腔隙梗死发生在大脑前、中动脉的豆纹动脉分支、大脑后动脉的丘脑穿通动脉及基底动脉的旁正中分支的支配区，此为最常见的一种高血压性脑血管病变。病变血管可见透明变性、玻璃样脂肪变、玻璃样小动脉坏死、血管壁坏死和小动脉硬化。

（一）临床表现

本病起病突然，也可渐进性亚急性起病，出现偏身感觉或运动障碍等局限症状，多数无意识障碍，症状在 12 h 到 3 d 发展至高峰，少数临床无局灶体征或仅表现有头痛、头晕、呃逆、不自主运动或心情不稳定。1/5 ~ 1/3 的患者病前有 TIA 表现，说明本病与 TIA 有一定关系，临床表现多种多样，但总的来说，相对单一和不累及大脑的高级功能，例如语言、行为，非优势半球控制的动作、记忆和视觉。症状轻而局限，预后也佳。

1. 腔隙综合征

腔隙性脑梗死的临床表现取决于腔隙的独特位置，Fisher 等将它分为 21 种综合征。①纯运动性轻偏瘫（PMH）；②纯感觉卒中或 TIA；③共济失调性轻偏瘫；④构音障碍手笨拙综合征；⑤伴运动性失语的 PMH；⑥无面瘫型 PMH；⑦中脑丘脑综合征；⑧丘脑性痴呆；⑨伴水平凝视麻痹的 PMH；⑩伴动眼神经瘫的交叉 PMH；⑪伴展神经麻痹的 PMH；⑫伴精神紊乱的 PMH；⑬伴动眼神经麻痹的交叉小脑共济失调；⑭感觉运动性卒中；⑮半身投掷症；⑯基底动脉下部分支综合征；⑰延髓外侧综合征；⑱脑桥外侧综合征；⑲记忆丧失综合征；⑳闭锁综合征（双侧 PMH）；㉑其他包括下肢无力易于跌倒、纯构音障碍、急性丘脑肌张力障碍。临床上以 1 ~ 5、10 较多，占腔隙性梗死的 80%。其中较常见的有以下几种。

（1）纯运动性轻偏瘫（PMH）：病变损伤皮质脊髓束脑中任何一处，即病灶可位于放射冠、内囊、脑桥或延髓。本型最常见，约占 61%。其主要表现为轻偏瘫，对侧面、上下肢同等程度的轻偏瘫，有的则表现为脸、臂无力，有的仅有小腿乏力。可有主观感觉异常，但无客观感觉障碍。

（2）纯感觉卒中或 TIA：病变多位于丘脑腹后外侧核，感觉障碍严格按正中线分开两半。主要表现是仅有偏身感觉障碍，如对侧面部及肢体有麻木、发热、烧灼、针刺与沉重等感觉，检查时多为主观感觉体验，极少客观感觉缺失，无运动、偏盲或失语等症状。一般可数周内恢复，但有些症状可持续存在。

（3）共济失调性轻偏瘫：病变在脑桥基底部上、中 1/3 交界处与内囊。主要表现为对侧肢体共济失调与偏轻瘫，下肢重于上肢。

（4）构音障碍手笨拙综合征：脑桥基底部上、中 1/3 交界处与内囊膝部病灶均可引起本征。表现为严重的构音障碍，可伴吞咽困难、对侧偏身共济失调，上肢重于下肢，无力与笨拙，可伴中枢性面瘫与舌瘫及锥体束征。

（5）伴运动性失语的 PMH：系豆纹动脉血栓形成而引起。病灶位于内囊膝部和前肢及邻近的放射冠白质。表现对侧偏轻瘫伴运动性失语。

（6）感觉运动性卒中：病变在丘脑腹后外侧核与内囊后肢，主要临床表现对侧肢体感觉障碍及偏轻瘫，无意识障碍、记忆力障碍、失语、失用及失认。除以上所述之外，近年来有学者发现 11% ~ 70% 属于无症状脑梗死，因病灶位于脑部的"静区"或病灶极小，因而症状不明显。CT 或 MRI 发现多是腔隙性梗死。MRI 扫描：MRI 对腔隙梗死检出率优于 CT，特别是早期，脑干、小脑部位的腔隙，早期 CT 显示不清的病灶 MRI 可分辨出长 T_1 与 T_2 的腔隙灶，T_2 加权像尤为敏感。

2. 腔隙状态

多发性腔隙脑梗死可广泛损害中枢神经，累及双侧锥体束，出现严重的精神障碍、痴呆、假性延髓性麻痹、双侧锥体束征、类帕金森综合征和尿、便失禁等，病情呈阶梯状恶化，最终表现如下结果。

（1）多发梗死性痴呆。

（2）假性延髓性麻痹。

（3）不自主舞蹈样动作。

（4）步态异常。

（5）腔隙预警综合征，即多次反复发作的 TIA 是发生腔隙性梗死的警号。

（二）辅助检查

1. CT 扫描

CT 诊断阳性率介于 49% ~ 92%。CT 扫描诊断腔隙的最佳时期是在发病后的 1 ~ 2 周内。CT 扫描腔隙灶多为低密度，边界清晰，形态为圆形、椭圆形或楔形，直径平均 3 ~ 13 mm。由于体积小，脑干部位不易检出。卒中后首次 CT 扫描的阳性率为 39%，复查 CT 有助于提高阳性率。绝大多数病灶位于内囊后肢和放射冠区。纯运动、感觉运动综合征病灶大于共济失调轻偏瘫、构音障碍 – 手笨拙综合征及纯感觉性腔隙性梗死。对于纯运动性卒中，病灶在内囊的越低下部分则瘫痪越重，与病灶大小无关。增强 CT 对提高阳性率似乎作用不大。

2. MRI 扫描

MRI 扫描对新、旧梗死的鉴别有意义。增强后能提高阳性率。MRI 对腔隙梗死检出率优于 CT，特别是早期、脑干、小脑部位的腔隙，早期 CT 显示不清的病灶 MRI 可分辨出长 T_1 与 T_2 的腔隙灶，T_2 加权像尤为敏感。

3. 血管造影

因为引起腔梗的血管分支口径极小，普通造影意义不大，有可能检出一些血管畸形或动脉瘤。

4. EEG

腔梗对大脑功能的影响小，故 EEG 异常的发生率低，资料表明 CT 阳性的患者 EEG 无明显异常，对诊断或判断预后无价值。

5. 诱发电位

取决于梗死的部位，一般情况下只有 CT 显示梗死灶较大伴有运动障碍时才可能有异常。

6. 血液流变学

多为高凝状态。

（三）治疗

20% 的腔隙性梗死患者发病前出现短暂性脑缺血发作，30% 起病后病情缓慢进展。对于小的深部梗死的坏死组织无特殊治疗，主要还应从病因及危险因素着手。动脉粥样硬化是最主要的病因。目前治疗的方向为纠正脑血管病的危险因素，如高血压、糖尿病和吸烟。抗血小板药如阿司匹林、噻氯匹定可以应用，但尚未证实有效，抗凝治疗也未被证实有效。颅外颈动脉狭窄只能被认为是无症状性的，除非它是唯一病因。

高血压的处理同其他类型的脑梗死，在急性期的头几天，收缩压 > 25.3 ~ 26.6 kPa（190 ~ 200 mmHg），舒张压 > 14.6 ~ 15.3 kPa（110 ~ 115 mmHg）才需要处理，急性期过后血压须很好控制。心脏疾病（缺血性心脏病、房颤、瓣膜病）和糖尿病作为危险因素必须得到诊断和治疗。当动脉炎是腔隙性脑梗死的病因时，不同的动脉炎分别用青霉素、吡嗪酮、抗结核药、糖皮质激素治疗。不同症状的腔梗有其特殊的治疗方法，有运动损害的所有患者，用低分子肝素预防深静脉血栓是其原则。运动康复尽可能愈早愈好。感觉性卒中出现痛觉过敏时，可用阿米替林、卡马西平、氯硝西泮治疗。有偏侧舞蹈征或肌张力不全时予氟哌啶醇 1 ~ 5 mg，3 次 / 天，可以减轻症状，但不是都有效。总之，重在预防。

（四）预后

该病预后良好，病死率及致残率较低，但易复发。

五、无症状脑梗死

无症状脑梗死是脑梗死的一种特殊类型，一般认为高龄患者既往无脑卒中病史，临床上无自觉症状，无神经系统局灶体征，通过 CT、MRI 检查发现了梗死灶，称无症状脑梗死。

（一）发生率

无症状脑梗死的发生率与检测设置种类及敏感度明显相关，确切发生率不详，文献报道在 11% ~ 70%，公认的发生率为 10% ~ 21%。

（二）病因及发病机制

无症状脑梗死确有脑血管病发病的危险因素，如高血压、糖尿病、高脂血症、房颤、TIA、颈动脉狭窄、吸烟等。可以说大部分无症状脑梗死都可找到卒中的危险因素。无症状脑梗死的发病机制与动脉硬化性脑梗死相同。之所以无症状，是因为梗死灶位于脑的静区或非优势半球，梗死造成的损伤缓慢发展，而产生了侧支循环代偿机制。此外，症状可能在患者睡眠时发生，而在患者清醒后又缓解或梗死灶小，为腔隙性梗死。

（三）辅助检查

CT 发现率为 10% ~ 38%，MRI 发现率可高达 47%，无症状脑梗死首次 CT 或 MRI 检查发现有腔隙性梗死或脑室周围白质病变。主要病变部位在皮质下，而且在基底节附近，一般范围较小，在 0.5 ~ 1.5 cm，大多数无症状脑梗死是单个病灶（80%）。

电生理方面揭示了无症状脑梗死患者事件相关电位 P300 潜伏期延长。

（四）鉴别诊断

1. 血管周围腔隙与无症状脑梗死在 MRI 上的脑鉴别

（1）大小：前者一般直径在 1 mm 左右，不超过 3 mm。

（2）形态：前者为圆形或者线形，后者多为条状、片状或不规则形。

（3）小灶性脑梗死在 T_1 加权为低信号，T_2 加权为高信号，而血管周围腔隙在 T_1 加权常无变化，T_2 加权为高信号。

（4）部位：血管周围腔隙多分布于大脑凸面及侧脑室后角周围，小灶性脑梗死以基底节、丘脑、半卵圆为中心等。

2. 多发性硬化

多发生于中壮年，病程中缓解与复发交替进行，CT 扫描在脑的白质、视神经、脑干、小脑及脑室周围可见多处低密度斑，除急性期外，增强时无强化。而无症状梗死多见于老年人，有高血压病史，CT 发现脑血管的深穿支分布区的小梗死，增强时有强化反应。

（五）防治

无症状脑梗死是有症状卒中的先兆，需要引起重视，治疗的重点是预防。

1. 针对危险因素进行干预

（1）高血压患者，积极控制血压，治疗动脉硬化。

（2）常规进行心脏方面的检查并予以纠正。

（3）积极治疗糖尿病。

（4）尽量戒酒、烟。

（5）高黏滞血症者，应定期输入右旋糖酐 –40。

2. 药物预防

阿司匹林 50 mg 每晚服用。如合并溃疡病，则可服用噻氯匹定每日 250 mg。

六、出血性脑梗死

在脑梗死特别是脑栓塞引起的缺血区内常伴有自发性出血性改变（HT），表现为出血性梗死（HI）或脑实质内血肿（PH），PH 进一步又可分为梗死区内的 PH 和远离梗死区的 PH。临床上 CT 检出 HI 的频率为 7.5% ~ 43%，MRI 的检出率为 69%。尸检中证实的为 71%，多为脑栓塞，尤其是心源性栓塞。近年来，由于抗凝与溶栓治疗的广泛应用，HI 引起了临床上的重视。

出血性梗死与缺血性梗死相比，在坏死组织中可发现许多红细胞。在一些病例中，红细胞浓度足够高，以至于在 CT 或 MRI 扫描上出现与出血一致的高密度表现。同时，尸检标本显示出血灶的范围从散布于梗死之中的瘀斑到几乎与血肿有相同表现的一个由许多瘀斑融合而成片的大的病灶。出血性梗死发生的时间变化很大，早至动脉闭塞后几小时，迟至 2 周或更晚。

出血性梗死的解释长期以来被认为是由于闭塞缓解后梗死血管床再灌注所致。例如可能发生于栓子破碎或向远处移行后或在已经形成的大面积梗死的背景下闭塞大血管早期再通所致。这可能是动脉血进入毛细血管重新形成的血压导致红细胞从缺氧的血管壁渗出。再灌注越强烈，毛细血管壁损伤越严重，出血性梗死融合得越多。假设缺血性梗死反映了可恢复的未闭腔隙，那么它可能是栓塞性闭塞后自发性或机化所致的结果，而血栓形成所造成的闭塞很难缓解。在心源性栓塞所致的梗死中有很小的出血发生率支持这个假说。

最近，这个关于出血性梗死的解释受到第三代 CT 和 MRI 扫描所见的挑战。这些研究发现出血性梗死常常在位于动脉床处的持续梗死的远端发展，这些动脉床只暴露于逆行的侧支循环处。出血性病灶的严重程度由于所观察到的大动脉再通所造成的血肿扩展的大小而不同。在那些以前的病例，瘀斑及散在性的出血性梗死的发生可能与动脉血压的急剧上升和梗死的突发程度、严重程度及大小有关。推测血肿最初可能围绕在大的梗死周围并压迫软膜血管，当血肿消退时，逆流的血液通过软膜的侧支循环再灌注并导致瘀斑性出血性梗死。

（一）临床表现

1. 按 HI 的发生时间分为 2 型

（1）早发型：即缺血性卒中后 3 d 内发生的。缺血性卒中后早期发生 HI 常与栓子迁移有关，早发型 HI 常有临床症状突然加重而持续不缓解，甚至出现意识障碍、瞳孔改变。多为重型。CT 以血肿型多，预后差，病死率高。

（2）晚发型：多在缺血性卒中 8 d 后发生，此型发病常与梗死区侧支循环的建立有关，晚发型的 HI 临床症状加重不明显，甚至好转。多为轻、中型。预后好，CT 多为非血肿型。在临床上易被忽视漏诊。

2. 根据临床症状演变将 HI 分为 3 型

（1）轻型：HI 发病时间晚，多在卒中多于 1 周后发生，甚至在神经症状好转时发生，发病后原有症状、体征不加重，预后好。

（2）中型：HI 发病时间多在卒中 4 ~ 7 d，发病后原有的神经症状、体征不缓解或加重，表现为头痛、肢瘫加重，但无瞳孔改变及意识障碍，预后较好。

（3）重型：HI 发病多在卒中少于 3 d 内，表现原有神经症状、体征突然加重，有瞳孔改变及意识障碍，预后差。

脑梗死的患者在病情稳定或好转中突然出现新的症状和体征，要考虑到有 HI 的可能。HI 有诊断价值的临床表现有头痛、呕吐、意识障碍、脑膜刺激征、偏瘫、失语、瞳孔改变、眼底视盘水肿等。有条件者尽快做 CT 扫描以确诊。

（二）辅助检查

1. 腰椎穿刺及脑脊液检查

脑脊液压力常增高，镜检可查到红细胞，蛋白含量也升高。

2. 脑血管造影检查

可发现原闭塞血管重新开通及造影剂外渗现象。

3. 头颅 CT 扫描

（1）平扫：在原有低密度梗死灶内出现点状、斑片状、环状、条索状混杂密度影或团块状的高密度影。出血量大时，在低密度区内有高密度血肿图像，且常有占位效应，病灶周围呈明显水肿。此时若无出血前的 CT 对比，有时很难与原发性脑出血鉴别。HI 的急性期及亚急性期 CT 呈高密度影，慢性期则呈等密度或低密度影，且可被增强 CT 扫描发现。因脑梗死患者临床上多不行强化 CT 扫描，故易被漏诊。

（2）增强扫描：在低密度区内有脑回状或斑片状或团块状强化影。有人统计，86% 的继发性出血有强化反应。

4. MRI 检查

（1）急性期：T_1 加权像为高信号与正常信号相间；T_2 加权像为轻微低信号改变。

（2）亚急性期：T_1 及 T_2 加权像均为高信号改变。

（3）慢性期：T_2 加权像为低信号改变。

（三）诊断

（1）具有典型的临床特点。①有脑梗死，特别是心源性、大面积脑梗死的可靠依据；②神经功能障碍一般较重，或呈进行性加重；或在病情稳定、好转后突然恶化；③在应用抗凝剂、溶栓药或进行扩容、扩血管治疗期间，出现症状严重恶化及神经功能障碍加重。

（2）腰椎穿刺及脑脊液检测，有颅内压升高；脑脊液中有红细胞发现。

（3）影像学检查提示为典型的出血性梗死图像。

（4）排除了原发性脑出血、脑瘤性出血及其他颅内出血性疾病。

诊断主要依靠临床表现和影像学检查。HI多发生在梗死后1～2周，如患者症状明显加重，出现意识障碍、颅高压症状等，尤其是在溶栓、抗凝治疗后加重者，应及时复查CT，避免延误诊治。

（四）治疗和预后

发生HI后应按脑出血的治疗原则进行治疗，停溶栓、抗凝、扩容等治疗，给予脱水、降颅压治疗。对于HI则应视具体病情做不同处理。本病不良预后与梗死面积、实质内出血面积有关。不同类型的HT有着不同的临床预后，HT一般对预后无影响，而大面积脑梗死、颅内大血肿、出现脑疝形成征象、高血糖等与预后不良有关。

七、大面积脑梗死

尚无明确定义，有称梗死面积直径 > 4.0 cm，或梗死面波及两个脑叶以上者，也有称梗死范围大于同侧大脑半球1/2或2/3的面积。CT或MRI检查显示梗死灶以大脑中动脉供血区为多见，其他还有MCA（大脑中动脉）＋ACA（大脑前动脉），MCA＋PCA（大脑后动脉）等。大面积脑梗死是脑梗死中较严重的一类，由于脑梗死的面积大，往往引起脑水肿、颅内高压，患者出现意识障碍，病情凶险，与脑出血难以区别。此病约占脑梗死的10%。

（一）诊断及鉴别诊断

依靠临床表现及影像学检查。头颅CT或MRI检查能早期明确诊断。CT扫描可提供某些大梗死的早期征象；脑实质密度减低、脑回消失、脑沟模糊、脑室受压，MRI较CT优越，常规MRI最早可在发病后5～6 h显示异常改变，弥散加权MRI（DWI）在起病后1～2 h即可显示出缺血病灶。因其病情严重，易误诊为脑出血，必要时应及时复查头颅CT或MRI。

（二）治疗

1. 积极控制脑水肿，降低颅内压

大面积脑梗死后最重要的病理机制是不同程度的脑水肿，早期死亡的原因主要是继发于脑水肿的脑疝形成。发病12 h CT有ICA（颈内动脉）远端或MCA近端闭塞所致大片脑梗死征象时，24～72 h将发生严重半球水肿，最早在发病后20 h即可出现脑疝，故大面积脑梗死时应积极控制脑水肿，降低颅内压。除常规应用脱水降颅压药物以外，如果以提高存活率为治疗目的，应早期考虑外科手术减压，尤其对身体健康的年轻患者。关于手术的最佳时机，一直是悬而未决的问题。以往的减压手术多是在那些被认为不进行手术治疗可能近期将会死亡的患者中进行，现在认为对于药物难以控制的颅高压者应立即手术，尤其是对50岁以下的患者。早期的减压手术对控制梗死灶的扩大、防止继发性脑疝、争取较好的预后至关重要。老年患者由于存在脑萎缩，增加了对脑梗死后脑水肿的代偿，临床上脑疝症状不明显或中线移位不明显，则也可先给予药物降颅压。

2. 溶栓与抗凝

Bollaert应用尿激酶早期局部动脉内溶栓治疗严重大脑中动脉卒中显示有积极的治疗效果，如能部分或完全再通或出现侧支循环则梗死体积明显缩小，预后较好，未再通或无侧支循环者均出现大块梗死灶，预后较差。但CT扫描呈现大面积脑梗死的早期征象时则不宜进行溶栓治疗。有报道认为，尼莫地平和肝素联合治疗大面积脑梗死具有良好的协同作用，较单用尼莫地平有更加显著的临床效果。

3. 防治并发症

大面积脑梗死急性期并发症多，对神经功能缺损和预后将产生不利影响。因此，早期发现和处理并发症是急性期处理的重要环节。主要有以下几种情况。

（1）癫痫：大面积脑梗死后易发生癫痫，其中，脑栓塞要比脑血栓形成发生率高。发作类型以单纯部分性发作居多，其次为全身性强直－阵挛发作、强直性发作、癫痫持续状态等。对此类患者应尽可能及早控制癫痫发作，对首次发作者应给予抗癫痫治疗1个月，频繁抽搐或抽搐时间较长者应按癫痫长期用药。但无论接受抗癫痫治疗与否，仍有可能出现迟发性癫痫发作，故有人提出对首次发作者暂不予抗癫痫治疗，如发作频繁或呈持续状态者才给予抗癫痫治疗。

（2）心脏并发症：可以引起心肌缺血、心律失常、心力衰竭等。心律失常有房颤、心动过速或过缓、Q-T 间期延长等，常为一过性，随着颅内病变的好转和经过抗心律失常治疗后可在短期内消失。

（3）肺部感染：是常见的并发症之一。大面积脑梗死后由于昏迷、卧床、误吸、全身抵抗力低下等综合原因，易并发肺部感染。呼吸道管理是预防肺部感染的关键，如发生感染宜早期、联合、大剂量应用抗生素，根据痰培养调整抗生素种类。

（4）上消化道出血：是卒中严重并发症之一。呕血、黑便是上消化道出血的重要征象，应尽早检查大便隐血或抽取胃液做隐血试验，以早期诊断和处理。急性期可给予预防性用药，一旦发生出血应积极予 H_2 受体拮抗药、止血药、输血治疗等。

大面积脑梗死后颅内出血转化多见，尤其是心源性栓塞者，溶栓和抗凝治疗增加继发出血的危险性，出血多发生于脑梗死后 1～2 周内，常使临床症状加重，脑 CT 检查是最常用和可靠的检查手段，病情恶化时应及时复查。治疗上按脑出血处理。

第二节　丘脑出血

一、概述

丘脑出血是由于高血压动脉硬化等原因所致的丘脑膝状动脉或丘脑穿通动脉破裂出血，约占全部脑出血的 24% 左右。

1936 年 Lhi mitt 首次报告丘脑出血。其后，Fisher 于 1959 年对丘脑出血的临床及病理进行了较系统的研究，提出了丘脑出血的 3 个临床特点：①感觉障碍重于运动障碍；②眼球运动障碍，尤其是垂直注视麻痹；③主侧丘脑出血可引起失语。

1970 年以来，CT 应用于临床后，提高了丘脑出血的诊断率，并且能够确定血肿的部位、大小、血肿量、扩展方向及是否穿破脑室等，使我们对丘脑出血有了更深的认识。

丘脑是一对卵圆形的灰质团块，每个长约 38 mm，宽约 14 mm，斜卧于中脑前端。中间有一 Y 形内髓板，把丘脑大致分成内、外二大核群，内侧核群与网状结构及边缘系统有重要关系，外侧核群与身体的各种感觉及语言功能密切相关。丘脑膝状动脉位于丘脑外侧，丘脑穿通动脉位于丘脑内侧。

二、病因

丘脑出血的病因与一般脑出血相同，主要为高血压动脉硬化。

三、病理

丘脑出血量不大时，可仅局限于丘脑内或主要在丘脑。丘脑内侧出血为丘脑穿通动脉破裂所致，多向内扩展破入脑室，可形成第三脑室和第四脑室铸型，亦可逆流入双侧侧脑室。丘脑外侧出血是丘脑膝状动脉破裂所致，常向外发展破坏内囊甚至苍白球和壳核，也常于侧脑室三角部和体部处破入侧脑室。丘脑出血也可向下发展，挤压和破坏下丘脑，甚至延及中脑，严重时可形成中心疝。

四、临床表现

（一）头痛、呕吐、脑膜刺激征

同其他脑出血一样，丘脑出血后的高颅压及血液破入脑室，使临床上出现头痛、呕吐、脑膜刺激征。

（二）眼部症状

约 31% 的患者出现双眼上视不能。约 15% 的患者出现双眼内下斜视，有人描述为盯视自己的鼻尖，曾被认为是丘脑出血的特征性症状。上述临床症状是丘脑出血向后、向下发展影响了后联合区和中脑上丘所致。8% 的患者可出现出血侧的霍纳征，即睑裂变窄、瞳孔缩小及同侧面部少汗，是由于交感神经中枢受影响所致。13% 的患者可出现共同偏视，系由于影响了在内囊中行走的额叶侧视中枢的下行纤维所致。

（三）意识障碍

43% 的患者出现不同程度的意识障碍。丘脑本身为网状结构中非特异性上行激活系统的最上端，因此丘脑出血时常常影响网状结构的功能，产生各种意识障碍。这是丘脑出血比壳核出血及脑叶出血等更易出现意识障碍的原因。

（四）精神症状

13% 的患者可出现精神症状，表现为定向力、计算力、记忆力减退，还可有情感障碍，表现为淡漠、无欲或欣快。多见于丘脑内侧出血破坏了丘脑与边缘系统及额叶皮质之间的相互联系，扰乱了边缘系统及大脑皮质的正常精神活动所致。丘脑出血所致的精神症状一般持续 2 ~ 3 周。

（五）语言障碍

丘脑出血的患者可出现语言障碍，包括构音障碍和失语。两侧丘脑出血均可出现构音障碍，而失语仅见于优势侧丘脑出血。表现为音量减小，严重者近似耳语，语流量减少，无自发性语言，运动性失语，常伴有听觉及阅读理解障碍。丘脑性失语属皮质下失语，多数学者认为与丘脑腹外侧核的损害有关。1968 年 Bell 对 50 例帕金森病患者进行丘脑腹外侧核低温冷冻治疗，观察到 34 例患者出现构音障碍，17 例患者出现语音减低，10 例患者出现失语。丘脑腹外侧核有大量纤维投射到 Broca 区，据认为对皮质语言中枢起着特殊的"唤起"（alerting）作用。也有人认为丘脑腹前核或丘脑枕核在丘脑性失语中起重要作用。语言障碍多见于丘脑外侧出血，多于 3 周内恢复或明显减轻。

（六）运动障碍

丘脑出血出现肢体瘫及中枢性面舌瘫是由于血肿压迫和破坏内囊所致。约 24% 的患者肢体瘫痪表现为下肢瘫痪重于上肢，上肢瘫痪近端重于远端。国外学者把这种现象称为丘脑性不全瘫，国内崔得华称之为丘脑性分离性瘫痪，是丘脑出血的特有症状，被认为与内囊内的纤维排列顺序有关。

有报道丘脑出血时可出现感觉性共济失调和不自主运动，但临床上很少见到。

（七）感觉障碍

丘脑是感觉的中继站，约 72% 的患者出现感觉减退或消失，且恢复较慢。丘脑损害时，感觉障碍的特点是上肢重于下肢，肢体远端重于近端，深感觉重于浅感觉。但在丘脑出血时这种现象并不十分明显。丘脑出血时感觉障碍一是破坏了丘脑后外侧核和内侧核，二是影响了内囊后肢中的感觉传导纤维。

丘脑出血时可出现丘脑痛，是病灶对侧肢体的深在或表浅性的疼痛，性质难以形容，可为撕裂性、牵扯性、烧灼性，也可为酸胀感。疼痛呈发作性，难以忍受，常伴有情绪及性格改变，一般止痛药无效，抗癫痫药如苯妥英钠和卡马西平常可收到明显效果，现在认为丘脑痛的发病机制与癫痫相似，多见于丘脑的血管病，常在发病后半年至一年才出现，丘脑出血急性期并不多见。我们对 35 例丘脑出血的患者进行了 3 年的随访观察，其中 10 例患者出现了丘脑痛，约占 28.5%。2 例病后即出现丘脑痛，2 例病后 1 年出现，3 例病后 2 年时出现，3 例病后两年半时才出现。

（八）尿失禁

很多意识清醒的丘脑出血患者出现尿失禁，多见于出血损伤丘脑内侧部的患者，一般可持续 2 ~ 3 周。丘脑的背内侧核被认为是内脏感觉冲动的整合中枢，它把整合后的复合感觉冲动传到前额区。丘脑出血时损害了背内侧核的整合功能，导致内脏感觉减退，使额叶排尿中枢对膀胱控制减弱而出现尿失禁。

（九）其他症状

丘脑出血时，患者可出现睡眠障碍，表现为睡眠周期紊乱、昼夜颠倒，部分患者有睡眠减少，可能与网状结构受影响有关。

有报道丘脑出血时可出现丘脑手，表现为掌指关节屈曲，指间关节过度伸直，伴有手的徐动。有人认为是手的深感觉障碍所致，也有人认为是肌张力异常引起的。

（十）丘脑出血的临床分型

丘脑出血在临床上并没有一个广为接受的分型，为了便于了解病变部位与症状的关系，可简单分为三型。

1. 内侧型

血肿局限在丘脑内侧或以内侧为主。临床主要表现为精神症状、尿失禁、睡眠障碍，而感觉障碍、运动障碍、语言障碍均较轻或无。

2. 外侧型

血肿局限在丘脑外侧或以外侧为主。临床上以偏瘫、偏侧感觉障碍为主，伴有偏盲时，可为典型的"三偏"征，常伴有语言障碍。

3. 混合型

血肿破坏整个丘脑，可表现上述两型的症状。上述三型破入脑室时，可出现脑膜刺激征。

五、实验室检查及特殊检查

头部 CT 是诊断丘脑出血的最佳方法，可直观地显示血肿的位置、大小及扩展情况（图 4-1）。

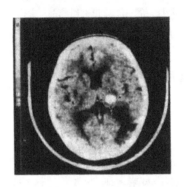

图 4-1　丘脑出血

六、诊断

有高血压病史，突然出现头痛、呕吐，并有下列症状之一者：双眼上视受限、双眼内下斜视、霍纳征、丘脑性分离性瘫痪，应考虑有丘脑出血的可能。头部 CT 发现有高密度影即可确诊。

七、治疗

丘脑出血因其位置较深，手术损伤大，术后常有严重的后遗症，临床上多主张保守治疗。

当出现以下两种情况时，可考虑手术治疗：血肿量超过 10 mL，临床症状进行性加重或出现脑疝时，可考虑做血肿清除术，一般认为以施行血肿部分清除术为好，尽量少作血肿完全清除术；丘脑出血破入脑室引起急性梗阻性脑积水时，可考虑作脑室引流术。

八、预后

（一）急性期预后

头部 CT 扫描有下列情况者预后较差：血肿直径大于 3.5 cm 或血肿量超过 13 mL，伴发急性梗阻性脑积水，中线结构向对侧移位超过 3 mm，环池、四叠体池受压消失或缩小。

（二）恢复期预后

内侧型丘脑出血预后较好，出现的精神症状，睡眠障碍及尿失禁多在一个月内消失，少数患者可不遗留任何症状。

外侧型丘脑出血预后较差，出现的感觉障碍持续时间较长，部分患者不能恢复，少部分患者还可出现丘脑痛；外侧型出血波及内囊而引起的肢体瘫痪也可持续很长时间，多数患者难以完全恢复。

九、预防

积极预防和治疗高血压病和动脉硬化。

第三节　脑叶出血

一、概述

脑叶出血即皮质下白质出血，是自 CT 问世以来才被人们逐渐重视和重新认识的一种脑出血。过去一直认为脑叶出血的发病率较低，国内报告为 3.8%，国外报告为 5%～10%。CT 应用于临床后，发现脑叶出血并不少见，有人报告其发病率约占所有脑出血的 15%～34%，仅次于壳核出血。

二、病因

（一）高血压动脉硬化

高血压动脉硬化仍是脑叶出血的主要原因。白求恩医大报告 88 例脑叶出血，其中 50% 的患者有高血压病史，而且年龄在 45 岁以上。英勇报告 32 例脑叶出血，58% 的患者有高血压病史。高血压性脑叶出血的患者，年龄一般偏大，多在 50 岁以上，顶叶出血较多。

（二）脑血管畸形

脑血管畸形是非高血压性脑叶出血的主要原因，约占所有脑叶出血的 8%～20%。吉林大学第一医院神经科报告的 88 例脑叶出血中，经脑血管造影及病理证实的脑血管畸形 17 例，占 20.5%。周清潮等报告的 27 例脑叶出血中，脑血管畸形者占 27.6%。脑血管畸形包括动静脉畸形、海绵样血管畸形、静脉瘤、静脉曲张和毛细血管扩张等，而以动静脉畸形最多见。脑血管畸形致脑叶出血者，青年人多见，好发部位依次为顶叶、额叶、颞叶，枕叶少见。

（三）脑淀粉样血管病

脑淀粉样血管病也是引起脑叶出血的一个原因，约占脑叶出血的 10%。它是以淀粉样物质沉积在大脑中、小动脉的内膜和外膜为特征，受累动脉常位于大脑实质的表浅部分，尤其是顶叶及枕叶。目前，脑淀粉样血管病被认为是除高血压动脉硬化以外，最易引起老年人发生脑叶出血的原因。脑淀粉样血管病引起的脑出血多发生在 60 岁以上的老年人。遇有血压正常、伴有痴呆的老年脑出血患者，应注意脑淀粉样血管病的可能，但确诊需病理证实。

（四）脑肿瘤

脑肿瘤可引起脑叶出血，尤以脑转移瘤多见，约占脑叶出血的 4%～14%。因脑转移瘤多位于皮质及皮质下，血供丰富，且脑转移瘤生长快，容易造成坏死、出血。

（五）血液病

各种血液病均可引起脑出血，且以脑叶出血多见，约占所有脑叶出血的 5%。部位以额叶多见。血液病中以早幼粒细胞性白血病及急性粒细胞性白血病多见。

（六）其他原因

烟雾病、肝硬化及滥用药物（苯丙胺、麻黄碱类）也可引起脑叶出血。

三、病理

（一）部位分布

脑叶出血中，顶叶出血最常见，其次为颞叶出血。白求恩医大报告 88 例脑叶出血中，顶叶占 28%、颞叶占 15.7%、枕叶占 9%、额叶占 5.6%，跨叶出血占 40.4%（颞、顶叶为主）。

（二）病理变化

脑叶出血以局限性损害为主，很少累及内囊和中线结构。但因脑叶出血位于皮质下白质，位置表浅，所以容易破入蛛网膜下隙。

脑叶出血因病因不同而有不同的病理所见。高血压性脑叶出血，可见粟粒样动脉瘤的病理特征，脑血管畸形者，可发现各种类型脑血管畸形的病理特点；脑淀粉样血管病者，可在光镜下见到淀粉样物质沉积于血管壁的中膜和外膜，并可见弹力层断裂等现象。

四、临床表现

（一）脑叶出血的临床特点

部分脑叶出血的患者年龄在 45 岁以下，一些患者没有高血压病史。癫痫的发生率较高。

（1）约占全部脑叶出血的 15% ~ 20%，可表现为大发作或局限性发作。

（2）约 25% 的脑叶出血患者主要表现为头痛、呕吐、脑膜刺激征及血性脑脊液，而无肢体瘫痪及感觉障碍。仔细检查时，有些患者可有偏盲或象限盲、轻度的语言障碍及精神症状。少部分患者仅有头痛、呕吐而无其他症状和体征，容易误诊。

（3）约 63% 的脑叶出血患者出现偏瘫和感觉障碍。可表现为单纯的中枢性面瘫和中枢性舌下瘫，而没有明显的肢体瘫痪；有的患者表现为单肢的瘫痪；有的患者仅有瘫痪而无感觉障碍；有的患者只有感觉障碍而没有肢体瘫痪。

（4）10% 的患者发病后即有意识障碍，主要表现为昏迷，可通过压眶等检查来确定是否有肢体瘫痪。

（二）顶叶出血

顶叶出血可以出现各种感觉障碍，除一般的深浅感觉障碍外，有明显的复合感觉障碍，如两点辨别觉、图形觉、实体觉及定位觉等感觉障碍。上述症状是中央后回受损害所致。

顶叶出血可以出现对侧肢体瘫痪或单瘫，多较轻，且下肢多重于上肢，是由于血肿或水肿波及中央前回而产生。

顶叶出血可有体象障碍，表现为偏瘫不识症，患者对自己的偏瘫全然否认，甚至否认是自己的肢体。可出现幻肢现象，认为自己的手脚丢失，或认为自己的肢体多了一两个。身体左右定向障碍。手指失认症，患者分不清自己的拇指、食指、中指及小指，且可出现手指使用混乱。

顶叶出血的患者还可出现结构失用症，患者对物体的排列、建筑、绘画、图案等涉及空间的关系不能进行排列组合，不能理解彼此正常的排列关系。如患者画一所房子时，把门或窗户画在房子外边。

少数顶叶出血的患者可出现偏盲或对侧下 1/4 象限盲，这是由于出血损害了顶叶内通过的视觉纤维。

（三）颞叶出血

1. 失语

优势半球颞叶出血时，常有感觉性失语。病情严重者，与外界完全不能沟通，患者烦躁、冲动，偶有被误诊为精神病而送到精神病院者。这是由于血肿损伤了颞叶的感觉性语言中枢。优势侧颞叶出血向上扩展累及额叶运动性语言中枢时，也可出现运动性失语。一些颞叶出血患者可有混合性失语。

2. 精神症状

因为人类的情绪和心理活动与颞叶有密切的联系，所以，颞叶出血时可以出现精神症状，如兴奋、失礼、烦躁，甚至自杀。一部分患者可出现颞叶癫痫。

视野缺失在颞叶出血时较为常见，但多被失语及精神症状所掩盖。视野缺失以上 1/4 象限盲多见，偏盲也较常见。

颞叶出血很少有肢体瘫痪，当血肿波及额叶中央前回时，可出现肢体瘫痪，多较轻微，以面及上肢为主。

（四）额叶出血

额叶与人类高级精神活动密切相关，因此，额叶出血时常可见到精神症状和行为异常，如摸索、强握现象，表情呆板，反应迟钝和答非所问。

额叶出血的患者可有凝视麻痹，表现为双眼向病灶侧注视。额叶出血引起的凝视麻痹一般持续的时间较短，多为数小时至 3 天。

额叶出血患者出现瘫痪较多，上肢瘫痪较重，而下肢及面部瘫痪较轻，有时，仅有下肢瘫痪。如血肿向后扩展波及顶叶的中央后回，可出现感觉障碍。

一部分额叶出血的患者可出现运动性失语。

（五）枕叶出血

枕叶出血的患者均有视野缺失，多为偏盲。象限盲也很常见，多为下 1/4 象限盲。枕叶出血引起的中枢性偏盲为完全性，左右视野改变一致，与颞叶、顶叶引起的偏盲不同，后两者为不完全性偏盲。少数枕叶出血的患者有视觉失认及视幻觉。

单纯枕叶出血的患者不出现肢体瘫痪和感觉障碍。

五、实验室检查及特殊检查

（一）头部 CT

头部 CT 是诊断脑叶出血的首选方法。脑叶出血位于皮质下，在 CT 上呈圆形或椭圆形高密度影，边缘清楚，少数呈不规则形。可破入蛛网膜下隙和脑室内。一般无明显中线结构移位（图 4-2）。

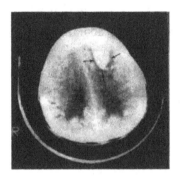

图 4-2　额叶出血

（二）脑脊液检查

因为脑叶出血位置表浅，破入蛛网膜下隙的机会多，再加上破入脑室者，约 60% 的患者脑脊液呈血性，约 50% 的患者颅内压增高。但腰穿不应作为脑叶出血的常规检查。

（三）脑血管造影

50 岁以下，非高血压性脑叶出血的患者，有条件时应作脑血管造影，如发现脑血管畸形或动脉瘤时，可考虑手术治疗。

六、诊断及鉴别诊断

（一）诊断

突然发生头痛、呕吐、脑膜刺激征，伴有神经系统定位体征，头部 CT 见脑叶内有高密度影时，可确诊为脑叶出血。如无 CT 时，可参照下列诊断指标。

（1）突然头痛、呕吐、项强的患者，伴有下列情况之一者，首先考虑脑叶出血：①感觉或命名性失语，伴有或不伴有偏瘫；②运动性失语或混合性失语，不伴偏瘫；③单纯偏盲或偏盲伴失语，不伴偏瘫。

（2）突然头痛、呕吐、项强的患者，伴有下列情况之一者，考虑脑叶出血可能性大：①癫痫，有偏侧体征但不甚明显；②偏盲，伴有偏瘫，但没有偏身感觉障碍；③运动性失语，有偏瘫但无共同偏视；④混合性失语，有偏瘫但无偏身感觉障碍。

最后确诊仍需头部 CT 证实。

（二）鉴别诊断

起病后无肢体瘫痪及感觉障碍的脑叶出血，需与蛛网膜下隙出血相鉴别。视野缺失在除额叶出血外的其他脑叶出血中非常多见，在枕叶出血时表现为偏盲，在额叶出血时表现为上 1/4 象限盲，在顶叶出血时表现为下 1/4 象限盲。蛛网膜下隙出血的患者很少出现视野缺失。失语症也常见于脑叶出血，额叶出血时可有运动性失语，脑叶出血时可有感觉性失语或命名性失语，跨叶出血时可出现混合性失语。蛛网膜下隙出血时几乎无失语症。

起病后有偏瘫和感觉障碍的脑叶出血，需与壳核出血和丘脑出血相鉴别。壳核出血及丘脑出血均可破坏或压迫内囊后肢，临床上出现偏身运动障碍、偏身感觉障碍及对侧同向性偏盲，称为"三偏"征，或出现偏身运动障碍及偏身感觉障碍的"二偏"征，是由于传导运动、感觉及视觉的纤维在内囊后肢非常集中、靠近的结果。而脑叶出血位于皮质下白质，这里各种传导束比较分散，所以，这个部位的出血几乎不可能使全部传导束受损，因此临床上常单独出现运动障碍，甚至单瘫，或单独出现感觉障碍，或单独出现视野缺失。壳核出血及丘脑出血时出现凝视麻痹，发生率远较脑叶出血多，且丘脑出血时有特殊的眼位异常，如上视不能、内斜视和内下斜视。

七、治疗

脑叶出血如疑为动脉瘤破裂所致者，有人主张用止血药，常用者为 6- 氨基己酸（EACA），每天 12 ～ 24 g，溶于生理盐水或 5% ～ 10% 葡萄糖液体 500 mL 中，静脉点滴 7 ～ 10 d 后改为口服，一般用 3 周以上。主要目的是防止再出血。

脑叶出血因位置表浅，手术相对容易，损伤较小，故出血量大于 30 mL 时，可考虑手术治疗，清除血肿，尤其是非优势半球脑叶出血。如脑血管造影发现动脉瘤，应争取做动脉瘤切除术或动脉瘤栓塞术。

其他治疗同一般脑出血。

八、预后

脑叶出血因出血量一般较小，位置远离中线，脑干受压少或轻等原因，一般预后较好，死亡率为 11% ～ 32%，明显低于脑桥出血（95%）和壳核出血（37%）。

九、预防

同一般脑出血。

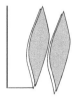

第五章 颅脑损伤

第一节 总论

一、概述

颅脑损伤是生活中经常遇到的人体损伤之一，包括损伤头皮、颅骨的颅损伤及损伤颅腔内容物的脑损伤，其发生率居创伤的第二位，仅次于四肢伤，但死亡率最高，居首位。其致伤因素主要包括运动损伤、意外事故和自然灾害等。近年来随着交通、建筑业的发展，颅脑损伤的发生率亦不断增高。

1. 发病机制

颅脑损伤是头部突然遭受强大暴力所致，受损时头部的状态，暴力作用方式，力的大小、速度、方向等不同，所造成的头皮、颅骨和脑损伤的情况亦有所差异。颅伤与脑伤可同时存在，也可单独发生。除了发生原发性脑损伤之外，还可在受损脑组织部位产生不同程度的脑缺血、出血、水肿等继发性损伤。

根据外力作用于头部的方式不同，将脑损伤分为直接损伤和间接损伤两种。

（1）直接损伤：直接损伤是指暴力直接作用于头部而引起的损伤，根据头皮、颅骨损伤的部位及暴力作用的方式不同分为加速性、减速性、挤压性和旋转性损伤。

①加速性损伤：指运动的物体打击于相对静止的头部而造成的脑损伤。其损伤原因首先是暴力着力点处颅骨因受外力的作用而产生暂时性局部凹陷，致使位于其深面的脑组织受到冲击力而受伤，当暴力作用终止，颅骨弹回原状时，在脑与颅内板之间又形成一暂时性负压腔隙，使受损的脑组织再次受损；其次，头部的运动因受到躯体的限制而骤然停止，而脑组织因惯性作用撞击于暴力作用的对侧颅腔的内壁上，引起对冲性损伤。

②减速性损伤：指运动着的头部突然撞击在静止的物体上而造成的脑损伤。其损伤原因首先是当头部撞击在相对静止的物体上停止运动时，脑组织仍继续沿惯性方向移动，导致脑组织在凹凸不平的颅腔内发生摩擦和冲撞；其次，当运动的头部撞击于静止的物体而突然停止运动时，除有着力点处的颅骨变形外，整个颅骨也因重力或惯性作用发生沿着力轴方向的形态变化，因此，位于着力点对侧的颅骨在碰撞的瞬间突然下压，并随之弹回原处，使局部脑组织遭受正压和负压损伤。减速性损伤临床常见枕部正中着力，致双侧额颞极及底部脑损伤，或枕部一侧着力致以对侧为主的额、颞极及底部损伤。

③挤压性损伤：指头颅两侧受外力挤压导致的脑损伤。该类性质的脑组织损伤往往不严重，不过当挤压暴力较大时，亦可并发严重的脑损伤。

④旋转性损伤：当暴力作用于头部，使头部产生旋转性运动时，由于脑内各种结构的密度不一致，故可在不同结构的界面上产生剪应力导致的脑损伤即为旋转性损伤。多为在脑内部及中心部位发生的挫裂伤。

（2）间接损伤：间接损伤系暴力作用于身体其他部位后传递到颅脑所造成的损伤。

①挥鞭样损伤：当躯干遭受加速性暴力时，身体先运动而后头部才开始移动，运动的头颅与颈椎之间即出现剪应力，引起颅颈交界处损伤。而后头颅就像挥鞭一样被甩向前方，当躯干运动终止时，头部仍以颅颈交界处为中心继续做旋转运动，从而导致多次剪应力性损伤。同时，在脑组织与颅腔之间，不仅因为惯性作用使脑组织在旋转加速运动中猛烈冲撞在颅腔内壁上造成脑表面的挫伤，而且在脑实质内各不同结构的界面上也发生剪应力性损伤。

②胸部挤压伤：胸部受挤压时胸腔内压升高，由于头部静脉无静脉瓣膜结构，致使上腔静脉的血流逆行灌入颅内，引起毛细血管壁受损，使脑组织发生弥散性点状出血。

2. 分类

根据硬脑膜是否破损、有无造成脑组织与外界相通，将颅脑损伤分为开放性和闭合性颅脑损伤两大类。在此基础上还可根据损伤的性质、原因、部位、脑损伤程度等再进一步分类。

（1）临床应用分类：颅脑损伤的临床应用分类指以颅脑解剖部位和病理形态改变为标准进行的分类，适用于临床诊断。

（2）伤情轻重分类：临床应用分类可以明确损伤部位和局部病理改变，但不能表示损伤的轻重及其发展的动态，尤其是对闭合性脑损伤的病情表达欠确切。目前常用的颅脑损伤伤情轻重判断标准有以下几种。

①格拉斯哥昏迷计分法（GCS）：按检查时患者睁眼、言语和运动三项反应的情况给予计分，总分最高为15分，最低为3分。总分越低，表明意识障碍越重（见表5-1）。

表5-1　格拉斯哥昏迷计分法

睁眼反应	计分	言语反应	计分	运动反应	计分
自动睁眼	4	回答正确	5	遵嘱活动	6
呼唤睁眼	3	回答错误	4	刺痛定位	5
刺痛睁眼	2	语无伦次	3	躲避刺痛	4
不能睁眼	1	只能发声	2	刺痛肢屈	3
		不能发声	1	刺痛肢伸	2
				不能活动	1

②格拉斯-莱吉昏迷计分法（GLCS）：由于GCS缺少患者生命体征、瞳孔变化及神经系统检查等重要内容，故不能全面地反映患者情况。Born于1985年在GCS的基础上，又增加了脑干反射计分法，称为格拉斯-莱吉昏迷计分法，含5种脑干反射，共6级计分，即0～5分。根据脑干反射的检查结果可以反映脑干损伤的平面，分数越小伤情越重。

a. 额眼轮匝肌反射：代表间脑-中脑交接处功能，即将患者眉尖部皮肤用拇指向外上牵拉，再用叩诊锤打击拇指，若引起该侧闭目反射时评为5分，属脑干上份损伤。b. 垂直性眼前庭反射：亦代表间脑-中脑交接处功能，即将患者头部快速伸屈作俯仰动作时，若出现双眼球上下垂直运动者评为4分。c. 瞳孔对光反射：代表中脑功能，瞳孔对光反应存在时评为3分。d. 水平性眼前庭反射：代表脑桥功能，即将患者头部快速左右转动，患者出现水平眼球震颤或偏侧凝视时评为2分。e. 眼心反射（即迷走反射）：代表延髓功能，即压迫患者眼球可引起心率减慢者评为1分。f. 无反射：表明患者脑干功能已丧失，评为0分。

（3）国内常用的标准：

①轻型：指单纯性脑震荡伴有或无颅骨骨折。a. 昏迷0～30 min；b. 仅有轻度头昏、头痛等自觉症状；c. 神经系统和脑脊液检查无阳性改变。

②中型：指轻度脑挫裂伤伴有或无颅骨骨折及蛛网膜下隙出血，无脑受压者。a. 昏迷在12 h以内；b. 有轻度神经系统阳性体征；c. 体温、呼吸、脉搏、血压有轻度改变。

③重型：指广泛颅骨骨折，广泛脑挫裂伤、脑干损伤或颅内血肿。a. 深昏迷，昏迷在12 h以上，意识障碍逐渐加重或出现再昏迷；b. 有明显神经系统阳性体征；c. 体温、呼吸、脉搏、血压有明显改变。

④特重型：指重型中更急更重者。a. 脑原发伤重，伤后深昏迷，有去大脑强直或伴有其他部位的

脏器伤、休克等；b. 已有晚期脑疝，包括双瞳孔散大，生命体征严重紊乱或呼吸已近停止。

（4）急性闭合性颅脑损伤分型（讨论稿）：是 1998 年在天津第二届全国颅脑损伤学术研讨会上，在原有颅脑损伤分型基础上加上 GCS、CT 表现、颅内压力及脑干反射改变情况，提出的新的颅脑损伤分型。

①轻型：a. 伤后昏迷在 30 min 以内，GCS 13 ~ 15 分；b. 临床症状有伤后头痛头晕、恶心呕吐、逆行性健忘，神经系统检查无明显阳性体征；c. CT 检查无异常发现；d. 腰穿压力及 CSF 检查正常。

②中型：a. 伤后昏迷 < 12 h，GCS 9 ~ 12 分；b. 伤后症状有头痛头晕，恶心呕吐，有或无癫痫，神经系统检查有肢体瘫痪及失语，有脑受压及生命体征改变；c. CT 检查可有局限性小出血及血肿、脑水肿，中线结构移位 < 3 mm；d. 腰穿压力中度增高，在 2.0 kPa 以上，CSF 中含血液。

③重型：a. 伤后昏迷 > 12 h，GCS 6 ~ 8 分；b. 临床表现有偏瘫、失语或四肢瘫，有生命体征改变；c. CT 检查有蛛网膜下隙出血及颅内散在出血灶，血肿 > 60 mL，脑池变窄或封闭，中线结构移位 > 3 mm；d. 腰穿压力显著增高，在 3.5 kPa 以上，CSF 为血性。

④特重型：a. 伤后昏迷 > 12 h 或持续昏迷，GCS 3 ~ 5 分；b. 临床表现：发生脑疝 3 h 以上，四肢瘫痪，脑干反射消失；c. CT 检查有蛛网膜下隙出血、颅内血肿或大面积脑梗死，环池封闭，中线结构移位 > 10 mm；d. 腰穿压力严重增高，在 5.0 kPa 以上，CSF 为血性。

二、临床表现

颅脑损伤的临床表现虽因致伤机制、损伤部位、损伤轻重和就诊时间而有差异，但常具有下列常见的症状和体征。

1. 意识障碍

伤后多数患者都有立即出现的意识障碍，称为原发性昏迷，这是判断患者有无原发性脑损伤的重要依据。昏迷的时间长短不一，轻者短时间内即可逐渐清醒，重者可持续昏迷直至死亡。昏迷的原因为颅脑损伤引起的广泛的皮质功能障碍或脑干网状结构的功能紊乱。意识障碍分为嗜睡、朦胧、浅昏迷、昏迷、深昏迷。

2. 头痛、呕吐

头部外伤后头痛常因头皮、颅骨的创伤，蛛网膜下隙出血脑膜受刺激，颅内压的高低及脑血管的异常舒缩而引起。伤后持续性剧痛伴眼球胀痛并不断加重时，提示有颅内继发性血肿的可能。头部外伤后早期的呕吐多因迷走或前庭神经等结构受损所致，后期频繁呕吐可能是颅内压进行性增高引起。

3. 瞳孔变化

瞳孔变化为颅脑损伤时最重要的神经系统体征，通过观察瞳孔大小的改变、形态是否对称以及对光反射情况来判定脑损伤程度。如果在瞳孔发生变化的同时意识出现明显障碍，应首先考虑有无危及生命的脑疝的存在，然后才考虑是否为视神经或动眼神经损伤。

4. 肢体运动

可通过吩咐伤者主动完成动作或刺激意识障碍的患者被动产生运动和观察肢体自然位置来判定肌力情况，明确是否存在运动神经系统障碍。不同部位的脑损伤可导致单瘫、偏瘫、四肢瘫等。

5. 生命体征变化

血压和脉搏作为反映心血管功能的主要指标对于判断颅脑损伤伤情具有重要临床意义。伤后出现意识障碍、面色苍白、轻度呼吸节律紊乱、轻微血压下降，经数分钟至 10 多分钟后逐渐恢复正常者，常提示颅脑损伤较轻。若无恢复或伤后即出现严重呼吸、脉搏、血压紊乱常表明有脑干损伤。若伤后生命体征已恢复正常，但随后又渐次出现血压升高、脉压加大、呼吸和脉搏变慢等改变时，说明有进行性颅内压增高。若患者早期出现休克，除婴幼儿之外，应考虑合并身体其他部位如胸、腹、盆腔、四肢等的创伤出血。

6. 脑疝

脑疝是颅脑损伤后颅内压增高的严重后果。最常见的脑疝有小脑幕切迹疝、枕骨大孔疝、大脑镰下疝。

（1）小脑幕切迹疝：包括小脑幕切迹上疝和小脑幕切迹下疝。小脑幕切迹下疝常见，多为幕上一侧大脑半球压力增高，将颞叶底部内侧部的脑组织如钩回、海马旁回等挤向小脑幕切迹缘以下，导致小脑幕切迹周围结构受到牵拉与压迫而产生症状。动眼神经首先受到牵拉并嵌压于大脑后动脉与小脑上动脉之间而出现麻痹，患侧瞳孔散大。继而因中脑受压，使大脑脚锥体束和中脑、脑桥交界处网状上行激动系统受损，患者出现对侧肢体偏瘫和进行性意识障碍。脚间池、环池，甚至大脑大静脉池被疝入的脑组织填塞，导致脑脊液循环障碍，加重了颅内压增高，造成恶性循环，使病情进一步恶化。脑干受压较久，使脑干内的血管受牵拉和受压，特别是基底动脉各穿支被拉断，引起脑干出血、水肿和软化。病变发展向上可累及丘脑下部，可造成一系列自主神经功能紊乱，如高热，水、电解质紊乱；病变向下发展累及延髓可导致中枢性呼吸、循环衰竭。

（2）枕骨大孔疝：因颅后窝占位性病变导致颅后窝压力增高，或幕上病变导致全面颅内高压所致。由于颅后窝体积较小，对颅内压增高耐受差，小脑扁桃体疝入枕骨大孔内，填塞枕大池，造成脑脊液循环受阻，亦加重了颅内压增高，使延髓呼吸、循环中枢易受压。临床表现为意识障碍出现较晚，没有瞳孔改变而呼吸骤停发生较早。

（3）大脑镰下疝：大脑半球损伤，导致大脑镰一侧压力增高，病变侧大脑半球内侧面组织经大脑镰下疝入对侧，导致该部位脑组织缺血、软化、坏死，出现对侧下肢轻瘫、排尿障碍等症状。

三、辅助检查

1. 腰椎穿刺

其目的在于测定颅内压高低，了解脑脊液的生化改变、有无颅内感染征象，引流脑脊液，以及经椎管给药。但当患者颅内压显著升高时，腰椎穿刺有一定危险，尤其是当颅后窝有占位病变时，可促成枕骨大孔疝。因此，颅脑损伤患者行腰穿检查要谨慎。

2. 头颅平片检查

X线平片检查的目的是了解有无颅骨骨折、颅内积气及颅内异物，以及颅缝变化、生理性钙化移位等情况。颅骨线性骨折线要注意与正常血管沟鉴别。线性骨折线位置不固定，边缘锐利，较透明，而正常血管沟位置固定，边缘柔和，透明度差。另外要注意骨折线与血管沟或静脉窦的关系。凹陷性骨折要注意骨折凹陷深度及大小。

3. 计算机体层摄影扫描和磁共振成像

CT检查能精确地反映颅脑损伤的部位、病理及范围，同时通过多次CT复查可动态观察病变的发展与转归。因其方便、快捷、准确、无创，CT目前已成为颅脑损伤首选的检查手段。虽然MRI也能显示这些病变，但由于MRI成像时间较长，多数急性颅脑损伤患者意识不清制动困难，而且许多急救设施不能接近MRI机器，故MRI对急性颅脑损伤患者不能成为首选的检查。但MRI与CT相比有以下优点：①显示剪应力等所致小灶性出血优于CT。②显示脑干、胼胝体等特殊部位和脑神经损伤优于CT。③区别慢性硬膜下积血和积液优于CT。④判断脑内、外血肿的期龄比CT准确。⑤亚急性损害CT图像上为等密度病灶，而在MRI图像上则显示为明显的高信号病灶。⑥显示颅脑损伤的后遗症优于CT，有利于判断预后。⑦对颅底、颅顶的病变不易漏诊。

常见颅脑损伤的CT、MRI表现为：

（1）脑挫裂伤：CT呈混杂密度影，周边可见低密度水肿区，病灶大小不一，较大的挫裂伤灶可导致脑室、脑池移位变窄，中线向对侧移位。常见的挫裂伤区多在额、颞前份，易伴有脑内血肿及蛛网膜下隙出血。脑挫裂伤的MRI表现变化较大，随脑水肿、出血和液化的程度而异。T_1和T_2加权图像上可呈现为单纯的低信号，单纯的高信号，单纯的等信号，或高、低混杂信号，同时可出现占位效应。脑挫裂伤吸收后软化区表现为T_1低信号，T_2高信号。

（2）弥漫性轴索损伤：CT表现为大脑皮质与白质之间、灰质核团与白质交界区、脑室周围、胼胝体、脑干背外侧及小脑内有散在的毛细血管小出血灶，无占位效应。有时伴有蛛网膜下隙出血、脑室内出血及弥漫性脑肿胀。由于弥漫性轴索损伤为非出血性，因此MRI诊断敏感性优于CT，T_1加权图像可见损伤部分散在、分布不对称异常等信号，T_2加权图像为高信号。

（3）弥漫性脑肿胀：重型颅脑损伤后数小时行 CT 检查呈现一侧或两侧大脑半球弥漫性脑组织密度减低，脑室和脑池受压变窄，可见脑灰质、白质交界处散在高密度小出血灶和蛛网膜下隙出血，无局部占位效应。部分儿童急性严重脑肿胀可因脑血管运动中枢受损，引起脑血管急性扩张，使脑组织内血流量增加，CT 值可轻度增高。

（4）硬膜外血肿：急性期 CT 表现为颅骨内板下双凸形高密度影，边缘锐利。骨窗位多见颅骨骨折线。当血肿较大时，可见侧脑室受压、变形和移位，中线结构移位。因有硬脑膜相隔，脑水肿反应较轻；当血肿压迫邻近脑血管时，可发生脑水肿或脑梗死。亚急性或慢性血肿表现为略高密度或低密度影，但增强扫描可显示血肿内缘的包膜增强，有助于等密度硬膜外血肿的诊断。在 MRI 图像上，硬膜外血肿的形态与 CT 相仿，血肿信号强度急性期 T_1 加权图像为等信号，T_2 加权图像为低信号；亚急性和慢性期 T_1 和 T_2 加权图像上均呈高信号。

（5）硬膜下血肿：表现为颅骨内板下新月形高密度影，血肿的密度与血红蛋白含量相关，少数病例因患者贫血血红蛋白含量低或因蛛网膜破裂脑脊液进入硬膜下腔使血肿稀释，CT 扫描可呈等密度或低密度。急性硬膜下血肿常伴有脑挫裂伤、脑内血肿，可导致脑室、脑池受压，使中线结构移位等占位效应更明显。MRI 图像上血肿形态与 CT 相仿，信号改变与硬膜外血肿基本相同。

（6）脑内血肿：表现为脑内团块形或不规则的高密度影，周围可有低密度的水肿灶并伴有占位效应。随着血红蛋白的崩解，血肿密度逐渐减低，血肿自四周向中心逐渐变小，通常在伤后 2～4 周血肿变为等密度，超过 4 周则变为低密度。血肿吸收的速度与血肿大小有关，小的血肿吸收较快；与成人相比，小儿血肿吸收较快。慢性血肿行增强扫描可见血肿中心为高密度，周围为低密度，外可见一环状增强带。当血红蛋白完全吸收，形成囊肿后，包膜内血管减少，则可以不再出现强化。

（7）外伤性脑室内出血：CT 扫描见脑室内有高密度影，出血少者仅占据部分脑室，出血多时可形成脑室铸形。如系继发于脑室附近的脑内血肿破入脑室，则在 CT 上可以看到原发血肿灶。急性期由于脊液循环障碍，形成脑积水。脑水肿，脑室多无明显扩大，后期由于出血粘连，脑脊液循环受阻，可引起脑积水。

4. 脑血管造影检查

由于 CT 的普及及其优点，对颅脑损伤的辅助诊断，目前一般已不再采用脑血管造影，但对无 CT 设备的地区或有外伤性动脉瘤、动静脉瘘的患者，必须选择脑血管造影。常用经皮直接穿刺颈总动脉进行造影和经股动脉插管行全脑造影。凡头部外伤后有进行性颅内压增高，疑有颅内继发血肿时，即可行脑血管造影检查。颅内血肿的脑血管造影表现为血肿占据的位置造成一个无血管的区域，周围正常脑血管受血肿挤压而变形、移位。目前，各大医院采用的数字减影脑血管造影术（DSA）可消除颅骨影像的干扰，大大提高了颅内血管成像的清晰度，特别是进行插管选择性造影时，用 DSA 技术可以在减影透视下操作，并能记录下插管时血管的轨迹，对外伤性动脉瘤或颅内动静脉瘘的血管内治疗有重要价值。

四、诊断

虽然 CT 的问世已经在相当程度上改善和提高了颅脑损伤的诊断水平，但由于过分依靠 CT 诊断而忽视了通过临床症状、体征发现病情变化并给予及时、正确的处理，重型颅脑损伤的死亡率并没有获得明显改善，死亡率仍维持在 40% 左右。

1. 病史

颅脑损伤患者常有不同程度的意识障碍，不能自述病史，应向目击者或陪送人了解受伤时间，暴力的性质、大小、方向、着力点、次数和头颅是在静止还是在运动情况下受伤；伤后意识改变，有无头痛、呕吐、抽搐、瘫痪，是否加重；有无瞳孔异常和耳、鼻出血、溢液；有无接受过治疗，特别是有无用过脱水治疗，因为短时间内的脱水降颅压治疗可能掩盖病情。

2. 查体

多数患者存在不同程度的意识障碍，难以做到完整细致的全身检查和神经系统检查，但患者不自主的运动及对外界刺激的反应也能部分反映出脑损伤的程度。

（1）生命体征变化：包括呼吸、血压、脉搏情况。因为颅脑损伤患者中枢神经系统本身的损伤及外周呼吸系统、循环系统的损伤均可以导致呼吸、循环功能障碍，如果不及时解除会加重脑损害。

（2）头部局部检查：应注意头着力点的部位，头皮挫裂伤情况；眼眶有无皮下瘀血，眼球是否突出、搏动；耳鼻有无出血、溢液；对于开放性颅脑损伤，须注意损伤部位、有无异物或骨折片嵌入，有无脑组织或脑脊液溢出，但切忌随意触摸创口，以防出血。

（3）神经系统检查：重点是患者的意识状况，对外界的反应，四肢活动情况，眼部征象及深、浅反射等。正确判断及定时复查患者的意识状况，动态观察意识变化，能帮助判断脑损伤情况、病情变化及对治疗的反应。

（4）全身检查：注意有无合并伤。常见的有颈、胸、腹部和四肢的损伤。高位颈髓损伤常引起四肢瘫痪、呼吸困难和血压下降。胸部创伤往往有呼吸窘迫、肋骨骨折、血气胸、皮下捻发音。四肢骨折多有畸形和活动受限，须与肢体瘫痪相鉴别。腹部损伤则以实质脏器破裂内出血为主，腹穿可抽出不凝血。另外应注意既往疾病的情况，如高血压、心脏病、糖尿病、癫痫、出血性疾病及精神病等。

3. 辅助检查的选择

颅脑损伤的诊断及治疗能否做到及时、准确，除依靠临床症状、体征外，必要的辅助检查常是非常重要的。但辅助检查的选择需考虑患者的伤情轻重、所在医院的条件等。如患者已处于濒危状态急需抢救，特别是已发生脑疝，应根据受伤机制及临床表现做出初步判断并立即采取有效措施，甚至可将患者直接送入手术室抢救，决不能为强求确诊行例行检查而延误时机。对急性颅脑损伤患者，原则上应就地治疗，不可轻易转移，即使伤情允许也要慎重，因为有些暂时稳定的患者很可能在途中突然恶化，特别是小儿和老年患者。

此外，要根据病情的性质来选择必要的辅助检查，如果需要了解颅骨骨折、颅内异物只要进行 X 线平片检查；对脑挫裂伤、颅内血肿、脑水肿、脑梗死、弥漫性肿胀及轴索损伤等应采用 CT 扫描检查；对 CT 等密度的血肿、脑血管病，位于颅顶、颅底、颅后窝的病变，脊髓的损害以及颅脑损伤后遗症均以 MRI 检查为佳；对脑血管性损伤，应首选脑血管造影检查。

五、治疗

1. 治疗原则

到目前为止，中枢神经系统神经细胞再生问题仍没有解决，如何最大限度地保护原未损伤或仅是功能性损伤的神经细胞，为其功能恢复创造条件是颅脑损伤抢救的关键。绝大多数颅脑外伤患者均有不同程度的原发性昏迷，失去自我救助的能力，因此，颅脑损伤患者的急救是否及时、早期处理是否妥当显得极为重要。

（1）急救。

①维持有效呼吸：急性颅脑外伤后，由于患者失去咳嗽等清除呼吸道分泌物的能力，可因呕吐物、血液、脑脊液吸入气管而造成呼吸困难，甚至窒息。故应立即清除口、鼻腔分泌物，采用侧卧位，放置口咽通气管或气管内插管，必要时须行气管切开，以保持呼吸道通畅；对于开放性气胸、血气胸要及时行胸腔排气或闭式引流；呼吸功能不全时给予呼吸兴奋剂。

②维持有效循环：头皮血管丰富，严重的单纯头皮损伤可引起大出血，现场急救应给予加压包扎；对于开放性颅脑损伤伴静脉窦破裂出血，可用吸收性明胶海绵或无菌止血纱布填塞伤口，包扎并抬高头部；对于已暴露的脑开放创面出血，可用吸收性明胶海绵贴附，再以干纱布覆盖，包扎不宜过紧，以免造成脑组织受压。对于身体其他部位的出血性损伤，肢体出血采用包扎压迫止血；脏器损伤出血应边抗休克边急送有条件的医院处理。在检查及处理出血创面时，要迅速建立一个以上的静脉通道，快速输血、补液。

（2）转运：患者具有有效呼吸、有效循环的情况下，始可转送。运输工具要求迅速平稳，运送过程中保持侧卧位，避免气道阻塞，搬动时头颈部不可过度扭曲。开放性颅脑损伤在高空转送时应注意有无脑膨出。颅脑损伤应尽可能运送到有条件的专科医院，如果虽经处理，呼吸、循环有好转但仍不稳定，应先送至就近医院抢救，转运途中要准备好必要的抢救物品。

（3）急诊室处理。

①进一步完善现场急救已采取的稳定有效呼吸及循环的措施：自主呼吸不好的患者，可用呼吸气囊或呼吸机辅助呼吸。有内脏大出血者应在快速补液的同时行手术前准备，但如果大出血经处理后有意识障碍存在而无脑疝表现，则应先做头颅 CT 检查，明确颅内情况；如果有手术指征或已有脑疝表现，应在手术处理颅内病灶的同时行内脏大出血联合手术。②立即请专科医生协助处理。③伤情的初步估计：应根据患者就诊时的意识状态、生命体征、眼部征象、运动障碍、感觉障碍、小脑体征、头部检查、脑脊液漏、合并损伤等情况对伤情做出初步估计。

但要注意下列情况可能会影响伤情判断：a. 酒后受伤。b. 服用镇静剂。c. 与其他疾病混淆。d. 脑脊液漏自行减压。e. 强力脱水后。f. 休克。

（4）选择适当的辅助检查：头颅平片一直是颅脑损伤患者常用的辅助检查方法，但由于 CT 设备的普及，CT 扫描已成为颅脑损伤患者最常用的检查方法。对于条件设备有限或疑有血管性损伤者应立即进行脑血管造影。

CT 检查的适应证：a. 伤后有颅内压增高表现和脑膜刺激征。b. 伤后持续昏迷或继发昏迷，时间较长，昏迷程度较深。c. 伤后病情逐渐恶化，伴或不伴天幕裂孔疝和枕大孔疝，早期症状不典型。d. 伤后有脑受压症状。e. X 线平片骨折明显（尤其是枕部着地和骨折线通过脑膜中动脉沟和大静脉窦者）。

但下列情况暂不能进行平片及 CT 检查：a. 严重休克未纠正。b. 呼吸极度困难。c. 晚期脑疝呼吸循环衰竭。d. 极度躁动未经镇静处理者。

（5）急诊伤情分级处理：

①轻型患者：应留急诊室观察 24 h；若病情加重即收入院做进一步检查或观察；若病情稳定或好转，可嘱其返家休息，但如有下列情况之一者，应即返院复诊：a. 头痛、呕吐加剧，躁动不安；b. 出现意识障碍；c. 瞳孔不等大；d. 呼吸困难；e. 肢体出现瘫痪；f. 癫痫发作；g. 精神失常。

②中型患者：需收入院观察治疗。立即作头颅 CT 及 X 线平片检查。患者有明显意识障碍时需留置尿管及剃光头。CT 检查有手术指征或临床上观察到意识障碍加重，出现定位体征时可考虑手术治疗。无手术指征可采用保守治疗。

③重型、特重型患者：病情尚稳定者应即行必要的辅助检查，明确诊断，如有手术指征，立即安排急诊手术；若经辅助检查无手术指征，则行保守治疗，注意观察生命体征及神经系统变化，必要时 12～24 h 复查 CT；若属开放性颅脑损伤，则应在纠正血容量不足的同时准备手术清创。

2. 治疗措施

颅脑损伤患者收入院后，如病情允许，应行必要的补充体检及辅助检查，对伤情做出判断，选择适当的治疗方法。

（1）手术治疗：手术治疗的目的是救治患者生命，纠正或保存神经系统的重要功能。为了达到这一目的，除严格掌握手术适应证外，手术时机及手术方式的选择也极为重要。多数急性颅脑外伤患者均需同时进行各项准备工作，以争取时间。对已有脑疝形成的患者，应在术前准备的同时快速滴注强力脱水剂，尽早手术减压。有研究表明，双侧瞳孔散大的小脑幕切迹疝在发生 1 h 内清除血肿，患者有望生存，30 min 内清除血肿，则手术效果较好。

手术方式的选择应以最小的手术侵袭获取最大的治疗效果为目标，包括止血充分、脑受压减压充分、清创彻底、变开放伤为闭合伤等。

基本手术方式：①钻孔探查：适用于伤情危重，怀疑有颅内血肿而来不及进行其他辅助检查的患者，目的是探查、清除颅内血肿。通常根据颅脑损伤机制和临床表现来判定钻孔探查的部位。首先应选择在骨折线通过血管压迹附近钻孔，其次应选在颞极，尤其是瞳孔散大侧者；其后则可按额部、顶部、枕后的次序钻孔探查。②骨瓣开颅：常用于诊断和定位均明确的患者，按术前设计好的骨瓣的位置和大小开颅，手术操作方便、效果好。对颅内压较高的患者，应注意骨瓣翻起之际，因突然减压，常可引起血压下降，致使脑血管灌注压骤减，可加重脑缺血、缺氧损害。若在清除血肿后，颅内压一度好转又增高，应于可能存在颅内多发性血肿的部位试行钻孔及探查。在确定无其他血肿后，可行颞肌下减压术或去骨瓣减压术。仍有怀疑时，在有条件的医院应行术中 CT 扫描，或术后立即行 CT 扫描检查或脑血管造影检查，以排除遗漏血肿或迟发性血肿的可能。③颞肌下减压或去骨瓣减压：颅内血肿伴有严重脑挫裂伤脑水肿或并发脑肿胀时，虽已彻底清除血肿及糜碎挫裂的脑组织，颅内高压仍不能缓解，脑组织依然膨隆时，则需行颞肌下减压或去骨瓣减压，必要时尚需将受累的额极和颞极切除，行内减压。大骨瓣减压后，由于脑膨出而造成脑移位、变形及脑实质水分大幅流向紊乱等，早期可引起颅内迟发性血肿及局部水肿加重，脑结构变形、扭曲，增加神经功能缺损，后期尚可导致脑软化、萎缩、积液、穿通畸形、脑积水和癫痫等并发症。因此，行大骨瓣减压应慎重。④开放伤清创：颅脑开放伤的早期清创在应用抗生素的条件下可以延长到伤后 72 h。原则上清创需在全麻下施行，有利于充分清洁冲洗创口；在准备好输血后，才能触动嵌于颅腔内大血管附近的异物及骨质，以免引起大出血；清创要求彻底，尽可能摘除异物；硬脑膜必须修复，头皮全层缝合；颅骨缺损留待后期处理。

（2）非手术治疗：在手术治疗前后以及对无手术指征的患者，非手术治疗显得极为重要，主要包括一般处理、降颅内压治疗、对症治疗、防治并发症等。

①颅脑损伤的一般处理：包括适当的体位，保持气道通畅，适当的补液及营养，保持水、电解质和酸碱平衡等。

②颅压治疗：颅脑损伤后引起颅内压增高的原因包括颅内血肿、脑水肿、肿胀、脑脊液循环受阻及静脉窦回流障碍等几个方面的因素。治疗的原则是去除引起颅内高压的病因和积极降低颅内压力。其中非手术治疗措施包括：

a. 脱水治疗：主要是通过提高血浆渗透压及利尿的方法使脑组织水分及脑脊液减少，以达到降低颅内压的目的。常用的脱水剂有高渗性利尿剂及其他利尿剂。采用甘露醇等强力脱水剂脱水时，虽可迅速缓解颅内高压，但效果难以持久，甚至尚有反跳现象，致使颅内压力反而高于脱水之前；强力脱水后血容量骤然增多，使循环负担过重，可导致心力衰竭或肺水肿发生；另外长期大剂量应用甘露醇可引起肾功能衰竭，尤其在补液量不足或肾受损的情况下，在临床上，血浆渗透压升高达 320 mmol/L 为急性肾衰竭的临界值，达到 330 mmol/L 则可出现非酮性高渗性昏迷。b. 激素治疗：糖皮质激素具有稳定细胞膜结构，减少由自由基引发的脂质过氧化反应等作用，可降低脑血管通透性，恢复血脑屏障功能，使脑水肿得到改善。常用地塞米松 10 mg，每日 1～2 次静脉滴注。亦有人主张在短时间内（3～7 d），采用 3～6 mg/（kg·d）的大剂量地塞米松治疗急性脑损伤。对于广泛严重脑挫裂伤，有人应用大剂量甲泼尼龙行冲击治疗。近年来促肾上腺皮质激素（ACTH）的作用越来越受到人们的重视。ACTH 的直接作用在于作为第一信使与细胞内特异性受体结合后，促进细胞内蛋白质合成和能量合成、神经递质的合成和释放以及细胞膜磷脂代谢，恢复细胞膜钠泵、钙泵功能，并对细胞间联系起调整作用，从而在患者精神状态、智力及觉醒等方面起着良好的促进作用。ACTH 的间接作用是刺激肾上腺，促使肾上腺皮质醇分泌增多，发挥糖皮质激素的功能；同时，ACTH 刺激肾上腺雌、雄激素的分泌，促进合成代谢，可抵消糖皮质激素促进分解代谢的副作用；ACTH 刺激肾上腺皮质增生，可以避免长时间使用糖皮质激素引起肾上腺皮质萎缩导致的停药后的肾上腺皮质功能衰竭危象。ACTH 常用剂量为每天 25～50 U。c. 冬眠治疗：目的在于通过药物和物理方法使患者体温下降，以降低脑代谢和脑耗氧量，增强脑组织对缺氧的耐受性，减少脑血容量和颅内静脉压，改善细胞膜的通透性，阻止脑水肿的发展。冬眠治疗适用于严重脑挫裂伤、脑干和（或）丘脑下部损伤、高热、去脑强直、伤后有明显精神症状或烦躁不安、颅内血肿术后伴有严重脑水肿的患者。常用药物有：氯丙嗪 50 mg、异丙嗪 50mg 及哌替啶 100 mg（Ⅰ号合剂）；或双氢麦角碱（海特琴）0.6 mg、异丙嗪 50 mg 及哌替啶 100 mg（Ⅰ号合剂）；或酰普马嗪 20 mg、异丙嗪 50 mg 及哌替啶 100 mg（Ⅳ号合剂）。可加在 500 mL 5% 葡萄糖溶液中滴注，待患者自主神经功能得到显著抑制、御寒反应减弱或消失后，逐渐开始物理降温。通常体温每降低 1℃，脑耗氧量与血流量即下降 6.7%。体温以降至 32～34℃为宜，过低有发生心室纤颤的危险。有冬眠疗法适应证者，治疗开始越早越好，一般持续 3～5 d 后即可逐渐减少用药直至停药。复温速度不宜过快，以 24 h 内回升 2℃为宜。复温困难时可加用电热毯，亦可给予少量阿托品、肾上腺素以促进体温的回升。亚低温治疗过程中常见的不良反应有：温度过低可并发心律失常、低血压、血液高凝等血流动力学异常；复温过快可因全身血管广泛扩张，血容量相对不足，导致低血容量休克。d. 巴比妥疗法：可通过促使扩张的脑血管收缩，达到降低颅内压的目的；其次，还有加强钠钾泵作用的功能，可减轻或防止脑水肿的形成；巴比妥类药物还有抑制脑脊液产生和降低脑组织代谢率的作用；最近研究发现巴比妥类药物还有清除自由基的作用。常用的药物有戊巴比妥钠或硫喷妥钠。该方法与低温疗法并用，效果更好。e. 过度换气疗法：即通过降低体内的 CO_2 浓度，使血管收缩和脑血流量减少，降低颅内压。动脉血 CO_2 分压每下降 0.13 kPa，可使脑血流量递减 2%。常用方法为呼吸机控制性过度换气。f. 其他药物治疗：随着脑水肿机制研究的不断深入，已发现外伤性脑水肿除了与脑外伤后脑缺血、缺氧、脑血管调节功能及脑组织代谢紊乱有关外，脑外伤后自由基的聚积、神经细胞内钙离子超载及神经内分泌方面的一系列变化对脑水肿的发生和发展均有重要作用。目前临床上已有多种新的抗脑水肿的药物。

自由基清除剂：脑损伤后的脑组织出血、缺血及缺氧均会产生大量的超氧化阴离子自由基，当这些具有极强化学活性的氧自由基的产生大大超过抗氧化酶系统的降解能力时，细胞膜和脂质膜中的多价不饱和脂肪酸受到氧自由基的攻击，发生脂质过氧化反应，导致上述结构破坏，加重脑水肿。早期使用抗自由基药物可以减轻脑组织脂质过氧化反应和脑水肿。常用药物有两大类：一类为酶类，常用的是超氧化物歧化酶（SOD），为目前研究和应用最多的一种氧自由基清除剂，它能使氧自由基转变成过氧化物和氧分子，从而清除氧自由基；另一类是非酶类，包括皮质类固醇、N-乙酰半胱氨酸、维生素 E 等，它们都具有较强的抗氧化反应作用，可抑制脂质过氧化反应。

钙拮抗剂：脑损伤、缺血、缺氧情况下，氧自由基和兴奋性氧基酸可开放细胞膜上的 Ca^{2+} 通道，使大量 Ca^{2+} 进入细胞内，同时由于脑细胞能量代谢障碍，ATP 生成减少，Ca^{2+} 泵功能减弱，排 Ca^{2+} 功能下降，产生细胞内 Ca^{2+} 超载，一方面导致神经细胞的死亡，另一方面 Ca^{2+} 作用于脑血管壁内皮细胞，使血脑屏障通透性增高，导致脑水肿加剧。使用钙拮抗剂可以阻断钙通道开放，降低血脑屏障通透性，从而改善脑水肿。这类药物有尼莫地平、硝苯地平、维拉帕米等。

阿片受体拮抗剂：颅脑损伤后血浆、脑脊液中内源性阿片样物质增多，加重脑水肿等继发性脑损伤。纳洛酮作为非专一性阿片受体拮抗剂，可抑制缺血时细胞膜脂质代谢，增加细胞膜的稳定性，纠正缺血时神经细胞内的 Ca^{2+}、Mg^{2+} 紊乱，恢复线粒体氧化磷酸化和能量供给等。用法为 0.2 mg/（kg·d），10 d 为一疗程。

③氧气及高压氧舱治疗：采用过度通气和高浓度氧吸入可提高血液中氧的含量，降低二氧化碳分压，使脑血管收缩、脑血容量减少，降低颅内压。

如果患者度过急性期后病情稳定，能够进行高压氧治疗，可以大大提高组织氧含量，中止脑缺血、缺氧所致的脑水肿。但对疑有颅内活动性出血的患者，不宜采用高压氧治疗。

④抗感染治疗：主要用于两类患者，一类是开放性颅脑损伤，包括颅底骨折所致隐性开放伤及颅脑损伤手术患者；另一类是因免疫功能降低导致其他器官感染的长期昏迷患者。对前类患者应选择能透过血脑屏障的抗生素，如青霉素类、第三代头孢类、氯霉素等。对肺、泌尿系和软组织感染则以 β-内酰胺类和氨基糖苷类为佳。

⑤镇静及并发症的治疗：颅脑损伤患者可因颅高压、疼痛、尿潴留或体位不适等出现烦躁，应分析原因并给予相应处理。治疗期间可出现消化道出血、肾功能不全等并发症，应注意预防及对症治疗。

⑥促进神经功能恢复的药物：颅脑损伤后中枢神经系统功能的恢复主要是依靠其代偿能力，而非中枢神经结构的再生。因此，在颅脑损伤恢复期可使用一些神经营养药以促进神经功能的恢复。

第二节　头皮损伤

一、概述

头皮血管丰富，皮肤和皮下组织致密，出血不易自行停止。帽状腱膜下间隙大，受伤后出血量大，特别是小儿可引起失血性休克。

二、临床表现

1. 头部外伤史

了解外伤情况，并估计外力的大小，出血多少，有否意识障碍。

2. 可见头部伤口或皮下血肿

（1）擦伤：仅表皮受损脱落，有少量渗血或渗液。

（2）挫伤：除表皮局限擦伤外，尚有皮下组织肿胀、瘀血和压痛等。

（3）裂伤：帽状腱膜完整者，皮肤裂口小而浅，否则伤口裂开，可深达骨膜。锐器伤创缘较整齐，钝器伤或撞击伤创缘不齐，形状不规则。

（4）头皮血肿：分皮下、帽状腱膜下和骨膜下血肿3种类型。①皮下血肿：局限于头皮损伤中心，质硬，中心软，易误诊为凹陷性骨折。②帽状腱膜下血肿：可蔓延至整个头皮，不受颅缝限制，质软有波动感。③骨膜下血肿：血肿边缘不超过颅缝，张力大，有波动感。

（5）撕脱伤：大片头皮自帽状腱膜下撕脱，有时整个头皮连同额肌、枕肌或骨膜一起撕脱，出血量大，可致休克。

三、辅助检查

（1）头部检查。

（2）病史中有意识障碍情况者，应行神经系统临床，并留观。

（3）对于临床怀疑存在颅骨骨折、颅内血肿和脑挫裂伤患者，应该行头颅X线平片和（或）CT检查。

四、治疗

1. 根据创口大小及类型

适当剃除创口周围头发。

2. 擦伤

清洗消毒伤口，不需包扎。

3. 挫伤

清洗消毒后包扎伤口或暴露。

4. 裂伤

伤后48 h以内者清创后一期缝合包扎，超过48 h或创口污染严重者缝合后加用抗生素治疗，已有明显感染者则不缝合，每日换药促使二期愈合。

5. 头皮血肿

皮下血肿不需处理。帽状腱膜下血肿和骨膜下血肿早期行加压包扎。

若在伤后7 d血肿仍无吸收，应在无菌条件下行穿刺抽吸血肿，并加压包扎。若反复穿刺无效者，应考虑：

（1）凝血功能障碍：做相应治疗。

（2）大血管或导血管伤：切开止血。

（3）合并感染：切开引流。

6. 撕脱伤

应先做补液治疗，根据血压情况选择输液、血代用品、血浆或全血。

（1）部分头皮撕脱伤：蒂部有动脉血供者，清创复位后缝合。

（2）完全头皮撕脱伤：污染不重者，行手术吻合血管头皮再植术。若不能吻合血管者，将撕脱头皮制成中厚皮片，回植于裸露的骨膜或筋膜上。若无条件行上述手术，可酌情行植皮或转移皮瓣术。如伤口污染严重，可先清创包扎，待创面肉芽形成后再植皮，并给予必要的抗生素。

第三节　脑震荡

脑震荡是轻型的原发性脑损伤。CT、MRI临床使用前认为脑震荡无神经系统的器质性损害。但CT、MRI检查，病理形态学研究发现，受伤部位的脑组织有充血、水肿，甚至有点状出血，只是损伤轻微，伤者只出现短暂的意识障碍，清醒后无阳性神经系统损害征。

一、临床表现

（1）伤后立即出现意识障碍，可以是短暂的神志恍惚，也可以昏迷，持续数分、数秒或十几分钟，一般不超过30分钟。清醒后一段时间可以表现迟钝、嗜睡、逆行性记忆遗忘。格拉斯哥昏迷计分表（GCS）计分最低不超过13分。

（2）急诊入院时可以出现面色苍白、脉弱、四肢松弛、肢冷、血压下降，甚至呼吸暂停，腱反射低下。几秒、几分钟之后血压回升，面色回华，但觉头痛、头昏、心悸、怕吵闹、畏光、耳鸣、失眠，甚至恶心、呕吐。以上症状部分患者可以持续数日或数周。

二、诊断

对脑震荡的诊断力求准确，不要把头部受伤的人都诊断为脑震荡，以免招来法律上的麻烦和伤者心理上的负担，使症状持续更久。诊断依据如下：

（1）明确的头部外伤史或可查到头部的着力点处有轻微肿胀，头皮擦损、裂伤。

（2）有短暂的意识障碍，如有逆行性记忆遗忘、头痛、呕吐，则诊断更可靠。

（3）神经系统检查未发现阳性体征，脑脊液检查肉眼或镜下未见红细胞。

（4）头颅X线照片、CT、MRI检查未见脑实质性损害或颅内血肿。

（5）伤后数日脑电图或脑地形图检查未见异常。

（6）症状较重，而且持续48 h以上者应严密观察和重复CT检查，以排除脑挫裂伤或颅内血肿。

三、治疗

（1）应在急诊室观察24 h，密切观察其神智、生命体征、瞳孔、头痛、呕吐等情况。

（2）卧床休息1周，其间少阅读，多睡眠，适当使用镇静安眠药，如苯巴比妥（鲁米那）等。

（3）多向伤员解释病情，减轻其心理负担。

（4）适当地对症治疗，如使用脑震宁、赖氨酸粉、吡拉西坦（脑复康）、谷维素、安神归脾丸、宁神丸等。

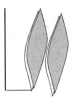

第六章　颅内压增高和脑疝

第一节　总论

一、定义

在病理情况下，颅内容物的增加或颅腔体积的减少的程度超过了颅内容积的代偿能力，当颅内压监护测得的压力或腰椎穿刺测得的脑脊液超过正常的颅内压标准（200 mmH$_2$O，15 mmHg，2.0 kPa）时，即颅内压增高。颅内压增高是临床上，特别是神经内、外科经常遇到的重要问题，如不能及时诊断和解决引起颅内压增高的病因，或采取措施缓解颅内压力，患者往往由于脑疝而死亡。

二、颅内压的形成与正常值

颅腔容纳着脑组织、脑脊液和血液三种内容物，当儿童颅缝闭合后或成人，颅腔的容积是固定不变的，为 1 400 ~ 1 500 mL。颅腔内的上述三种内容物，使颅内保持一定的压力，称为颅内压（ICP）。由于颅内的脑脊液介于颅腔壁和脑组织之间，一般以脑脊液的静水压代表颅内压力，通过侧卧位腰椎穿刺或直接脑室穿刺测量来获得该压力数值，成人的正常颅内压为 0.7 ~ 2.0 kPa（70 ~ 200 mmH$_2$O），儿童的正常颅内压为 0.5 ~ 1.0 kPa（50 ~ 100 mmH$_2$O）。临床上颅内压还可以通过采用颅内压监护装置，持续地进行动态观察。

三、原因

引起颅内压增高的原因可分为三大类。

1. 颅腔内容物的体积增大

如脑组织体积增大（脑水肿）、脑脊液增多（脑积水）、颅内静脉回流受阻或过度灌注，脑血流量增加，使颅内血容量增多。

2. 颅内占位性病变使颅内空间相对变小

如颅内血肿、脑肿瘤、脑脓肿等。

3. 先天性畸形使颅腔的容积变小

如狭颅症、颅底凹陷症等。

四、病理生理

1. 影响颅内压增高的因素

（1）年龄：婴幼儿及小儿的颅缝未闭合或尚未牢固融合，颅内压增高可使颅缝裂开而相应地增加颅腔容积，从而缓和或延长了病情的进展。老年人由于脑萎缩使颅内的代偿空间增多，故病程亦较长。

（2）病变的扩张速度：颅内压力与体积之间的关系不是线性关系，而是类似指数关系，这种关系可以说明一些临床现象，如当颅内占位性病变时，随着病变的缓慢增长，可以长期不出现颅内压增高症状，一旦由于颅内压代偿功能失调，则病情将迅速发展，往往在短期内即出现颅内高压危象或脑疝；如原有的颅内压增高已超过临界点，释放少量脑脊液即可使颅内压明显下降，若颅内压增高处于代偿的范围之内（临界点以下），释放少量脑脊液仅仅引起微小的压力下降，这一现象称为体积压力反应（VPR）。

（3）病变部位：在颅脑中线或颅后窝的占位病变，由于病变容易阻塞脑脊液循环通路而发生梗阻性脑积水，故颅内压增高症状可早期出现而且严重。颅内大静脉窦附近的占位性病变，由于早期即可压迫静脉窦，引起颅内静脉血液的回流或脑脊液的吸收障碍，使颅内压增高症状亦可早期出现。

（4）伴发脑水肿的程度：脑寄生虫病、脑脓肿、脑结核瘤、脑肉芽肿等由于炎症性反应均可伴有较明显的脑水肿，故早期即可出现颅内压增高症状。

（5）全身系统性疾病：尿毒症、肝性脑病、毒血症、肺部感染、酸碱平衡失调等都可引起继发性脑水肿而致颅内压增高。高热往往会加重颅内压增高的程度。

2. 颅内压增高的后果

颅内压持续增高，可引起一系列中枢神经系统功能紊乱和病理变化。主要病理改变包括以下六点：

（1）脑血流量的降低，脑缺血甚至脑死亡：正常成人每分钟约有 1 200 mL 血液流入颅内，通过脑血管的自动调节功能进行调节。其公式为：

$$脑血流量（CBF）= \frac{平均动脉压（MAP）- 颅内压（ICP）}{脑血管阻力（CVR）}$$

公式中的分子部分（平均动脉压 - 颅内压）又称为脑的灌注压（CPP），因此，该公式又可改写为：

$$脑血流量（CBF）= \frac{脑灌注压（CPP）}{脑血管阻力（CVR）}$$

正常的脑灌注压为 9.3 ~ 12 kPa（70 ~ 90 mmHg），脑血管阻力为 0.16 ~ 0.33 kPa（1.2 ~ 2.5 mmHg），此时脑血管的自动调节功能良好。如因颅内压增高而引起的脑灌注压下降，则可通过血管扩张，以降低血管阻力的自动调节反应使上述公式的比值不变，从而保证了脑血流量的稳定。如果颅内压不断增高使脑灌注压低于 5.3 kPa（40 mmHg）时，脑血管自动调节功能失效，这时脑血管不能再作相应的进一步扩张，以减少血管阻力，公式的比值就变小，脑血流量随之急剧下降，就会造成脑缺血。当颅内压升至接近平均动脉压水平时，颅内血流几乎完全停止，患者就会处于严重的脑缺血状态，甚至出现脑死亡。

（2）脑移位和脑疝。

（3）脑水肿：颅内压增高可直接影响脑的代谢和血流量，从而产生脑水肿，使脑的体积增大，进而加重颅内压增高。脑水肿时液体的积聚可在细胞外间隙，也可在细胞膜内。前者称为血管源性脑水肿，后者称为细胞中毒性脑水肿。血管源性脑水肿多见于脑损伤、脑肿瘤等病变的初期，主要是由于毛细血管的通透性增加，导致水分在神经细胞和胶质细胞间隙潴留，促使脑体积增加所致。细胞中毒性脑水肿可能是由于某些毒素直接作用于脑细胞而产生代谢功能障碍，使钠离子和水分子潴留在神经细胞和胶质细胞内所致，但没有血管通透性的改变，常见于脑缺血、脑缺氧的初期。在颅内压增高时，由于上述两种因素可同时或先后存在，故出现的脑水肿多数为混合性，或先有血管源性脑水肿，以后转化为细胞中毒性脑水肿。

（4）库欣反应：库欣于 1900 年曾用等渗盐水灌入狗的蛛网膜下隙以造成颅内压增高，当颅内压增高接近动脉舒张压时，血压升高、脉搏减慢、脉搏增大，继之出现潮式呼吸，血压下降，脉搏细弱，最终呼吸停止，心脏停搏而导致死亡。这一实验结果与临床上急性颅脑损伤所见情况十分相似，颅内压急剧增高时，患者出现血压升高（全身血管加压反应）、心跳和脉搏缓慢、呼吸节律紊乱及体温升高等各项生命体征发生变化，这种变化即称为库欣反应。这种危象多见于急性颅内压增高病例，慢性者则不明显。

（5）胃肠功能紊乱及消化道出血：部分颅内压增高的患者可首先出现胃肠道功能的紊乱，出现呕吐、胃及十二指肠出血及溃疡和穿孔等。这与颅内压增高引起下丘脑自主神经中枢缺血而致功能紊乱有关。亦有人认为颅内压增高时，消化道黏膜血管收缩造成缺血，因而产生广泛的消化道溃疡。

（6）神经源性肺水肿：在急性颅内压增高病侧中，发生率高达 5% ~ 10%。这是由于下丘脑、延髓受压导致 α-肾上腺素能神经活性增强，血压反应性增高，左心室负荷过重，左心房及肺静脉压增高，肺毛细血管压力增高，液体外渗，引起肺水肿，患者表现为呼吸急促、痰鸣，并有大量泡沫状血性痰液。

第二节　颅内压增高

一、概述

1. 定义

在病理情况下，颅内容物的增加或颅腔体积的减少的程度超过了颅内容积的代偿能力，当颅内压监护测得的压力或腰椎穿刺测得的脑脊液超过正常的颅内压标准（200 mmH$_2$O，15 mmHg，2.0 kPa）时，即颅内压增高。颅内压增高是临床上，特别是神经内、外科经常遇到的重要问题，如不能及时诊断和解决引起颅内压增高的病因，或采取措施缓解颅内压力，患者往往由于脑疝而死亡。

2. 原因

引起颅内压增高的原因可分为三大类：

（1）颅腔内容物的体积增大，如脑组织体积增大（脑水肿）、脑脊液增多（脑积水）、颅内静脉回流受阻或过度灌注，脑血流量增加，使颅内血容量增多。

（2）颅内占位性病变使颅内空间相对变小，如颅内血肿、脑肿瘤、脑脓肿等。

（3）先天性畸形使颅腔的容积变小，如狭颅症、颅底凹陷症等。

3. 病理生理

（1）影响颅内压增高的因素。

①年龄：婴幼儿及小儿的颅缝未闭合或尚未牢固融合，颅内压增高可使颅缝裂开而相应地增加颅腔容积，从而缓和或延长了病情的进展。老年人由于脑萎缩使颅内的代偿空间增多，故病程亦较长。

②病变的扩张速度：1965 年 Langlitt 在狗的颅内硬脑膜外放置一小球囊，每小时将 1 mL 液体注入囊内，使之逐渐扩张。开始由于有上述颅内压调节功能的存在，颅内压的变动很小或不明显；随着球囊的继续扩张，调节功能的逐渐耗竭，颅内压增高逐渐明显。当颅内液体在注入 4 mL 时终于达到一个临界点，这时只要向囊内注入极少量液体，颅内压就会有大幅度的升高，释放少量液体颅内压即显著下降。这种颅腔内容物的体积与颅内压之间的关系可以用曲线来表示，称为体积/压力关系曲线。从曲线可看出颅内压力与体积之间的关系不是线性关系，而是类似指数关系，这种关系可以说明一些临床现象，如当颅内占位性病变时，随着病变的缓慢增长，可以长期不出现颅内压增高症状，一旦由于颅内压代偿功能失调，则病情将迅速发展，往往在短期内即出现颅内高压危象或脑疝；如原有的颅内压增高已超过临界点，释放少量脑脊液即可使颅内压明显下降，若颅内压增高处于代偿的范围之内（临界点以下），释放少量脑脊液仅仅引起微小的压力下降，这一现象称为体积压力反应（VPR）。

③病变部位：在颅脑中线或颅后窝的占位病变，由于病变容易阻塞脑脊液循环通路而发生梗阻性脑积水，故颅内压增高症状可早期出现而且严重。颅内大静脉窦附近的占位性病变，由于早期即可压迫静脉窦，引起颅内静脉血液的回流或脑脊液的吸收障碍，使颅内压增高症状亦可早期出现。

④伴发脑水肿的程度：脑寄生虫病、脑脓肿、脑结核瘤、脑肉芽肿等由于炎症性反应均可伴有较明显的脑水肿，故早期即可出现颅内压增高症状。

⑤全身系统性疾病：尿毒症、肝性脑病、毒血症、肺部感染、酸碱平衡失调等都可引起继发性脑水肿而致颅内压增高。高热往往会加重颅内压增高的程度。

（2）颅内压增高的后果详见本章第一节。

二、临床表现

颅内压增高的主要症状和体征如下：

1. 头痛

这是颅内压增高最常见的症状之一，程度不同，以早晨或晚间较重，部位多在额部及颞部，可从颈枕部向前方放射至眼眶。头痛程度随颅内压的增高而进行性加重。当用力、咳嗽、弯腰或低头活动时常使头痛加重。头痛性质以胀痛和撕裂痛为多见。

2. 呕吐

当头痛剧烈时，可伴有恶心和呕吐。呕吐呈喷射性，易发生于饭后，有时可导致水、电解质紊乱和体重减轻。

3. 视神经盘水肿

这是颅内压增高的重要客观体征之一，表现为视神经乳头充血，边缘模糊不清，中央凹陷消失，视盘隆起，静脉怒张。若视神经盘水肿长期存在，则视盘颜色苍白，视力减退，视野向心缩小，称为视神经继发性萎缩。此时如果颅内压增高得以解除，往往视力的恢复也并不理想，甚至继续恶化和失明。

以上三者是颅内压增高的典型表现，称之为颅内压增高"三主征"。颅内压增高的"三主征"各自出现的时间并不一致，可以其中一项为首发症状。颅内压增高还可引起一侧或双侧展神经麻痹和复视。

4. 意识障碍及生命体征变化

疾病初期意识障碍可出现嗜睡，反应迟钝。严重病例，可出现昏睡、昏迷，伴有瞳孔散大、对光反应消失，发生脑疝，去脑强直。生命体征变化为血压升高、脉搏徐缓、呼吸不规则、体温升高等病危状态甚至呼吸停止，终因呼吸循环衰竭而死亡。

5. 其他症状和体征

头晕、猝倒，头皮静脉怒张。在小儿患者可有头颅增大、颅缝增宽或分裂、前囟饱满隆起。头颅叩诊时呈破罐声及头皮和额眶部浅静脉扩张。

三、诊断

头痛是颅内压增高的常见症状，但是，头痛的原因很多，因此，对有头痛主诉者，应考虑颅内压增高的可能。头痛伴恶心和呕吐者，应高度警惕颅内压增高的存在。当颅内压增高的"三主征"同时存在时，颅内压增高的诊断可以成立。此外，尚要详细询问病史和认真进行神经系统检查，以利于明确诊断和找出病因，通过以上环节，如果怀疑颅内压增高或为明确颅内压增高的原因，应该选择性地进行下列辅助检查：

1. 头颅 X 线片

颅内压增高的常见征象为：①颅缝分离，头颅增大，见于儿童；②脑回压迹增多；③蝶鞍骨质吸收；④颅骨板障静脉沟纹和蛛网膜颗粒压迹增多加深。以上征象常见于持续 3 个月以上的慢性颅内压增高。因此，颅骨 X 线片无异常，不能排除颅内压增高的存在。

2. 腰椎穿刺

可以直接测量压力，同时获得脑脊液标本做检查。颅内压明显增高的患者，腰椎穿刺可能诱发和加重颅内压的压力梯度，从而诱发脑疝出现的危险，因此，应尽量避免。另一方面，梗阻性脑积水时，由于颅腔与脊髓腔的脑脊液通路受阻，压力传导障碍，腰椎穿刺测量的压力不等于脑室内压力，可能造成漏诊。

3. 婴儿前囟门测压

传感器测量和触觉法。前者通过仪器测量，正常婴儿压力低于 1.27 kPa（130 mmH$_2$O），新生儿 24 h 内可高达 1.57 kPa（160 mmH$_2$O），因此，颅内压高于 1.47 kPa（150 mmH$_2$O）可作为诊断婴儿和新生儿的颅内高压标准。触觉法则通过囟门的张力了解颅内压情况，正常压力情况下婴儿在安静及垂直坐位时，轻轻触及前囟门，前囟门较周围颅骨微凹或平坦，有搏动；颅内压增高时，前囟门紧张，或搏动消失，严重者出现膨隆，为判断颅内高压的可靠依据。

4. 颅内压监护

颅内压监护是将导管或微型压力传感器探头置于颅内（脑室、硬膜下、硬膜外、脑实质和脊髓蛛网膜下隙等），导管或传感器的另一端与颅内压监护仪连接，将颅内压力变化转为电信号，显示于示波屏或数字仪上，并用记录器连续描记，以随时了解颅内压的一种方法。颅内压监测方法目前可分为以上所说的前囟门 ICP 监测法、无创性 ICP 监测方法和有创性颅内压监测方法。根据颅内压高低和波形，可及时了解颅内压变化，判断病情，指导治疗，估计预后，目前已广泛应用于神经外科 ICU 病房。

5. CT、MRI 和数字式减影法血管造影（DSA）

这些方法可发现颅内病变和引起颅内高压的原因，并可以协助诊断颅内压增高，如出现脑积水或颅内结构移位（中线结构，脑室和脑池、脑回受压，正常松果体等结构）等征象。局限性颅内压增高，脑血管造影出现血管移位。

四、治疗

1. 一般处理

凡有颅内压增高的患者，应留院观察。密切观察神志、瞳孔、血压、呼吸、脉搏及体温变化，以掌握病情发展的动态。有条件时可作颅内压监护，根据监护中所获得的压力信息来指导治疗。频繁呕吐者应暂禁食，以防吸入性肺炎。不能进食的患者应予补液，补液量应以维持出入液量的平衡为度，补液过多可促使颅内压增高恶化。注意补充电解质并调整酸碱平衡。用轻泻剂来疏通大便，不能让患者用力排便，不可作高位灌肠，以免颅内压骤然增高。对意识不清的患者及咳痰困难者要考虑作气管切开术，以保持呼吸道通畅，防止因呼吸不畅而使颅内压更加增高。给予氧气吸入有助于降低颅内压。病情稳定者需尽早查明病因，以明确诊断，尽快施行去除病因的治疗。

2. 病因治疗

颅内占位性病变，首先应考虑作病变切除术。位于大脑非功能区的良性病变，应争取作根治性切除；不能根治的病变可作大部切除、部分切除或减压术；若有脑积水者，可行脑脊液分流术，将脑室内液体通过特制导管分流入蛛网膜下隙、腹腔或心房。颅内压增高，已引起急性脑疝时，应分秒必争进行紧急抢救或手术处理。

3. 降低颅内压治疗

适用于颅内压增高但暂时尚未查明原因或虽已查明原因但仍需要非手术治疗的病例。高渗利尿剂选择应用的原则是：若意识清楚，颅内压增高程度较轻的病例，先选用口服药物。若有意识障碍或颅内压增高症状较重的病例，则宜选用静脉或肌内注射药物。常用口服的药物有：①氢氯噻嗪 25 ~ 50 mg，每日 3 次；②乙酰唑胺 250 mg，每日 3 次；③氨苯蝶啶 50 mg，每日 3 次；④呋塞米（速尿）20 ~ 40 mg，每日 3 次；⑤ 50% 甘油盐水溶液 60 mL，每日 2 ~ 4 次。

常用的可供注射的制剂有：① 20% 甘露醇 250 mL，快速静脉滴注，每日 2 ~ 4 次。② 20% 尿素转化糖或尿素山梨醇溶液 200 mL，静脉滴注，每日 2 ~ 4 次。③呋塞米 20 ~ 40 mg，肌内或静脉注射，每日 1 ~ 2 次。此外，也可采用浓缩 2 倍的血浆 100 ~ 200 mL 静脉注射；20% 人血清蛋白 20 ~ 40 mL 静脉注射，对减轻脑水肿、降低颅内压有效。

4. 激素应用

地塞米松 5 ~ 10 mg 静脉或肌内注射，每日 2 ~ 3 次；氢化可的松 100 mg 静脉注射，每日 1 ~ 2 次；泼尼松 5 ~ 10 mg 口服，每日 1 ~ 3 次，可减轻脑水肿，有助于缓解颅内压增高。

5. 冬眠低温疗法或亚低温疗法

有利于降低脑的新陈代谢率，减少脑组织的氧耗量，防止脑水肿的发生与发展，对降低颅内压亦起一定作用。

6. 脑脊液体外引流

有颅内压监护装置的病例，可经脑室缓慢放出脑脊液少许，以缓解颅内压增高。

7. 巴比妥治疗

大剂量异戊巴比妥钠或硫喷妥钠注射可降低脑的代谢，减少氧耗及增加脑对缺氧的耐受力，使颅内压降低，但需在有经验的专家指导下应用。在给药期间，应作血药物浓度监测。

8. 辅助过度换气

目的是使体内 CO_2 排出。当动脉血的 CO_2 分压每下降 1 mmHg 时，可使脑血流量递减 2%，从而使颅内压相应下降。

9. 抗生素治疗

控制颅内感染或预防感染。可根据致病菌药物敏感试验选用适当的抗生素。预防用药应选择广谱抗生素，术中和术后应用为宜。

10. 症状治疗

对患者的主要症状进行治疗，疼痛者可给予镇痛剂，但应忌用吗啡和哌替啶等类药物，以防止对呼吸中枢的抑制作用，而导致患者死亡。有抽搐发作的病例，应给予抗癫痫药物治疗。烦躁患者给予镇静剂。

第三节　颅内压监护

一、概述

颅内压监护是将传感器放置在颅腔内，通过监测仪对颅内压进行连续描记，并显示出压力曲线，获得动态颅内压情况的一种监测方法。颅内压监护可以及时准确地分析颅内压的变化情况，对判定病情、明确诊断、指导治疗及估计预后有十分重要的意义。颅内压监护系统是颅内压增高时的临床观察手段，是神经外科重症监护的重要组成部分。

二、适应证

1. 重症颅脑损伤

凡是颅脑损伤患者格拉斯哥计分 8 分以下者均适于行颅内压监护，以随时了解因继发脑水肿及出血引起的脑受压情况；对外伤性颅内血肿量少，无脑干受压症状者，可在颅内压监护下行保守治疗。

2. 颅内肿瘤

颅内肿瘤患者围手术期及治疗期间均可应用颅内压监护，既可持续测压，又可行脑室引流，有利于维持颅内压稳定，改善患者状况，使其顺利进行手术，安全度过术后反应期。

3. 高血压脑出血或脑病

高血压脑出血或高血压脑病患者，易造成脑水肿及高颅压，应用颅内压监护可适时选择合适的降血压药物及降低颅高压的方式。

4. 蛛网膜下腔出血

动脉瘤或动静脉畸形破裂引起蛛网膜下隙出血者常合并有脑积水及颅高压，进行颅内压监护可了解颅内压变化，同时行血性脑脊液引流，具有减轻血管痉挛及脑水肿的作用。

5. 其他

需要了解颅内压变化的神经外科患者。

三、常用方法

1. 脑室内压监护

多采用侧脑室前角钻孔穿刺，安置导管于侧脑室内保持通畅，将导管的颅外端连接传感器，即可持续测压监护。脑室内压监护方法简便，测压准确，并可兼做脑室引流减压，因此临床较常用；其主要不足是置管时间有限（多不超过 1 周），否则易并发颅内感染；对于颅内压高、脑室受压变形移位时，常出现置管困难。

2. 硬脑膜下压监护

行颅骨钻孔并切开硬脑膜，将压力传感器置于硬脑膜下隙，以脑蛛网膜面为感压面，经导线与压力监护仪装置相连，进行持续测压监护。此法因操作较麻烦，感染危险性大及测压干扰因素多，现临床较少采用。

3. 硬脑膜外压监护

将压力传感器直接置于硬脑膜与颅骨之间，目前多采用光导纤维微型扣式传感器置入。由于保持了硬脑膜的完整性，并发颅内感染的机会少，适用于需较长时间监护的患者。其缺点主要是稳定性和准确性较差。

4. 遥测监护法

将传感器完全置于颅内，经遥测技术监护患者的颅内压。因头部无导管或外接线路，患者可自由活动。但临床很少采用，因颅内压监护主要用于危重神经外科患者。

四、临床分析

1. 颅内压力的分级及意义

在颅内压监护过程中，为了便于临床观察，根据颅内压的变化情况，通常将其分为4级。

（1）正常：颅内压 < 2.0 kPa（15 mmHg）。

（2）轻度升高：颅内压为 2.0 ~ 2.67 kPa（15 ~ 20 mmHg）。

（3）中度升高：颅内压为 2.67 ~ 5.33 kPa（20 ~ 40 mmHg）。

（4）重度升高：颅内压超过 5.33 kPa（40 mmHg）。

对颅内压进行分级，有利于指导临床治疗工作。目前国际上多采用颅内压 2.67 kPa（20 mmHg）作为临床需要采用降低颅内压治疗的临界值，如压力小于此值，可不必采用脱水治疗等措施。

2. 颅内压力波型及意义

由监护仪记录到的颅内压曲线是脑搏动在记录纸上所留下的轨迹，在颅内压力曲线上通常可区分为正常波、A波及B波三种。

（1）正常波：压力曲线平直，可有轻微的起伏变动，但无快速与大幅度的升降，颅内压力水平在正常范围。

（2）A波：又称平顶波或高原波，由突发性的颅内压急剧升高引起。表现为压力突然升至 6.67 ~ 13.3 kPa（50 ~ 100 mmHg），持续 5 ~ 20 min 后又骤然降至原水平或更低。颅内压越高，出现A波的频率越多；病情越重，其持续时间越长。对颅内压增高患者施加任何增高颅内压的因素均可诱发A波出现，而积极降低颅内压可阻止或中断A波。A波的频繁出现表示颅内压增高情况严重，提示颅腔的代偿功能已接近衰竭，必须采取积极有效的降低颅内压的抢救措施，否则预后不良。

（3）B波：是颅内压的一种节律性波动，波幅增高（较原有基础颅内压）不超过 0.67 ~ 1.33 kPa（5 ~ 10 mmHg），持续 0.5 ~ 2 min。此波出现可能是动脉血压波动的反应，有时也是脑顺应性降低、颅内代偿机制受损的表现，可能与脑干的血流灌注不足导致脑干功能失调有关。

第四节　急性脑疝

一、概述

当颅内某分腔有占位性病变时，该分腔的压力大于邻近分腔的压力，脑组织从高压力区向低压力区移位，导致脑组织、血管及脑神经等重要结构受压和移位，有时被挤入硬脑膜的间隙或孔道中，从而出现一系列严重临床症状和体征，称为脑疝。

1. 病因及分类

颅内任何部位占位性病变发展到严重程度均可导致颅内各分腔压力不均而引起脑疝。常见病因有：

①外伤所致各种颅内血肿，如硬膜外血肿、硬膜下血肿及脑内血肿；②颅内脓肿；③颅内肿瘤，尤其是颅后窝、中线部位及大脑半球的肿瘤；④颅内寄生虫病及各种肉芽肿性病变；⑤医源性因素，对于颅内压增高患者，进行不适当的操作，如腰椎穿刺，放出脑脊液过多过快，使各分腔间的压力差增大，则可促使脑疝形成。

根据移位的脑组织及其通过的硬脑膜间隙和孔道，可将脑疝分为以下常见的 3 类：①小脑幕切迹疝，又称颞叶疝，为颞叶的海马回、钩回通过小脑幕切迹被推移至幕下；②枕骨大孔疝又称小脑扁桃体疝，为小脑扁桃体及延髓经枕骨大孔推挤向椎管内；③大脑镰下疝又称扣带回疝，一侧半球的扣带回经镰下孔被挤入对侧分腔。

2. 病理

当发生脑疝时，移位的脑组织在小脑幕切迹或枕骨大孔处挤压脑干，脑干受压移位可致其实质内血管受到牵拉，严重时基底动脉进入脑干的中央支可被拉断而致脑干内部出血，出血常为斑片状，有时出血可沿神经纤维走行方向达内囊水平。由于同侧的大脑脚受到挤压而造成病变对侧偏瘫，同侧动眼神经受到挤压可产生动眼神经麻痹症状。移位的钩回、海马回可将大脑后动脉挤压于小脑幕切迹缘上致枕叶皮质缺血坏死。小脑幕切迹裂孔及枕骨大孔被移位的脑组织堵塞，从而使脑脊液循环通路受阻，则进一步加重了颅内压增高，形成恶性循环，使病情迅速恶化。

二、临床表现

不同类型的脑疝各有其临床特点，在此仅简述小脑幕切迹疝及枕骨大孔疝的临床表现。

1. 小脑幕切迹疝

①颅内压增高的症状：表现为剧烈头痛，与进食无关的频繁的喷射性呕吐。头痛程度进行性加重伴烦躁不安。急性脑疝患者视神经水肿可有可无。②瞳孔改变：病初由于患侧动眼神经受刺激导致患侧瞳孔变小，对光反射迟钝，随病情进展患侧动眼神经麻痹，患侧瞳孔逐渐散大，直接和间接对光反射均消失，并有患侧上睑下垂、眼球外斜。如果脑疝进行性恶化，影响脑干血供时，由于脑干内动眼神经核功能丧失可致双侧瞳孔散大，对光反射消失，此时患者多已处于濒死状态。③运动障碍：表现为病变对侧肢体的肌力减弱或麻痹，病理征阳性。脑疝进展时可致双侧肢体自主活动消失，严重时可出现去脑强直发作，这是脑干严重受损的信号。④意识改变：由于脑干内网状上行激动系统受累，患者随脑疝进展可出现嗜睡、浅昏迷至深昏迷。⑤生命体征紊乱：由于脑干受压，脑干内生命中枢功能紊乱或衰竭，可出现生命体征异常。表现为心率减慢或不规则，血压忽高忽低，呼吸不规则、大汗淋漓或汗闭，面色潮红或苍白。体温可高达 41℃以上或体温不升。最终因呼吸循环衰竭而致呼吸停止，血压下降，心脏停搏。

2. 枕骨大孔疝

由于脑脊液循环通路被堵塞，颅内压增高，患者剧烈头痛，频繁呕吐，颈项强直，强迫头位。生命体征紊乱出现较早，意识障碍出现较晚。因脑干缺氧，瞳孔可忽大忽小。由于位于延髓的呼吸中枢受损严重，患者早期可突发呼吸骤停而死亡。

三、治疗

脑疝是由于急剧的颅内压增高造成的，在做出脑疝诊断的同时应按颅内压增高的处理原则快速静脉输注高渗降颅内压药物，以缓解病情，争取时间。当确诊后，根据病情迅速完成开颅术前准备，尽快手术去除病因，如清除颅内血肿或切除脑肿瘤等。如难以确诊或虽确诊而病因无法去除时，可选用下列姑息性手术，以降低颅内高压和抢救脑疝。

1. 侧脑室体外引流术

经额、眶、枕部快速钻颅或锥颅，穿刺侧脑室并安置硅胶引流管行脑脊液体外引流，以迅速降低颅内压，缓解病情。特别适于严重脑积水患者，这是临床上常用的颅脑手术前的辅助性抢救措施之一。

2. 脑脊液分流术

脑积水的病例可施行侧脑室–腹腔分流术。侧脑室–心房分流术现已较少应用。导水管梗阻或狭窄者，

可选用侧脑室 – 枕大池分流术或导水管疏通术。

3. 减压术

小脑幕切迹疝时可采用颞肌下减压术，枕骨大孔疝时可采用枕肌下减压术。重度颅脑损伤致严重脑水肿而颅内压增高时，可采用去骨瓣减压术，但目前已较少应用。以上方法称为外减压术。在开颅手术中可能会遇到脑组织肿胀膨出，此时可将部分非功能区脑叶切除，以达到减压目的，称为内减压术。

第五节　脑水肿

一、概述

1. 病因

脑水肿病因多样，主要起因于神经系统疾病者常见如下：

（1）颅脑损伤：各种原发或继发性颅脑损伤均可引起脑水肿，尤以脑挫裂伤、颅内血肿压迫、弥漫性轴索损伤为常见。胸部挤压伤导致毛细血管通透性增加所致间接脑损伤也可发生脑水肿。

（2）颅内占位性病变：肿瘤使其周围脑组织受压、静脉回流受阻与脑脊液循环及吸收障碍、肿瘤的生物毒性作用使血脑屏障受损或破坏等均可导致脑水肿。脑水肿多见于脑的恶性肿瘤和脑膜瘤。

（3）颅内炎症：脑炎、脑膜炎、脑室炎等颅内弥漫性炎症及脑脓肿、炎性肉芽肿等局限性炎症的周围可见脑水肿。

（4）脑血管病：脑梗死、脑栓塞使相应部位脑组织缺血，导致局限或广泛的脑水肿。

脑出血灶周围、动静脉畸形、动脉瘤出血致血管痉挛也可见脑水肿。

（5）脑缺氧：癫痫、胸部创伤、低血压、心脏停搏、一氧化碳中毒等使脑处于缺氧状态伴随脑水肿。

（6）外源性或内源性中毒：铅中毒或其他原因引起的全身中毒常并发弥漫性脑水肿。

（7）脑代谢障碍：全身或局限性的脑代谢障碍。

（8）放射性脑损害：出现在放射线敏感或照射剂量过大的患者。

2. 分类

目前国际上脑水肿分为 4 类：

（1）血管源性脑水肿：血脑屏障受损、破坏，使毛细血管通透性增加，水渗出增多所致。

（2）细胞性脑水肿：即细胞毒性脑水肿，为致病因素使脑组织缺氧、神经细胞代谢障碍所致。

（3）渗透压性脑水肿：为细胞内、外液及血液中电解质与渗透压改变引起的细胞内水肿。

（4）脑积水性脑水肿：即间质性脑水肿，常见于梗阻性脑积水。

3. 发病机制

（1）血脑屏障功能障碍：血脑屏障包括血 – 脑、血 – 脑脊液和脑脊液 – 脑屏障。致病因素破坏血脑屏障导致功能障碍。

（2）脑微循环障碍：致病因素使脑血管痉挛，微循环功能障碍。

（3）脑细胞代谢障碍：糖代谢障碍、ATP 减少，使细胞内、外渗透压平衡破坏，细胞内酸中毒，细胞内水肿。

（4）自由基：脑损伤后自由基增加，细胞膜系统、血脑屏障破坏，致脑水肿。

（5）神经细胞钙超载：缺钙使细胞膜钙通道异常开放，细胞内钙超载，因此影响酶、蛋白、脂质的代谢，快反应基因的表达和调控，血管痉挛。

（6）颅内静脉压增高：使脑血流量减少，组织缺氧、水肿。

4. 病理

不同类型脑水肿形态学有一定差异。

二、临床表现

（1）脑损害症状如癫痫、失语、意识障碍等。

（2）颅内压增高症状：颅压高"三主征"。

（3）其他意识障碍、精神症状等。

三、治疗

改善脑缺氧、病因治疗、降颅压治疗、改善脑代谢等。

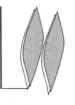

第七章 神经外科常见先天性疾病

第一节 颈肋

一、概述

颈肋是先天性的畸形肋骨，其发生率约为 0.5% ~ 1%，以女性多见，男女之比为 1∶（2 ~ 3），初诊年龄为 20 ~ 40 岁。约半数为双侧性，单侧者以左侧居多。

解剖学上，臂丛及锁骨下动脉穿过由前斜角肌、中斜角肌、第一肋骨上缘所构成的三角形间隙，进入腋部，臂丛的下组位于锁骨下动脉的后方，二者形成神经血管束（图 7-1）。颈肋多见于第 7 颈椎，有时也见于第 6 颈椎，其长短不一。一般根据颈肋的形态分为四型：Ⅰ 型，颈肋短小，刚超过横突，一般无压迫症状出现。Ⅱ 型，颈肋超过横突较多，末端游离并能直接抵触或压迫臂丛。有时由纤维束带与第一肋相连，此纤维带压迫臂丛神经。Ⅲ 型，颈肋几乎完整，并以纤维带与第 1 肋软骨相连，常压迫臂丛神经和锁骨下动脉。Ⅳ 型，颈肋完整，并以肋软骨与第 1 肋软骨连接，亦常致臂丛神经及锁骨下动脉和静脉受压。

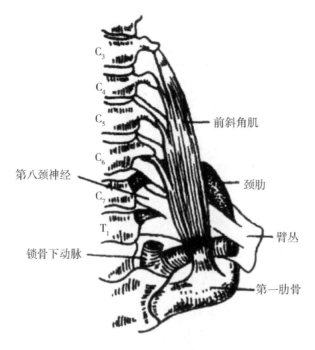

图 7-1 颈肋与臂丛的解剖关系

二、临床表现

大多数颈肋无任何症状，只有当血管、神经受挤压时才表现症状，其原因有外伤、肩部负重、骨膜炎、肩下垂、第1肋骨畸形、前斜角肌肥厚、异常纤维束带等。此病的一般体征为患者肩部多肌肉饱满，锁骨上窝浅，有时可触及隆起的包块或肥厚的斜角肌。此外，根据受累的成分不同分为三种类型。

（一）神经型

（1）手、肩钝痛是最常见的首发症状，为间歇性。当上肢及肩向下牵引，或手拿重物时疼痛加重，因此患者常把上肢举起置于头顶之上。受第Ⅷ颈神经和第一胸神经支配的肌肉肌力减弱，表现在握、捏及细小的动作方面。晚期可见手骨间肌和大小鱼际肌肉萎缩，无腱反射改变。感觉障碍以尺神经分布区为主。

（2）由于交感神经受压，出现血管舒缩功能障碍，如手下垂时皮肤变色，呈灰蓝色，出汗，浮肿，上举后则消失。遇冷手指变苍白。有时出现颈交感神经麻痹综合征（Homer Syndrome）。

（3）颈肋有时可触知，压迫该处可引起局部疼痛并向手臂放射。

（二）血管型

血管型较少，间歇性上肢皮肤颜色改变或静脉怒张，严重者发生溃疡或坏疽，伴随疼痛或痛觉障碍。锁骨上窝常能听到杂音是一重要体征，有时双侧均可听到，患侧声大。牵引上肢上述症状加重。前斜角肌试验（Adson试验）：取坐位，臂自然下垂，头用力转向病侧并后伸，嘱深吸气并屏气，病侧桡动脉搏动减弱或消失，为阳性。

（三）神经血管型

神经血管型指神经型与血管型混杂的病例。

三、诊断和鉴别诊断

中年患者，特别是女性患者，有上述临床表现者应怀疑此病，进一步行X线检查。颈椎X线正位片可确定颈肋的存在及大小。有时X线片未发现颈肋的存在，但可能有异常纤维束引起压迫。颈肋为胸廓上口综合征组成内容之一，应与下列情况鉴别。

（一）肋锁综合征

肋锁试验为阳性，即当肩部受重压，使肩关节向后向下时，由于第一肋骨与锁骨间隙变窄，桡动脉搏动变弱或消失，是鉴别本征的依据。

（二）胸小肌综合征

胸小肌综合征是胸小肌与胸壁挤压神经血管束而引起的综合征，可依据超外展试验阳性，即肩外展、后伸、牵引胸小肌而出现桡动脉搏动消失，而做出诊断。

（三）椎间盘脱出症

此症多发生于壮年，发病较急，常有外伤史，经牵引后症状可缓解，脊髓造影显示椎间盘组织压迹。

（四）颈椎关节痛

颈椎X线片显示椎间孔狭窄或椎体后缘有骨质增生。

（五）腕管综合征

压迫腕管时，则正中神经分布区出现感觉障碍。

四、治疗

（一）非手术治疗

非手术治疗包括按摩、理疗，止痛剂，加强提肩胛肌的锻炼，避免手提重物，减少患侧上肢过度外展活动，适当休息。颈椎牵引对此症无效。

（二）手术治疗

如经过3～6个月非手术治疗无效，症状较严重者可考虑手术治疗。具体适应证如下：①持续性剧烈疼痛者；②上肢及手的神经征或血管征在发展者；③锁骨下动脉明显受压而引起手指苍白及青紫的短

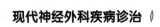

暂发作，甚至有栓塞现象出现者；④臂丛神经下束受压出现感觉障碍或手的小鱼际肌肉萎缩者。

手术方法包括：①颈肋切除术：适合于发育较完全的Ⅲ型和Ⅳ型颈肋，一般经锁骨上路切断前斜角肌及颈肋；②第1肋骨切除术：适合于Ⅰ、Ⅱ型颈肋伴纤维束带致神经血管受压者，一般经腋窝入路施行。

第二节　狭颅症

一、概述

狭颅症是一种先天性发育畸形，指婴幼儿颅骨缝闭合时间过早，以致脑的发育受到已无扩张余地的骨性颅腔的限制，故本病亦称颅缝早闭或颅缝骨化症。患儿主要表现为头颅狭小、颅内压增高和智力发育迟缓等，多伴有其他骨骼的发育异常。本病病因尚未明确，可能与胚胎期中胚叶发育障碍有关，亦可能系骨缝膜性组织异位骨化所致。在新生儿中，发生本病的概率为0.07%～0.1%。颅缝早闭的时间、早闭颅缝的位置及数量等，与头颅外形及患儿智力受影响的程度有关。早期诊断和治疗颅缝早闭，对预后至关重要。临床上通常以颅缝闭合类型进行分类。在单颅缝早闭中，尤以矢状缝早闭、冠状缝早闭、单侧冠状缝或人字缝早闭等为常见；而多颅缝早闭，常见者为双侧冠状缝早闭、冠状缝和矢状缝早闭、额蝶筛缝和额缝早闭、全颅缝早闭等。头形改变方向常与早闭的颅缝线垂直。

二、临床表现

（一）症状与体征

1. 矢状缝早闭

矢状缝早闭占全部颅缝早闭的50%～60%。患儿多为男性，个别病例有家族史。矢状缝如果在出生前闭合，胎儿脑部的发育会受到严重限制，产生头颅部显著畸形。颅顶从前到后变窄、变长，呈现为舟状头或称楔状头，从侧面观酷似哑铃状，显示颅穹隆高而横径短，沿矢状缝可触及隆起的骨嵴。此类患儿颅内压增高和视盘水肿并不多见，少数患儿有智力发育迟缓。

2. 冠状缝早闭

当左右冠状缝同时早闭，患儿表现为尖头畸形，即颅顶高，额部低。从后面看为尖头，从前面看则为塔形头。头颅前后径变短，前额和顶部隆起，前囟前移，头围变小而颅高增加。闭合的冠状缝上可触及骨嵴。患儿前脑发育受到严重影响，多伴有颅内压增高的症状，可有斜视，眼底检查可见视盘水肿或萎缩。

3. 单侧冠状缝及人字缝早闭

颅骨一侧的冠状缝与人字缝早闭，可出现斜头畸形。其发生率占所有颅缝早闭的8%～19%。男性发病多于女性，以左侧凹陷为多见，常伴有其他骨的畸形发育。患者表现为一侧额面部凹陷，头颅不对称发育而成斜头畸形。一侧冠状缝早闭可在额骨中部扪及骨嵴。患侧额头扁平，两眼眶高低不等，患侧眼眶高于健侧，可伴有眶距过宽。额部狭窄，表现为"侧偏颅"或"扭曲脸"。本病可合并其他畸形，如腭裂、眼裂畸形、泌尿系统畸形和前脑畸形等。

4. 双侧冠状缝早闭伴额蝶缝、额筛缝早闭

属多颅缝早闭，表现为短头畸形。若双侧冠状缝在眼眶外侧与额蝶缝和额筛缝均发生早闭，则头颅前后径及头围较正常明显变小，双颞颅径增加，前额和枕骨扁平，前囟前移，眼眶变浅，眶容积缩小引起轻度突眼。偶伴中面部发育不良。智力发育迟缓较单侧冠状缝早闭为多。

5. 额缝早闭

额缝早闭可致三角头畸形，后者有两种类型，一种为眶上缘正常，一种为眶上缘后缩。前额正中呈龙骨嵴状。从头顶观前额部三角头畸形尤为明显，可扪及额部正中早闭颅缝嵴。可伴有眶距过狭症和内眦赘皮。部分患者有慢性颅内压增高征象。

6. 全颅缝早闭

如全部颅骨骨缝均发生提前闭合，表现为小头畸形，颅顶扁平。颅矢状径、颅冠状径、头围，乃至整个头颅均显著小于同龄正常人。多伴有其他部位的发育异常。因脑部发育严重受限，患儿智力发育较差。

狭颅症常合并身体其他部位畸形，最常见者为对称性并指（趾）症；此外，还可能有面骨畸形、蝶骨小翼过度生长、鼻骨塌陷、后鼻孔闭锁及鼻咽腔梗阻、硬腭增高、腭裂、唇裂、脊柱裂、先天性心脏病及外生殖器异常等。

（二）影像学检查

头颅 X 线正侧位片，可见早闭的颅缝及眶顶，以及额颞部的相应结构改变。尚可见由于慢性颅内压增高而引起的指压切迹（图 7-2）。CT 平扫可见颅前窝及眶顶前后径变短、脑室变小等。

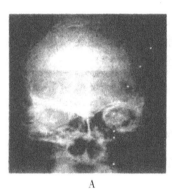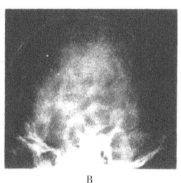

A   B

图 7-2　颅缝早闭颅骨 X 线平片

注：A、B 正侧位片，可见人字缝，其他颅缝均已闭合；脑回压迹明显；蝶鞍显示骨质吸收；头颅前后径增大，近于舟状头畸形

三、手术技术

手术的目的是通过切开原已闭合的骨缝或重新建立新的骨沟，使颅腔能有所扩大，以保证脑的正常发育。

（一）适应证与禁忌证

头颅畸形明显，伴有眼球突出、智力低下、视力下降及颅内压增高征象者，均需手术治疗。一般认为在出生后 6 ~ 12 个月，手术治疗效果较好。1 岁以后颅内压增高症状或视力减退明显者，亦应行手术治疗。重度营养不良，有明显贫血，体内重要脏器损害且功能不正常，或头皮有感染者，应视为禁忌。

（二）术前准备

拍摄颅骨正、侧位片，确定颅缝骨化早闭的位置及其范围。测量并记录头颅各径线长度，以便术后观察对比。

（三）手术入路与操作

手术方式包括颅缝再造术及颅骨切开术两种。

1. 颅缝再造术

颅缝再造术是手术切开已骨化早闭的颅缝（图 7-3）。手术在基础麻醉加局部麻醉下进行。术中注意仔细止血，保持输血、输液的通畅，以预防休克。①矢状缝早期闭合：手术主要切开原矢状缝。取中线切口，前起冠状缝前 1 cm，后至人字缝尖后 1 cm，于中线旁做颅骨钻孔，咬除 1.5 cm 宽的骨沟，同时切除两旁骨膜，切除范围应较骨沟宽 2 ~ 3 cm。充分止血后，按层缝合伤口。此法缺点为术中易出血。为避免出血，亦可采用在矢状线旁平行地咬除骨质，形成两条骨沟的方法。②冠状缝早期闭合：在耳前做冠状切口直达两侧颧弓，切除已闭合的冠状缝。手术方法同前。③全部颅缝闭合：婴儿手术采用顶部冠状切口，分 2 期进行。第 1 期将头皮翻向前，沿冠状缝咬出一条骨沟，并咬除矢状缝的前半部，必要时，再辅以颞肌下减压术。在伤口愈合及患儿完全恢复后进行第 2 期手术，原切口切开后，头皮翻向后，咬开后半部矢状缝、颞部及人字缝。儿童分期手术时，需分别在顶前、顶后做两个冠状切口。两切口间距离应较宽，以免头皮发生坏死。颅骨切除方法同前。

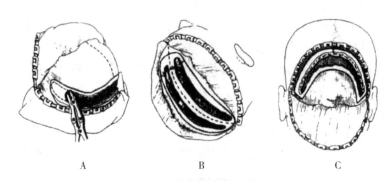

图 7-3　颅缝再造术示意图
注：A. 冠状缝再造；B. 矢状缝再造；C. 人字缝再造

2. 颅骨切开术

颅骨切开术是通过手术广泛地切开颅骨，而不沿原封闭或骨化的颅缝切开。对全颅缝早期封闭或骨化者，效果较好。手术在左右两侧分两期进行，间隔时间为 3 ～ 4 周，一般先做右侧。切口始于一侧额颞部发际，沿额骨粗隆中央向后，经矢状缝至人字缝尖，再由此呈弓形向下，与人字缝平行至后上部，止于距耳郭 2 cm 处，形成一个大的头皮瓣，越过颞肌上缘并翻向颞侧。沿头皮切口线内缘 1 cm 处做颅骨钻孔，以避免头皮切口线与骨沟位于同一平面。钻孔间的距离一般不超过 3 ～ 4 cm。矢状窦旁钻孔应距离中线约 2 cm，颞部钻孔应位于颞肌上缘。钻孔处常可见硬脑膜紧张或膨出，因此，颅骨切开前，最好先行腰椎穿刺，缓慢放出一定量的脑脊液至出现脑搏动为止。然后用咬骨钳在各钻孔间咬开宽约 1.5 cm 的骨沟后，即形成一椭圆形的额、顶、枕骨骨瓣。在经顶骨粗隆向中线垂直咬开一骨沟达对侧中线旁，骨瓣基底前后各保留一宽 0.5 ～ 1 cm 的骨桥。骨膜切除处理同前。切口按层缝合。术后 15 d 至 1 个月，在对侧进行同样手术。

（四）术中注意事项

由于术后骨缝常很快愈合，1 岁以下的患儿颅骨切开后有时在 3 个月内切开部位即可连接，6 ～ 12 个月即发生骨性愈合，因而影响其远期效果，需再次手术。为防止术后骨沟的愈合，手术时需切除骨沟两侧各 2 ～ 3 cm 宽的骨膜，骨沟边缘可用电凝烧灼，曾试用各种异物如钽片或聚乙烯膜等置于人造骨缝之间，也有报道将固定液（Zenker 液，除去其醋酸成分，以减少癫痫的发生），涂于骨沟边缘和显露的硬脑膜表面，持续 3 ～ 5 min，可以减少或延缓其愈合，避免再次手术。术中尽可能减少出血，并应纠正失血。手术中应特别注意避免损伤静脉窦，由于窦壁十分薄弱，一旦破损不易修补，易造成大量失血。在临床上，矫正过度偶见，矫正不足却较常遇到。实际上，轻度的过度矫正效果最好。

（五）术后处理注意事项

头皮包扎宜适度。术后随着头颅体积的增大，头皮张力可能较大，所以术后包扎不能太紧，以预防头皮缺血与坏死。预防低血容量性休克，引流液如是血性，渗出虽非大量，但在婴儿仍有可能引起休克，故应及时补充血容量。

四、并发症及其防治

狭颅症是颅缝早闭的直接结果，它主要是限制了大脑的正常发育。因此，常见的严重并发症是颅内高压症，继而导致视神经萎缩，出现视功能异常，严重者可致失明。同样由于大脑发育受限，可致智力低下。

（一）颅内压增高

在婴儿发育过程中，最危险的并发症是颅内压增高。这种颅内压增高与颅内占位性病变（如肿瘤）所造成的颅内压增高不同，前者属于一种慢性过程。由于颅内压增高，可造成视神经萎缩，导致失明和大脑萎缩性痴呆。正常人大脑在出生后 2 年内发育最旺盛，脑发育和颅腔容积的矛盾在这个时期也更加突出，造成颅内高压或脑疝的机会也最多。由于婴幼儿不能表达出有头痛、视力变化等症状，而且呕吐也不常见，因而在婴幼儿发育期颅内压增高的发现和诊断相当困难。患儿对检眼镜（眼底镜）检查视盘水肿极难配合，故视神经萎缩亦较难检出。在患儿发育早期，大脑发育较快，故颅内压呈逐渐升高趋势。当达到一定年限，脑组织发育速度减慢或停止发育时，颅内压可出现下降趋势。通常认为，狭颅症患儿在 6 岁以后，大脑的发育几近停止。

手术是解除颅内压增高最直接的方法。术后狭颅症患儿颅内压一般均有下降，尤以术后 6 个月起颅内高压改善最为明显。

（二）视力减退

视力减退起因于视盘水肿和眼部静脉回流受阻而导致的视神经萎缩。由于视神经管很少因颅缝早闭而发生狭窄，故原发性视神经萎缩较少见。常规的颅缝再造术及颅骨切开术在降低了颅内高压的同时，对改善视力也起到了作用。需排除因眼眶部畸形本身所造成的视力变化，包括斜视和弱视。这些异常可通过眼眶畸形矫正手术予以部分纠正。

（三）神经及心理障碍

狭颅症患儿由于颅缝早闭产生的头部发育畸形，以及由此引起的智力发育低下，常表现出高级神经心理活动的异常。此外，患儿长期受到周围社会的歧视和疏远，得不到同等良好的教育，也是其智力、情感、人格发生变化的重要原因之一。大多数患儿在长大以后显示出孤僻、不合群的性格特征，对其婚姻、社交、工作等方面都会有较大的负面影响。因此，早期矫正手术很有必要。神经心理测试对了解患儿的学习和记忆能力、人格特征、智力水平极为有用。适时地进行临床心理咨询与治疗，对改善患儿的心理状态，增强其社会适应力也非常重要。

第三节　寰枕畸形

一、概述

枕骨、枕大孔或第一、二颈椎的先天性或获得性骨质异常使下脑干与颈段脊髓的活动空间有所缩小，有可能造成小脑、后组脑神经和脊髓的症状。

由于脊髓有一定的柔顺性，易感受间歇的压迫，颅颈交界处的若干类型的病变可以产生一些症状，后者不但在不同病例中各不相同，而且还可时隐时现。当寰椎与枕骨发生融合，齿状突后枕大孔前后直径 < 19 mm 时，可以引起颈段脊髓病变。平底颅是可引起或不引起临床症状的颅底扁平畸形；在侧位头颅 X 线摄片上，斜坡平面与前颅凹平面的相交角 > 135°。颅底凹陷（齿状突伸入枕大孔）产生短颈项，伴有小脑、脑干、后组脑神经与脊髓体征组合而成的各种临床表现。Klippel-Feil 畸形（颈椎骨的融合）除颈部畸形与颈椎活动受限外，通常不引起神经症状。寰枢椎脱位（寰椎相对向前移位）可引起急性或慢性脊髓压迫症。

（一）病因

先天性异常包括齿状突小骨，寰椎吸收或发育不全，与 Arnold-Chiari 畸形（小脑扁桃体或蚓部向下伸入颈段椎管脑部畸形）。软骨发育不全可造成枕大孔变窄，产生神经压迫。Down 综合征，Morquio 综合征（Ⅳ型黏多糖沉积病）以及成骨不全都能引起寰枢椎不稳与脊髓压迫症。

获得性异常可由外伤或疾病造成。当枕骨-寰椎-枢椎复合结构受到损伤时，在出事现场发生的死亡率很高。原因为骨质的损伤（骨折），韧带的损伤（脱位），或复合伤（C_2 半脱位，经枢椎的颈髓延髓交界处损伤与骨韧带的破裂）。半数是由车祸引起，25% 由跌跤造成，10% 由娱乐活动引起，特别是跳水意外。原来有颅颈交界处异常的患者在发生轻微颈部损伤后可以激发程度不等的进展性症状和体征。颈椎的类风湿关节炎和转移性疾病可引起寰枢椎脱位。颅颈交界处的缓慢生长的肿瘤（如脊膜瘤、脊索瘤）通过对脑干与脊髓的压迫也可产生症状。类风湿性关节炎与 Paget 病可造成颅底凹陷伴脊髓与脑干压迫，类风湿关节炎是颅颈不稳定性最为常见的病因，外伤、肿瘤侵蚀或 Paget 病也可引起颅颈不稳定。

（二）临床表现

由于骨质与软组织异常可以通过各种不同的配合对颈段脊髓，脑干，脑神经、颈神经根或它们的血液供应产生压迫，因此，发病征象变动不定。头部异常的姿势属常见，在某些病例中颈短或呈蹼状。最常见的临床表现是颈部疼痛与脊髓受压（脊髓病变）。运动传导束的受压引起上肢和（或）下肢的无力、强直与腱反射亢进。下运动神经元被累及则引起臂部与手部肌肉萎缩与无力。感觉障碍（包括关节位置感觉与振动觉的异常）往往反映脊髓后柱的功能障碍，患者可能诉说在屈颈时出现沿背脊向下往往直达腿部的放射性发麻感（Lhermitte 征）。脊髓丘脑束被累及（例如痛觉与温度觉的丧失）的情况不常见，但某些患者有手套 – 袜子型感觉异常或麻木。脑干与脑神经障碍包括睡眠呼吸暂停、核间性眼肌麻痹、向下的眼球震颤、声音嘶哑以及吞咽困难。常见向上臂扩展的颈部疼痛，与向头顶放射的枕下部头痛。头部的动作可使症状加重，咳嗽或躯体前倾可引发症状。疼痛是由于 C_2 神经根与枕大神经受压与局部骨骼 – 肌肉的功能障碍。

血管性症状包括晕厥、倾倒发作、眩晕、间歇的精神错乱或意识障碍、阵发性无力以及短暂的视觉障碍。身体移动或头位改变可以引发椎 – 基底动脉缺血。

（三）诊断

遇到涉及下脑干、上颈段脊髓或小脑的神经障碍，不论是固定的或进展性加重的，都应当考虑到颅颈交界处异常的可能。

进行 X 线平片检查（头颅侧位片连带颈椎在内，颈椎前后位与左、右斜位片）有助于明确可能影响治疗的一些因素，这些因素包括异常情况的可复位性（可恢复正常的骨质弧度，从而解除对神经结构的压迫）、骨质的侵蚀、压迫的力学机制，以及有无异常的骨化中心或伴有畸形发育的骨骺生长板。CT 椎管造影可对神经结构的异常以及伴发的骨质变形提供解剖学方面的细节。矢状面 MRI 能很好地显示伴发的神经病变（脑干和颈髓受压情况，合并下疝畸形、脊髓空洞症以及血管性异常），MRI 能将骨质与软组织的病理学联系起来，并明确显示畸形与伴发神经缺陷（如 Arnold–Chiari 畸形、脊髓空洞症）的水平与范围。椎动脉造影或 MRA 可选择性地用于明确固定的或动态的血管受压情况。

（四）治疗

某些颅颈交界处异常（例如急性损伤性寰枢椎脱位与急性韧带损伤）只需要通过头位的调整就可以得到整复。大多数病例需要应用帽形光环状支架做骨骼牵引，牵引重量逐步增加至 3.6 ~ 4 kg 以达到复位。牵引通常能在 5 ~ 6 d 内奏效。如能达到复位目的，需用光环连带的马甲背心维持固定 8 ~ 12 周；然后做 X 线摄片复查以证实复位的稳定性。如果复位仍不能解除神经结构的受压，必须进行手术减压，采用腹侧或背侧入路。如果减压后有不稳定现象出现，则需要做后固定术。对其他一些异常（例如类风湿关节炎），单纯进行外固定不大可能达到永久的复位，需要后固定（稳定术）或前减压加稳定术。

颅颈交界部位的融合手术有多种方式，对所有不稳定的部位都必须予以融合。对转移性疾病，放射治疗与硬的颈托常有帮助。对 Paget 病，降钙素、二磷酸盐有帮助。

二、扁平颅底和颅底凹陷

（一）概述

颅底凹陷是指枕大孔周围的颅底骨向上方凹陷进颅腔，并使之下方的寰枢椎，特别是齿状突升高甚至进入颅底。这种畸形极少单独存在，常合并枕大孔区其他畸形，如寰椎枕骨化、枕骨颈椎化、枕大孔狭窄及齿状突发育畸形等。颅底凹陷通常分为两类：原发性与继发性，前者指先天性畸形，较常见，常合并寰枢椎畸形、寰枕融合、寰椎前弓、后弓或侧块发育不良、齿状突发育异常，以及 Klippel-Feil 综合征等。有时也可因为严重的佝偻病、骨质软化症、骨质疏松症、肾性骨病等因素造成颅底凹陷。因骨质变软，受头颅重力作用而下沉，引起颅底凹陷，称为继发性。本型极少见，其临床重要性远不如先天性重要。扁平颅底是指后颅窝发育位置较高，即由蝶鞍中心至枕大孔前缘与鼻根至蝶鞍两线交角的基底角增大导致整个颅底平坦。在正常成年人为 132° ~ 140°。基底角减少无临床意义，而增大则表示颅底发育畸形。

（二）临床表现

先天性颅底凹陷常在中年以后逐渐出现神经系统症状，通常在 20～30 岁以后，常因轻微创伤、跌倒，促使脑干或脊髓受损。虽然幼童也可能发病，然而多数患者往往因年龄增长，椎间关节退变及韧带松弛，逐渐发展而引起症状。

先天性颅底凹陷易累及小脑、脑干及前庭功能，不仅表现四肢运动及感觉障碍和共济失调，还可能出现眩晕、眼震及第 5、第 9、第 10、第 11 脑神经受损的症状与体征，性功能障碍，括约肌功能异常以及椎 - 基底动脉供血不足的临床症状。

呼吸肌功能衰减常常使患者感觉气短，说话无力，严重者可能出现不同程度的中枢性呼吸抑制、睡眠性呼吸困难等。

（三）诊断

本病常合并寰枢椎畸形，或 Arnold-Chiari 畸形，此时神经受损的表现更为复杂。

先天性扁平颅底或颅底凹陷在未出现神经症状之前不易诊断，但部分患者伴有低发际，头面部发育不对称，斜颈或短颈畸形，这些表现常常引导医师做进一步的 X 线检查。

以寰椎为中心颅颈侧位 X 线片可以做以下测量。

Chamberlain 线：由枕大孔下缘至硬腭后极的连线。齿状突顶点位于此线之上超过 3 mm 为异常。有时枕大孔下缘在 X 线平片上显示不清，也可因颅底凹陷后缘也随之内陷，影响测量结果。

McGregor 线：枕大孔鳞部的最低点至硬腭后极的连线。正常时齿状突顶点位于此线之上，但小于 4.5 mm。大于此值则说明颅底凹陷。此线避免了 Chamberlain 线的缺点。

McRac 线：枕大孔下缘至斜坡最低点的连线。此线无助于诊断，而用以表明齿状突凸入枕大孔程度。据 McRac 观察，齿突位于此线之下时很少出现症状；反之则多有症状。

断层摄片及 CT 扫描对了解该部位骨性结构的形态、相互关系，确定其发育缺陷有一定的帮助。CTM（脊髓造影加 CT）及 MRI 对了解神经受压的部位和程度是必要的。MRI 尚可以观察神经结构内部的病损状况，有时可以代替 CTM 及脊髓造影。

（四）治疗

无症状的颅底凹陷不需要治疗，但应定期随访。有神经压迫症状者则需手术治疗。枕大孔后缘压迫则需行后路枕大孔扩大减压术，若同时行寰椎后弓切除则应同时行枕颈融合术。然而，脑干或脊髓腹侧受压比较常见，并且常伴有先天性寰枕融合或齿状突畸形。此时以前方减压为宜。口腔经路显露，可以在直视下切除寰椎前弓、齿状突，必要时可将枢椎椎体及斜坡下部一并切除。但该手术途径显露并不十分清晰，还需特殊的自动拉钩、光源、气动钻等特殊器械，由于减压在前方，破坏较多的稳定结构，通常需要先行后路枕颈融合术。

三、小脑扁桃体下疝

小脑扁桃体下疝又称 Arnold-Chiari 畸形，这是一种常与颅底凹陷畸形伴发的中枢神经系统发育异常。

（一）病理改变

小脑扁桃体下疝是由于后颅凹中线结构在胚胎期的发育异常，其主要病理变化为小脑扁桃体呈舌状向下延长，与延髓下段一并越出枕大孔而进入椎管内，与其延续的脑桥和小脑蚓部亦随之向下移位，亦可能造成中脑导水管和第四脑室变形，枕大孔与椎管起始部的蛛网膜下隙狭窄等一系列变化。扁桃体下疝有的低至枢椎或更低水平。重型者，可见部分下蚓部也疝入椎管内，由于上述改变，使舌咽、迷走、舌下神经等脑神经，上部颈脊髓神经根被牵下移；枕大孔和颈上段椎管被填塞引起脑积水。本病若与脊髓脊膜膨出、其他枕大孔区畸形伴发，则症状出现较单纯者早而重。依据病理变化可分为 A 型（合并脊髓空洞症）及 B 型（单纯扁桃体下疝）。

（二）临床表现

由于脑干、上颈段脊髓受压，神经组织缺血，脑神经、脊神经受累和脑脊液循环受阻，通常出现下列症状。

1. 延髓、上颈段脊髓受压症状

表现为某一侧或四肢运动及感觉有不同程度的障碍，腱反射亢进，病理反射阳性，膀胱及肛门括约肌功能障碍，呼吸困难等。

2. 脑神经、上颈段脊神经症状

表现为面部麻木、复视、耳鸣、听力障碍、发音及吞咽困难、枕下部疼痛等。

3. 小脑症状

表现为眼球震颤、步态不稳或共济失调等。

4. 颅内高压症

由于脑干和上颈段脊髓受压变扁，周围的蛛网膜粘连增厚，有时可形成囊肿；延髓和颈段脊髓可因受压而缺血及脑脊液压力的影响，形成继发性空洞病变、颈段脊髓积水等。

（三）诊断

为明确诊断和鉴别诊断的需要，可做 MRI、CT 扫描、椎动脉造影。对有颅内压增高的患者，检查时要注意突然呼吸停止，故应谨慎从事并有应急措施。目前，最好的检查手段是 MRI 检查，在矢状位上可以清楚地看到小脑扁桃体下疝的具体部位，有无延髓及第四脑室下疝，脑干的移位，脊髓空洞症及脑积水等。

（四）治疗

本病并非一经诊断都需手术治疗，因为有相当多的病例临床症状并不严重。对于年龄较小或较长者，应密切观察。仅对症状和体征严重者，方可施行手术。手术的目的是解除对神经组织的压迫，重建脑脊液循环通路，并对不稳定的枕颈关节加以固定。

手术适应证：①延髓、上颈段脊髓受压；②小脑和脑神经症状进行性加重；③脑脊液循环障碍，颅内压增高；④寰枢椎脱位或不稳定。

手术方法主要为枕骨部分切除以扩大枕大孔，以及寰椎后弓切除减压术。硬脑脊膜应广泛切开，分离粘连，探查第四脑室正中孔，如粘连闭塞，应小心分离扩张，使之通畅。不能解除梗阻者则应考虑重建脑脊液循环通路的分流手术。对不稳定的寰枢椎脱位，则行枕骨和颈椎融合术。

第四节　小儿脑瘫

小儿脑性瘫痪（cerebral palsy，CP）是指发生在妊娠到新生儿期间，由各种原因引起的以脑的非进行性病变为基础，形成的永存的但可以变化的运动和姿势异常，常有不同程度的智能低下、癫痫、行为异常等症状。患儿多在 2 岁以前发病。

一、病因

脑性瘫痪的直接病因为脑损伤和脑发育缺陷，高危因素有多种，可以大致分为以下几种。

（一）孕妇年龄过大

研究表明，母亲年龄 40 岁以上的小儿脑瘫患病率是母亲为 25 ~ 34 岁产妇的小儿 3 倍。

（二）多胎妊娠比单胎妊娠发生脑瘫的危险性更大

多胎妊娠比单胎妊娠发生脑瘫的危险性更大是由于多胎妊娠时胎盘功能相对不足，特别是某些多胎胎盘所特有的病理情况，如胎儿间的输血综合征，会出现供血胎儿贫血、低体质量，受血胎儿血容量过高、水肿、心衰等。此外，单双胎和多胎妊娠比单胎妊娠更可能减少妊娠期，也易使胎儿宫内发育迟缓。

（三）孕妇宫内感染

因孕妇宫内感染而致脑瘫的情况约占脑瘫的 1/3，1987 年 Nahnrias 首先把先天性宫内感染引起围产儿畸形的病原体概括为 TORCH（T：弓形虫；R：风疹病毒；C：巨细胞病毒；H：单纯疱疹病毒；O：其他病原体如 EB 病毒、梅毒螺旋体等），即火炬综合征。孕妇一旦感染，可通过胎盘、产道传染给胎儿，直接损伤胚胎组织细胞，特别损害发育过程的中枢神经系统，出生后表现为脑瘫。

（四）早产儿

早产儿的脏器特别是中枢神经系统尚未发育完善，生发基质处小血管上皮层脆性大，血管周围又缺少支撑物，纤维蛋白溶解活力高，再加上凝血因子缺少，稍有压力改变或损伤就容易发生生发基质–脑室内出血，继而导致脑室周围出血性梗死。而脑室周围血管的发育程度与胎龄有关，胎龄越小脑室深部的血管分支发育越差。早产儿的脑血管缺少动脉吻合支，且脑中的大小动脉管壁又缺少肌层，对压力变化的适应能力较差，一旦发生血压下降就可使大脑血流减少，脑室周围动脉边缘区域和脑白质终末区域发生缺血，继而发生脑室周围白质软化。据报道，当出现低氧、高碳酸血症或绒毛膜羊膜炎、羊膜早破等情况时，均会促使脑室周围白质软化的发生，增加早产儿脑部损伤的危险性。

此外早产儿由于机体抵抗力差，各种脏器发育不完善，功能尚不健全，因此很容易出现感染、硬肿症、呼吸窘迫、呼吸暂停等并发症，而这些并发症形成的碳酸血症以及治疗并发症时可能出现的补液过快、呼吸机应用不当、高浓度氧吸入等均可引起脑血流的波动，导致或加剧脑室内出血或脑室周围白质软化，如此又增加了造成脑损伤的危险性。

（五）新生儿窒息

Blennow 等报道，窒息，特别是严重窒息时新生儿脑脊液中谷氨酸、天冬氨酸两种兴奋性氨基酸浓度较对照组明显为高，而且它们的浓度是随缺氧缺血性脑病的严重程度而增高的，兴奋性氨基酸对低氧缺血环境中未发育好的神经元可能起损害作用。此外窒息时次黄嘌呤大量蓄积，当复苏给氧后次黄嘌呤氧化成尿酸，并释放出游离氧基，而大量游离氧基也会对新生儿的神经元产生损伤。

（六）核黄疸

核黄疸是引起小儿脑瘫的重要病因。间接胆红素超过 306μ mol/L，即可引起核黄疸，导致脑损伤，引起脑瘫。可由新生儿 Rh 或 ABO 溶血病、败血症、新生儿肝炎、胆汁黏稠综合征、先天性胆道闭锁等引起。由于围产医学的进步，核黄疸引起小儿脑瘫比例明显下降。

（七）低体重儿

StanleY F. J. 认为，出生体重低于 1 500 g 的新生儿脑瘫发生率是正常出生体重儿的 25 ~ 31 倍。Veelken 等人对 371 例出生体重小于 1 500 g 的婴儿进行了回顾性调查，发现脑瘫 55 例（占 14.8%）；轻度智力低下 41 例（占 11%）；中度智力低下 30 例（占 8%）；重度智力低下 19 例（占 5%）；失明者 4 例（占 1.5%）。

（八）遗传因素

近年来的研究认为，遗传因素在脑瘫中的影响越来越重要。生过脑瘫患儿的妇女，随后所生的子女脑瘫再发风险增加，提示有与之相联系的遗传学基础。Monreal 在一项对比研究中发现，近亲有癫痫、脑瘫及智能低下中的 2 种因素者占脑瘫的 65%。日本报道，出生体重 > 2 500 g，无产时及分娩后异常的脑瘫患儿中，父母属近亲结婚者占 17.6%。

（九）环境因素

据报道，孕妇暴露于原子弹爆炸后的放射线环境下可以导致胎儿脑瘫、小脑畸形和智力障碍。在日本由于工业废物污染，鱼肉食品中含有甲基汞，在孕期食用这种食品可以引起痉挛性四肢瘫。

此外，孕妇患妊高征、心衰、大出血、贫血、休克或吸毒、药物过量等均可导致胎儿脑缺血、缺氧而致脑瘫。

二、脑瘫的病理变化

脑瘫患儿脑病变主要累及脑干、基底节、小脑、大脑皮层运动区等神经元聚集的部位，也累及白质纤维。脑瘫的基本病理特点主要有以下 8 个方面。

（1）中枢神经系统的先天性畸形：①脑结构的缺如，如在胎儿发育中由于神经管闭合不全引起大脑半球、间脑的缺如等；②脑结构的畸形，如前脑分化障碍导致的两大脑半球未分开、小脑发育不全等；③神经细胞的异位聚集，指在胎儿神经系统发育的过程中，成神经细胞在迁移时发生停顿或移位，致使神经细胞聚集在异位，形成大小不一的异位灰质块或结节。

（2）脑出血。

（3）神经元细胞变性、坏死。

（4）脑室周围白质软化。

（5）脑室周围出血性梗死。

（6）脑组织的炎性改变：如由于孕妇早期感染风疹病毒，通过胎盘感染胎儿引起的脑瘫，其大脑可呈局限性脑膜脑炎改变。

（7）胶质细胞增生。

（8）脑实质内空洞形成：大多脑瘫患儿的病变为小灶性，无论是脑干神经核，还是皮质区，或小脑、丘脑都如此，白质区依然。下橄榄核病变虽较广泛，但亦为部分区域，基底节虽较弥漫，但仍有健康区存在。因此，此类患者不应放弃治疗，运动训练仍能改善其功能，否则症状进行性加重。

三、临床分类及表现

（一）临床分类

根据 1988 年在佳木斯召开的第一届全国小儿脑瘫研讨会上制定的分类标准，脑瘫的分类如下。

1. 按瘫痪的部位分类

（1）四肢瘫：指双上肢、下肢及躯干都发生瘫痪，多为重症患儿。

（2）双瘫：为四肢瘫的一种类型，指双下肢瘫痪重、躯干与上肢较轻，为脑瘫的典型类型。

（3）偏瘫：指一侧的上肢、下肢瘫痪。

（4）重复偏瘫：为四肢瘫的一种特殊类型，指一侧上、下肢障碍重于另一侧上、下肢。

（5）截瘫：指双下肢局限性瘫痪。代表性的为脊髓损伤时的脑瘫，障碍局限于下肢。

（6）单瘫：指只有一个肢体的瘫痪，临床较少见。

（7）三肢瘫：指患儿三个肢体均有障碍。

（8）双重瘫：是四肢瘫的一种特殊类型，指双侧上肢障碍重于双侧下肢的瘫痪。这种类型多见于手足徐动性脑瘫。

2. 按肌紧张、姿势及运动模式分类

（1）痉挛性脑瘫：主要病变在锥体系，是临床上最常见的脑瘫类型，以肌肉紧张亢进、运动功能障碍为主要特征，可分为轻、中、重 3 级。主要表现为上肢肘关节屈曲，腕关节掌屈，手握拳，拇指内收，髋关节屈曲、内收、内旋，膝关节屈曲，足跖屈成尖足。当扶腋下提起患儿时，其双下肢交叉，步行时成剪刀步态。立位时呈头背屈，下颌突出，颈椎前凸，胸椎后凸，腰椎前凸，呈屈髋、屈膝、尖足的特征性姿势。随年龄的增长可发生关节挛缩变形。

由于受累部位不同，痉挛性脑瘫又可分为单瘫、双瘫、四肢瘫和偏瘫等不同类型。一般新生儿窒息与低体重儿易患该型脑瘫，约占脑瘫患儿的 60% ~ 70%。

（2）手足徐动型脑瘫：主要病变在大脑深部基底核及锥体外系，以不随意运动为主要临床特征。婴儿常表现为头不能竖直，呈低张力状态，随年龄的增长肌紧张逐渐增强，颜面、手、足等部位出现难以用意志控制的不随意运动，精神越紧张症状越重，安静时不随意运动减少，入睡后消失。

该型脑瘫由于损伤范围广，颜面肌肉、舌肌、发音器官肌肉都有不同程度的受累，故患儿常伴有发声、构音及语言障碍；有的患儿表现张口、流涎及摄食障碍；有的患儿因颜面肌肉不规则地局部收缩，可表现为面部表情怪异。

（3）强直型脑瘫：主要病变在锥体外系，临床特点为肌张力增强，被动运动时有抵抗，呈均匀的铅管状或齿轮状状态。

（4）失调型脑瘫：病变主要在小脑、脑干，以平衡功能障碍为特征。患儿常表现为运动发育落后，有意向性震颤，张口流涎，躯干摇摆多动，上肢功能障碍明显。患儿的指鼻试验、对指试验及跟膝胫试验都难以完成。

（5）肌张力低下型脑瘫：临床主要表现为缺乏抗重力伸展能力，患儿呈低紧张状态，自主运动功能低下，抬头、坐位都很困难。由于肌张力低下，患儿常取仰卧位，四肢外展、外旋，形成蛙姿位。

此型脑瘫较少见，多为某些类型脑瘫的早期表现，以后肌张力逐渐增强，可变为痉挛性脑瘫或手足徐动型脑瘫。

（6）震颤型脑瘫：主要病变在锥体系及小脑，以身体的某一部分在一个平面内呈不随意的、节律性的摇动为特征。临床主要表现为静止性震颤，粗大而有节律，有意识动作时可暂时被抑制，多见于上肢。有时为动作性震颤，动作时加重，有眼球震颤。

单纯的震颤型脑瘫罕见，多与其他型混合存在。

（7）混合型脑瘫：在患儿身上同时有两种类型以上脑瘫的特点。临床上最多见于痉挛型脑瘫与手足徐动型脑瘫的混合型脑瘫。

（8）分类不明型脑瘫：临床上不符合以上任何一种类型的脑瘫。

（二）脑瘫并发症状

1. 精神发育迟滞

脑瘫患儿常伴有智力低下。文献报道，脑瘫患儿伴精神发育迟滞的发生率可高达75%。有学者对1984—1992年门诊及住院的小儿脑瘫患者进行了智商测定，发现415例脑瘫患儿中，智商小于70的患儿占78.79%；Bice统计1 000例脑瘫患儿，其中智商小于70的约56%；膝田整理了包括Bice在内的23个报告提出脑瘫的智能分布，智商小于70的几乎占到半数。

但有学者经过调研发现上述的统计与临床实际观察不符。他们认为由于大多数有关智能发育的评价测验都是以运动的完成为基础，所以在脑瘫患儿测得的结果往往与实际有差距，常常比精神发育迟滞儿低。此外，脑瘫患儿除脑损伤致运动障碍外，还可能有视听觉障碍、语言障碍，使其常难以做出合适的应答或表现自己；又因运动障碍使其成长中本应具备的潜能发育受阻，使发育过程中的生活实践受阻，影响了精神发育。另外，除躯体因素外尚有心理障碍，致使智测更不可靠，实际智力常被低估。他们认为对脑瘫患儿，父母的观察与理解，以及医师自己的仔细观察，常有助于患儿智力总体评价，不能将脑瘫智测结果等同于精神发育迟滞来对待。如果脑瘫患儿运动改善，实践增多，各个方面的发育水平会明显提高。

2. 语言障碍

据报道，约1/3 ~ 2/3的脑瘫患儿有不同程度的语言障碍。其表现形式可以是发音不清、构音困难、语言表达障碍，甚至失语。发生语言障碍的原因如下。

（1）由于脑组织损伤，语言中枢的发育受到影响。

（2）脑性瘫痪后，颜面肌、舌肌、发音器官肌肉受累，构音障碍所致。

（3）脑瘫患儿由于四肢运动障碍、视听障碍或智力障碍等也会导致或促进语言障碍的发生。

手足徐动型及失调型脑瘫患儿常伴有语言障碍，其次是痉挛性四肢瘫、双瘫的脑瘫患儿也可伴有语言障碍。

3. 视力障碍

脑瘫患儿常合并斜视，其中以内斜为多见，其他可见眼震、凝视障碍、近视、远视等，严重者可见白内障、视神经萎缩，甚至全盲。

斜视是痉挛性脑瘫最常见的眼球位置异常，视神经萎缩在重症脑损伤、伴有重度智能低下的痉挛型四肢瘫中发病率高。

4. 口面功能障碍及牙齿疾病

由于颜面部肌肉及口腔、舌部肌肉的肌张力异常，导致患儿咀嚼、吸吮和吞咽困难，口腔闭合不好及流涎。脑瘫患儿常见龋齿病，其原因主要是牙质本身的异常及口腔的不卫生。因核黄疸或其他围生期损害可使牙釉质形成不全，牙齿容易发生钙化不全，牙齿本身易呈龋齿状态。

5. 听觉障碍

脑瘫患儿多为从内耳到中枢部损害而致的感音性听觉障碍。脑瘫患儿常因伴有智力低下、语言发育落后、运动障碍等而表现出对音响的反应不良，其听觉障碍常被忽略。因此为了减少致残，应早期对患儿进行听力的有关检查，以便及早发现，及早治疗。

6. 癫痫

癫痫是脑瘫患儿常见的并发症之一，常以各种惊厥为表现形式。惊厥不仅妨碍脑瘫的治疗，而且反复惊厥可加重脑损伤，因此必须重视脑瘫患儿的惊厥，予以正确的诊断和治疗。

四、辅助检查

（一）头颅 CT、MRI 检查

1. 头颅 CT 检查

头颅 CT 是脑组织形态学变化的影像学反映，脑瘫患儿头颅 CT 检查常有异常，其 CT 表现因脑瘫的类型、不同致病原因及并发症而不同。

（1）头颅 CT 异常的主要表现：分为非脑畸形表现及脑畸形表现。非脑畸形表现主要有脑萎缩，脑室扩大，脑沟增宽、增深，脑软化灶、脑积水，空洞形成等。脑畸形多由于胚胎期神经系统发育异常及神经元移行异常所致，主要有脑裂畸形、巨脑回畸形、灰质异位及脑穿通畸形等。

（2）不同致病原因头颅 CT 的不同表现：有窒息史者 CT 异常主要表现为脑萎缩，皮质、皮质下软化灶及室旁脑白质软化灶，侧脑室扩大。室旁白质软化灶是早产儿及其相关并发症导致的缺血缺氧损伤的典型表现。母亲患妊娠中毒症者，患儿常可见到脑的中间部异常如胼胝体缺损。产伤所致者可出现一侧低密度区，也可伴脑室扩大或出现硬膜下积液表现。新生儿早期颅内感染者主要表现为脑积水和硬膜下积液。

（3）不同类型脑瘫头颅 CT 的不同表现：①痉挛型脑瘫头颅 CT 的异常率最高，主要表现为脑萎缩或皮质及皮质下软化灶，其病变部位、大小与临床肢体瘫痪基本一致；②徐动型表现为第三脑室扩大，基底节区病变；③失调型表现为第四脑室扩大及小脑低吸收区为主，并可见小脑萎缩及蛛网膜囊肿；④低张型表现为侧脑室扩大，脑积水及胼胝体发育不全，而出现侧脑室扩大，预示将来可发展成痉挛型。⑤混合型其表现多种多样，大多较严重，常在侧脑室扩大基础上伴第三脑室扩大、脑萎缩、脑积水或实质内脑软化灶等。

（4）不同肢体功能障碍头颅 CT 的不同表现：痉挛型双瘫者，可见到对称性侧脑室扩大。痉挛型偏瘫者，可见对侧侧脑室扩张及低密度影，四肢瘫表现为脑发育畸形、基底节病变、脑软化、脑积水、空洞样改变等。

2. 头颅的 MRI 检查

头颅磁共振成像（MRI）检查较 CT 更为敏感，具有多方向切层、多参数成像的特点，能更精确地显示病变部位、范围大小及组织学特性，是发现脑内部结构病变的首选方法，但价格较为昂贵。

（二）脑超声检查

婴儿前囟未闭，这为超声检测提供了一个天窗。婴儿随着年龄的增大其脑室也逐渐增大，因此，不同年龄的婴儿应有不同的侧脑室正常值。据此可以判断不同年龄婴儿脑室扩张情况。相关资料表明，脑室改变与发病原因有关，尤其与颅内出血相关，与病型及并发症无关。脑超声检查的优点是对脑室改变较 CT 灵敏，对脑室周围白质软化的诊断优于 CT 及 MRI。它主要用于脑损伤的筛查及连续观察病情变化，且无损伤，经济方便。但对皮质、髓质萎缩的鉴别逊于头颅 CT。

（三）神经诱发电位检查

诱发电位通常是指利用计算机将神经系统对感觉性刺激所产生的瞬间电反应进行平均处理，从而获得一种恒定反应电位波图形的电生理检测技术。通过对反应潜伏期、波幅和其他参数的判定，了解感觉传导通路完整性及其邻近区域的相关损害。由于刺激的感受器不同而分为脑干听觉诱发电位、视觉诱发电位和体感诱发电位。这些检查可选择性地观察特异性传入神经通路的功能状态，可用于各种感觉的客观检查。

1. 脑干听觉诱发电位（BAEP）检查

BAEP 检查是反映由声音刺激引起的神经冲动在脑干听觉通路上传导功能的一项检查，目前尚无统一的诊断标准。孔峰等在参照潘映福标准的基础上，按小儿不同年龄组有关的 PL 波作为正常参考值，将 BAEP 分为四级：①正常范围为Ⅰ~Ⅴ波波形稳定整齐，各波 PL 正常；②轻度异常为Ⅰ~Ⅴ波存在，但部分 PL 和 IPL 延长均超过平均值 + 2.5 个标准差；③中度异常为仅Ⅰ、Ⅴ波存在，全部间期延长，波形不整；④高度异常为Ⅰ~Ⅴ波，分化不清或消失。首都儿研所的杨健等则以阈值增高、Ⅰ波潜伏期延长和Ⅴ/Ⅰ波幅比值小于 0.5 占多数为异常。

脑干听觉诱发电位的诊断意义：一般认为Ⅰ波源于听神经，Ⅱ波源于耳蜗核，Ⅲ波源于上橄榄复合体，Ⅳ波源于外侧丘系核，Ⅴ波源于中脑下丘，而Ⅵ波、Ⅶ波则分别代表着内侧膝状体及听放射的电位。因此上述这些部位的异常就可表现出听觉诱发电位的变化。

脑瘫患儿常不合作，因此传统的听力检查往往容易漏诊，因而延误治疗时机。有报道脑瘫患儿约有 2/3 存在周围或中枢听路损害（尤其是前者），提示其病变主要涉及耳蜗和听神经远端纤维，极少数属单纯中枢性。由于脑瘫患儿主要表现对高音频听力丧失，不同程度保留一般讲话中低频音响反应，致使一些家长误认为患儿没有听力异常，而延误诊治。BAEP 正是在高音频为主的短声刺激下诱发一系列反应波，因而能相当敏感地发现脑瘫患儿听觉神经通路中的损害，是超早期脑瘫诊断的重要标准之一，对尽早开展矫治具有重要意义，是头颅 CT 无法替代的检查。

2. 视觉诱发电位检查

视觉诱发电位检查可应用于脑性瘫痪儿伪盲及癔症、视网膜病、前视路病变、视交叉部病变的鉴别，特别提示视神经萎缩。

3. 体感诱发电位（SEP）检查

感觉通路和运动传导通路分别属于传入神经和传出神经，无论在中枢部位还是在外周神经，两种神经传导束走行都很接近。运动传导通路的损害可能影响到感觉传导通路的完整性。另外，正常运动功能产生与感觉传导功能，尤其与深感觉密切相关。因此，脑瘫患者虽然以四肢的运动与姿势异常为特点，SEP 检查仍可对脑瘫的早期诊断有重要的临床价值。

临床所做的 SEP 检查一般是检测上肢正中神经的体感诱发电位。浙江残疾儿童康复中心的陈星所选取的 SEP 异常标准为：①各波绝对潜伏期异常；②某一波成分的消失或波幅较对侧低 50% 以上。孔洁等确立 SEP 的异常判断标准为：以对照组为依据，凡 PL 及 IPL 大于对照组均值加上 2.5 个标准差者为延迟；N20 波形缺失、分化不清或波幅峰值低于正常 50% 为异常。

（四）脑电图与脑地形图检查

1. 脑电图检查

（1）脑电图（EEG）的主要特征：文献报道，弥散性低电压性节律失调是脑瘫患儿脑电图表现的特征之一。第四军医大学西京医院的杨欣伟认为：脑瘫患儿的脑电图改变主要表现为 EEG 的"不成熟现象"，基本频率变慢，规律性变差，慢波明显增多，多呈两侧弥散性出现，伴有癫痫发作者可有癫痫波的存在。Gibbs 报道，本病常为低电压低波幅驼峰波，低波幅睡眠纺锤波或驼峰波与睡眠纺锤缺如。

（2）脑电图在脑瘫诊断上的意义：脑电图检查对于脑瘫的诊断具有辅助作用，它的异常改变对预测脑瘫是否已合并癫痫、智能障碍等有重要价值。

2. 脑地形图（BEAM）检查

脑地形图是由脑电图和诱发电位等生物电形成的，较之脑电图更为敏感些，它对于脑瘫的诊断也是一个敏感的辅助检查指标。

五、诊断与鉴别诊断

（一）诊断

1. 诊断方法

根据病史、患儿的临床症状、体征，结合脑电图、神经诱发电位、脑超声及头颅 CT、MRI 等相关检查，可进行明确诊断。

2. 早期诊断

（1）脑瘫早期诊断的概念：一般认为出生 0 ~ 6 个月内做出诊断者为早期诊断，其中在出生 0 ~ 3 个月诊断者为超早期诊断。

（2）脑瘫早期诊断的意义：脑和神经系统在 3 岁以前发育最快，尤其是 6 个月以内的婴儿，神经系统正处于迅速生长发育分化阶段，脑的代偿能力和可塑性强。脑瘫患儿在 6 个月以内，其脑的损伤还处于初级阶段，异常姿势和异常运动还没有固定，因此其恢复能力较强，治疗后能得到最好的效果。而早期诊断是早期治疗的必要条件，早期诊断越来越受到人们的重视。

（3）脑瘫早期诊断的方法。

①询问病史，主要针对脑瘫的高危因素进行询问：患儿家族中是否有神经系统遗传病史，其父母是否为近亲结婚，患儿母亲妊娠时是否伴有高血压、糖尿病、贫血等疾病，是否接触过放射性物质，是否有宫内感染；婴儿出生时是否有窒息、产伤、惊厥，是否为早产、双胎或多胎，生后是否患过高胆红素血症、严重感染性疾病等。

②观察患儿的早期临床表现。常见的有以下几点：a. 喂养困难，吸吮及吞咽动作不协调。b. 烦躁，易惊，易激惹。c. 对周围环境反应差。d. 有凝视、斜视。e. 头不稳定，四肢活动少，躯干、四肢发软。f. 张口伸舌，身体发硬、打挺，动作不协调、不对称。g. 运动发育延迟，与正常儿相比落后至少 3 个月。

③体格检查：a. 原始反射检查：手抓握反射、紧张性迷路反射出生 4 个月后仍存在，而吸吮反射、紧张性颈反射于出生后 6 个月仍不消失。b. Vojta 姿势反射异常。c. 肌张力检查：患儿肌张力可表现为过高、降低或呈动摇性。

④结合相关物理检查：如脑电图、脑地形图、神经诱发电位、脑超声及头颅 CT、MRI。

（二）鉴别诊断

脑瘫的临床表现非常复杂，很容易与其他症状相似的疾病相混淆。因此，必须认真加以鉴别，以使患儿得到正确、有效的治疗。

1. 中枢神经系统感染性疾病

以各种病毒、细菌、真菌及寄生虫等致病微生物感染引起的脑炎、脑膜炎（新生儿期除外）、脊髓炎为常见。这些疾病往往起病急，可有发热及各种神经系统症状，症状呈进行性，进展速度较快，正确诊断、及时治疗后一般无运动障碍。若治疗不及时，遗有神经系统受损症状时，可依靠询问病史进行鉴别。

2. 颅内肿瘤

颅内肿瘤的患儿，其症状呈进行性，并有颅内高压的表现，可作头颅 CT 及 MRI 检查明确诊断。

3. 代谢性疾病

（1）苯丙酸酮尿症：该病是一种较常见的氨基酸代谢病，属于常染色体隐性遗传病，主要由于肝内苯丙氨酸羟化酶（PAH）的缺陷，不能将苯丙氨酸（PA）变为酪氨酸，致使 PA 及其代谢物蓄积体内，引起一系列功能异常。临床主要表现为智力低下、多动、肌痉挛或癫痫发作，病程为进行性，CT 和 MRI 检查可见弥散性脑皮质萎缩，易与脑瘫混淆。但该病患儿因黑色素合成不足，常见皮肤苍白、头发淡黄等。通过检测患儿血中 PA 水平和酪氨酸的生化定量以确诊。早期给予低苯丙氨酸饮食治疗可使智力发育接近正常。

（2）中枢神经海绵样变性：该病属于常染色体隐性遗传。成纤维细胞内天冬氨酸酰基转移酶缺乏。病理改变主要见于脑白质，其内充满含有液体的囊性空隙，似海绵状。患儿初生时正常，生后 2 ~ 4 个月开始出现智力发育迟缓，肌张力低下，头不能竖直。生后 6 个月开始有明显的进行性头围增大，以后肌张力逐渐增高，出现癫痫发作、视神经萎缩。脑脊液正常。该病与脑瘫鉴别点为呈进行性神经功能衰退、巨头征、视神经萎缩。CT 和 MRI 可见脑白质有囊样改变。生化检查可见尿中 N–乙酰天冬氨酸增多。患儿多在 5 岁内死亡。

（3）异染性脑白质营养不良：该病又名硫酸脑苷脂沉积病，属常染色体隐性遗传性疾病。由于髓磷脂代谢障碍，使大量半乳糖硫酸脑苷脂在中枢神经系统、周围神经和一些脏器内贮积。患儿出生时表现为明显的肌张力低下，随病情的发展逐渐出现四肢痉挛、肌张力增高、惊厥、共济失调、智力进行性减退等。其与脑瘫的鉴别要点在于病情呈进行性发展，检测血清、尿或外周血白细胞中芳香硫酸酯酶 A 的活性可确诊。

4. 神经系统变性疾病

（1）进行性脊髓性肌萎缩：该病是一种常染色体隐性遗传病，是由脊髓前角细胞和脑干运动神经核的退变而引起继发性神经根和肌肉的萎缩，大多数患儿出生时活动正常，到 3～6 个月或更晚时才出现症状。躯干、肩胛带、骨盆带及下肢均呈对称性无力，以近端较重。仰卧时髋关节外展，膝关节屈曲，如蛙腿姿势，病程呈进行性，最后呈完全弛缓性瘫痪，可累及呼吸肌而死亡。肌电图可检出肌纤维纤颤电位，肌肉活组织检查显示明显肌萎缩和神经变性。该病一般智力正常，腱反射消失，肌电图和肌肉活组织检查异常，可与脑瘫相鉴别。

（2）少年型家族性进行性脊肌萎缩症：该病属常染色体隐性或显性遗传，病变仅累及脊髓前角，而不侵及锥体束。其多发于儿童和青少年，表现为四肢近端肌萎缩、肌无力，步态不稳似鸭步，渐发展至远端肌肉萎缩。腱反射减弱或消失，但智力正常。肌电图检查可见肌纤颤电位，肌肉活检可见横纹肌纤维萎缩。

（3）扭转性肌张力不全：该病是一组较常见的锥体外系疾病，其特点是在开始主动运动时，主动肌和拮抗肌同时发生持续性不自主收缩，呈现特殊的扭转姿势或体位。可为常染色体显性或隐性遗传或 X-连锁遗传。神经生化检查可见脑的神经递质分布异常。本病为慢性进行性，起病年龄因遗传型而不同，早期症状多以某一局限部位的肌张力不全症状开始。显性型者，早期多表现为中轴肌肉的异常姿势，特别是斜颈，也有的以躯干或骨盆肌的扭曲姿势为主要特征。隐性遗传型者多以一侧下肢的步态异常或手的姿势异常为首发表现，走路时呈内翻足体位，书写困难，最后可进展至全身性肌张力不全。与脑瘫的鉴别点为该病有家族史，围生期正常，无智力低下，无惊厥发作，无锥体束征，无感觉障碍。

5. 神经肌肉接头及肌肉疾病

（1）重症肌无力：该病是由于神经肌肉接头传递障碍所致。临床以与眼球运动、颜面表情、咀嚼、吞咽、呼吸等有关的肌肉易疲劳，经休息或应用抗胆碱酯酶药物后缓解为特征。做肌电图检查和新斯的明试验可与脑瘫鉴别。

（2）进行性肌营养不良：该病是一种遗传性神经肌肉性疾病，多发于儿童和青少年。患儿独立行走较迟，往往 3～4 岁时还不能跑跳。由于肌张力低，患儿走路呈鸭子步态。其从仰卧位起立时须先翻身呈俯卧位，然后用双上肢支撑下肢，逐渐将躯干伸直而站起，临床上称为 Gower 征。检查有腱反射消失、肌萎缩、假性肌肥大、智力正常、血清肌酸肌酶增高，肌活检可见肌纤维肥大呈玻璃样变，这些可与脑瘫鉴别。

6. 其他疾病

（1）风湿性舞蹈病，典型症状为全身或部分肌肉呈不自主的运动，以四肢动作最多，还可出现皱眉、耸肩、闭眼及缩颈，动作大多为双侧，也可限于一侧，在兴奋或注意力集中时加剧，入睡后消失。肌力和感觉常无障碍。好发年龄多在 6 岁以后，女孩多见，常在链球菌感染后 2～6 个月出现，一般病程为 1～3 个月。与脑瘫的鉴别点在于该病发病年龄较晚，伴风湿活动，病程呈自限性，无智力及其他运动障碍。

（2）良性先天性肌张力低下症：出生时即有肌张力低下，随年龄增长肌张力低下得到改善，延迟到 2～2.5 岁才开始站立、走路，半数在 8～9 岁时几乎与正常儿童相仿。无家族史，无中枢神经系统及末梢神经病变，反射正常，无异常姿势，肌肉活检和肌电图正常，智力正常，预后良好。

六、治疗

（一）治疗原则

1. 早期发现和早期治疗

婴儿运动系统正处于发育阶段，早期治疗容易取得较好的疗效。

2. 促进正常运动发育

抑制异常运动和姿势。

3. 采取综合治疗手段

除针对运动障碍外，同时控制其癫痫发作，以阻止脑损伤的加重。对同时存在的语言障碍、关节脱位、听力障碍等也需同时治疗。

4. 医师指导和家庭训练相结合

本方法是为保证患儿得到持之以恒的正确治疗。

（二）主要治疗措施

物理治疗主要通过制定治疗性训练方案来实施，常用的治疗技术包括：软组织牵拉、抗异常模式的体位性治疗、调整肌张力技术、功能性运动强化训练、肌力和耐力训练、平衡和协调控制、物理因子辅助治疗，等等。

（三）药物治疗

目前还没发现治疗脑瘫的特效药物，可用小剂量苯海索缓解手足徐动症的多动，改善肌张力；注射肉毒素 A 可缓解肌肉痉挛，配合物理治疗可治疗痉挛性脑瘫。

（四）手术治疗

脑瘫一旦出现异常姿势与活动，特别是不能站立与行走的时候，需要手术治疗。对于痉挛性脑瘫患儿来说，手术治疗有可能改善肢体功能。手术治疗的原则是减少痉挛，恢复和改善肌力平衡，矫正肌肉、关节或骨骼的挛缩畸形，为功能恢复创造条件。

1. 术前准备

（1）全面和细心检查患者，反复认真分析病情，了解改善肢体功能的各种措施、适应证、禁忌证，并按具体情况灵活运用。

（2）以积极、耐心的态度对待患者和家属，解释手术前后的体育疗法、物理疗法以及有效的功能训练对功能改善的重要性，并指导患者与家属坚持进行。

（3）对各组肌力进行全面测定，特别是对造成畸形的肌肉及其对抗力的测定，必要时进行肌电图检查测定。

（4）全面了解肢体各关节的功能与形态，如头与躯干的姿势、有无骨骼畸形或关节脱位，然后选择相应的手术方法。治疗痉挛性脑性瘫痪的手术可分为：肌腱骨关节方面的手术，其中包括肌腱手术（肌腱切断术、肌腱延长术、肌腱移位术等）和骨关节手术；神经方面的手术，包括末梢神经分支切断术和高选择性神经后根切断术。

2. 手术指征

（1）年龄：下肢手术适宜手术年龄在 4 岁以上，上肢手术在 7 岁以上。此基于两种考虑，一是年龄过小，患儿术后不能进行主动的肌训练，无法与医务人员和家长配合进行功能训练；二是过早手术，术后随着身体生长发育的影响，肢体畸形有可能复发，需再次、多次手术。但年龄过大，软组织长期处于挛缩状态，肢体各关节将出现僵硬，甚至出现瘫痪性脱位等严重畸形，失去治疗和康复的机会。现在许多独生子女家长要求给患儿提前手术，临床上也适当放宽手术年龄，下肢手术可提前至 3 岁多进行。

（2）智力情况：要求智力较好，体现在患儿能懂人意，会讲话，对周围事物有反应，能主动控制大小便。几乎所有学者都强调智力的好坏与术后的疗效成正比。智力是人类特有的、大脑最为复杂的综合性高级活动的体现，如果大脑发生病损，根据病变范围的大小，必将产生轻重不同的智力障碍。手术仅为疾病的康复提供了条件，术后需要许多持久的功能锻炼。智力过于低下，术后无法配合肌肉锻炼，即使年龄增大肢体的功能也不会有太大的改善。但要准确测定脑瘫患儿的智力是比较困难的，专家提出智商在 70 以上具有手术适应证。可依据患儿能否讲话、主动控制大小便能力、理解人意等诸因素将智商分为低能、中等和较好三类，后两类患儿符合手术指征。

（3）术前瘫痪程度：每个痉挛型脑瘫患儿的瘫痪程度各不相同，单侧瘫痪，或虽累及多个肢体，但痉挛程度相对较轻，应当能获得满意的手术效果；四肢严重痉挛瘫痪的患儿，受累的肌肉或肌组多，无法独自站立，而且这些病儿同时伴有较难控制的癫痫和大小便失控，这给手术增加了难度，术后也难以建立新的肌肉平衡，手术疗效较差。但亦不应贸然放弃手术治疗的机会，如果有安全可靠的麻醉，术后有进行功能锻炼的条件，对患儿进行全面仔细的检查后，制定出较为妥善的手术方案，仍能取得一定的手术效果。

3. 手术种类的选择

常用脑瘫矫形手术主要有三类。

（1）神经手术：主要行运动神经分支切断术，常用的有闭孔神经前支切断术、比目鱼肌神经分支切断术。

（2）肌肉肌腱手术：有肌肉和（或）肌腱切断术、肌腱移位术、肌腱延长术，例如内收肌腱切断术、跟腱延长术等。

（3）截骨术和关节融合术：如股骨旋转畸形的截骨矫正术、大龄儿童的三关节融合术。

对具体的某个患者采用何种手术，不能简单而论，术前应仔细全面检查究竟属哪一块或哪一组肌肉造成的畸形，以及它的对抗肌的肌力，了解患肢各关节的整体态势，才能确定手术方法。手术要求适度减少肌张力，建立新的肌平衡，不可矫枉过正，以致造成新的畸形，例如，纠正屈膝畸形单纯采用部分腘绳肌切断术会造成膝反屈畸形，这是不恰当的。智力低下、肌力弱，主动运动功能较差者，手足徐动、共济失调等瘫痪类型，或脊柱有严重畸形患儿，视为手术禁忌证。由于该手术还缺乏远期疗效的追踪资料，对于术后肢体功能究竟能改善到何种程度以及确切的手术适应证、禁忌证尚难定论，尤其是对于术后脊柱稳定性和脊柱发育等问题均有待临床观察验证。

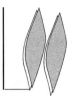

第八章 神经外科常见功能性疾病

第一节 三叉神经痛

三叉神经痛是一种原因未明的三叉神经分布区内短暂、突发、反复发作的剧烈疼痛，又可称为原发性三叉神经痛。

一、病因及病理

病因及病理尚无统一观点。以往认为原发性三叉神经痛无明确的原因和特殊的病理改变，近年在感觉根切除术时活检发现部分纤维脱髓鞘或髓鞘增厚、轴索变细或消失，推测可能为三叉神经脱髓鞘后产生的异位冲动而引起的疼痛。部分患者后颅窝可有小的异常血管团或动脉硬化斑块压迫三叉神经根或延髓外侧面，后者手术治疗效果较好。部分患者手术后可复发，用以上原因难以解释。

二、临床表现

（一）发病年龄

以中老年多见，70% ~ 80%在40岁以上。女性略多于男性，男：女为1：2 ~ 2：3。发病率为4.3/10万。

（二）疼痛的分布

大多数为单侧一支，以第三支受累最多见，其次是第二支，第一支受累最少见。

（三）症状和体征

三叉神经分布区内突发的、剧烈的放射样、电击样、撕裂样或刀割样疼痛而无任何先兆，突然出现突然停止。口角、鼻翼、颊部和舌等部位最敏感，轻触即可诱发，故成为"触发点"或"扳机点"。疼痛可引起反射性面肌抽搐，称为"痛性抽搐"。严重者洗脸、刷牙、说话、咀嚼等均可诱发，以至不敢做以上动作，导致面部不洁和疼痛侧皮肤粗糙。发作持续时间数秒至2 min。每天可发作数次，持续数天、数周或数月不等。间歇期完全正常，但很少自愈。神经系统检查一般无局灶性定位体征。

三、诊断和鉴别诊断

（一）诊断

根据疼痛部位、发作特点、疼痛的性质和"扳机点"等特点及神经系统无阳性体征即可确诊。

（二）鉴别诊断

根据是否有神经系统受累局灶体征与其他原因导致的三叉神经痛鉴别。

1. 继发性三叉神经痛

多表现为持续性疼痛，客观上可有面部感觉减退和角膜反射迟钝及合并其他颅神经受累的体征。常见的原因有多发性硬化、延髓空洞症、脑桥小脑角肿瘤及转移瘤等。

2. 舌咽神经痛

舌咽神经痛是局限在舌咽神经分布区内的发作性剧烈疼痛，疼痛性质和发作持续时间与三叉神经痛相似。另外还应与牙痛鉴别，后者多为持续钝痛，局限在牙龈部，对冷、热食物刺激较敏感，局部 X 线检查有助于诊断。

四、治疗

（一）药物治疗

1. 卡马西平

0.1 ~ 0.2 g，每日 2 ~ 3 次，通常 0.6 ~ 0.8 g/d，最大剂量 1.0 ~ 1.2 g/d。疼痛停止后逐渐减量。服药时应注意不良反应，如眩晕、步态不稳、皮疹、白细胞减少、再生障碍性贫血及肝功能损害等。

2. 苯妥英钠

0.1 g，每日 3 次，0.6 g/d。主要不良反应有牙龈肿胀、皮疹、共济失调及肝功能损害等。

3. 氯硝西泮

4 ~ 6 mg/d，老年人应注意嗜睡、共济失调及短暂性精神错乱等不良反应，停药后可消失。

4. 其他药物

凯扶兰、扶他林、阿司匹林及泰诺等。

（二）局部封闭治疗

疼痛限于上颌支者可行无水酒精局部封闭。

（三）经皮三叉神经节射频热凝疗法

经皮三叉神经节甘油注射，使神经节破坏，可导致面部感觉障碍。

（四）手术治疗

微血管减压手术、三叉神经感觉根切断术或三叉神经切断术等均可获得止痛效果，近期疗效可达到 80% 左右。但并发症可有面部感觉减退、听力障碍、滑车和展神经麻痹等。

第二节　偏侧面肌痉挛

偏侧面肌痉挛指仅限于一侧面部的阵发、不自主的阵挛性抽搐，通常无神经系统其他阳性体征。偏侧面肌痉挛也可以是特发性面神经麻痹的暂时性或永久性后遗症。

一、病因及病理

病因尚不明确，可能与面神经的异位兴奋点传导所致有关。部分患者是由于面神经进入脑干处被异常微血管襻、动脉硬化斑块压迫所致，减压手术可收到明显的疗效。少数患者可由椎 - 基底动脉系统的动脉瘤或脑桥小脑角肿瘤压迫所致。

二、临床表现

起病隐袭，中年以后多见，女性多于男性，大多数为单侧受累。早期多从眼轮匝肌开始，表现为间歇性轻度抽搐，逐渐缓慢地扩散到一侧面肌，口角肌肉最易受累，口角抽搐也最易引起注意。严重者可累及同侧的颈阔肌。抽搐的程度轻重不等，精神紧张、情绪激动、劳累和自主运动均可使抽搐加重，入睡后抽搐消失。神经系统检查无其他阳性体征。

三、诊断和鉴别诊断

根据本病发作的特点、面肌痉挛的表现和神经系统检查无其他阳性体征即可确诊，但需与以下疾病鉴别。

（一）继发性面肌痉挛

各种原因所致的脑干病变、脑桥小脑角肿瘤、延髓空洞症和颅脑外伤等均可出现面肌抽搐。局限性面肌抽搐也可是部分性运动性癫痫的表现。详细的神经系统检查、头颅 CT 和 MRI 及脑电图检查有助于鉴别。

（二）Meige 综合征

Meige 综合征也称眼睑痉挛－口下颌肌张力障碍综合征，好发于老年女性，通常伴有双侧眼睑痉挛、口舌和喉肌张力障碍。

（三）功能性眼睑痉挛

本病好发于老年女性，通常累及双侧眼睑，而颜面下部不受累。

（四）习惯性面肌抽搐

本病常见于儿童和青壮年，与精神因素有关，通常表现为双侧短暂的面部肌肉收缩。

（五）药物所致的面肌运动障碍

奋乃静、三氟拉嗪及甲氧氯普胺等可导致面肌不自主运动。服药史是确诊的依据。

四、治疗

（一）药物治疗

（1）氯硝西泮，口服 0.5 mg，每日 2 ~ 3 次，逐渐增加剂量至发作控制或出现不良反应，国外成人最大剂量可达 20 mg。

（2）卡马西平，口服 0.1 g，每日 3 次，剂量逐渐增加至 0.8 ~ 1.2 g/d，2/3 患者有效。

（3）苯妥英钠，口服 0.1 ~ 0.2 g，每日 3 次。

（4）巴氯芬（baclofen），小剂量开始服用，可逐渐加至 30 ~ 40 mg/d。

（二）A 型肉毒毒素（botulinum toxin type A，BTX）局部注射

此方法目前是治疗肌张力障碍最安全、有效和常用的方法。疗效平均可维持 3 ~ 6 个月。常见的并发症是暂时性眼睑下垂。

（三）乙醇注射疗法

以上治疗无效者，可试用 50% 酒精 1 mL 皮下面神经分支阻滞，或茎乳孔处面神经干注射 0.3 ~ 0.4 mL 阻滞。

（四）手术治疗

（1）面神经主干或分支切断术，其目的是破坏面神经的传导功能，使其瘫痪，有肯定的疗效，但也有复发。

（2）微血管减压手术，治愈率可达 60%。

第三节　特发性面神经炎

一、概述

特发性面神经炎是指原因未明的、茎乳突孔内面神经非化脓性炎症引起的、急性发病的面神经麻痹。发病率为 20/10 万 ~ 42.5/10 万，患病率为 258/10 万。

二、病因与病理生理

病因未明，可能因受到风寒、病毒感染或自主神经功能障碍，局部血管痉挛致骨性面神经管内的面神经缺血、水肿、受压而发病。

三、诊断步骤

（一）病史采集要点

1. 起病情况

急性起病，数小时至 3 ~ 4 d 达到高峰。

2. 主要临床表现

多数患者在洗漱时感到一侧面颊活动不灵活，口角漏水，面部歪斜，部分患者病前有同侧耳后或乳突区疼痛。

3. 既往病史

病前常有受凉或感冒、疲劳的病史。

（二）体格检查要点

（1）一般情况好。

（2）查体可见一侧周围性面瘫的表现：病侧额纹变浅或消失，不能皱额或蹙眉，眼裂变大，闭眼不全或不能，试闭目时眼球转向外上方，露出白色巩膜称贝耳现象；鼻唇沟变浅，口角下垂，示齿时口角歪向健侧，鼓腮漏气，吹口哨不能，食物常滞留于齿颊之间。

（3）鼓索神经近端病变，可有舌前 2/3 味觉减退或消失，唾液减少。

（4）镫骨肌神经病变，出现舌前 2/3 味觉减退或消失与听觉过敏。

（5）膝状神经节病变，除上述表现外还有乳突部疼痛，耳郭和外耳道感觉减退，外耳道或鼓膜出现疱疹，见于带状疱疹引起的膝状神经节炎，称 Hunt 综合征。

（三）门诊资料分析

根据急性起病，典型的周围性面瘫症状和体征，可以做出诊断。但是必须排除中枢性面神经麻痹、耳源性面神经麻痹、脑桥病变、吉兰 – 巴雷综合征等。

（四）进一步检查项目

（1）如果疾病演变过程或体征不符合特发性面神经炎时，可行颅脑 CT/MRI、腰穿脑脊液检查，以利于鉴别诊断。

（2）病程中的电生理检查可对预后做出估计。

四、诊断对策

（一）诊断要点

急性起病，出现一侧周围性面瘫的症状和体征可以诊断。

（二）鉴别诊断要点

1. 中枢性面神经瘫

局限于下面部的表情肌瘫痪，而上面部的表情肌运动如闭目、皱眉等动作正常，且常伴有肢体瘫痪等症状，不难鉴别。

2. 吉兰 – 巴雷综合征

可有周围性面瘫，但多为双侧性，可以很快出现其他颅神经损害，有对称性四肢弛缓性瘫痪、感觉和自主神经功能障碍，脑脊液呈蛋白 – 细胞分离。

3. 耳源性面神经麻痹

多并发中耳炎、乳突炎、迷路炎等，有原发病的症状和体征，头颅或耳部 CT 或 X 线片有助于鉴别。

4. 后颅窝病变

如肿瘤、感染、血管性疾病等，起病相对较慢，有其他脑神经损害和原发病的表现，颅脑 MRI 对明确诊断有帮助。

5. 莱姆病

莱姆病是由蜱传播的螺旋体感染性疾病，可有面神经和其他脑神经损害，可单侧或双侧，伴有多系统损害表现，如皮肤红斑、血管炎、心肌炎、脾大等。

6. 其他

其他如结缔组织病、各种血管炎、多发性硬化、局灶性结核性脑膜炎等，可有面神经损害，伴有原发病的表现，要注意鉴别。

五、治疗对策

（一）治疗原则

减轻面神经水肿和压迫，改善局部循环，促进功能恢复。

（二）治疗计划

1. 药物治疗

（1）皮质类固醇：起病早期 1 ~ 2 周内应用，有助于减轻水肿。泼尼松 30 ~ 60 mg/d，连用 5 ~ 7 d 后逐渐减量。地塞米松 10 ~ 15 mg/d，静脉滴注，1 周后改口服渐减量。

（2）神经营养药：维生素 B_{12}（500 μg/ 次，隔天 1 次，肌内注射）、维生素 B_1（100 mg/ 次，每天 1 次，肌内注射）、地巴唑（30 mg/d，口服）等可酌情选用。

（3）抗病毒治疗：对疑似病毒感染所致的面神经麻痹，应尽早使用阿昔洛韦（1 ~ 2 g/d），连用 10 ~ 14 d。

2. 辅助疗法

（1）保护眼睛：采用消炎性眼药水或眼药膏点眼，带眼罩等预防暴露性角膜炎。

（2）物理治疗：如红外线照射、超短波透热等治疗。

（3）运动治疗：可采用增强肌力训练、自我按摩等治疗。

（4）针灸和低脉冲电疗：一般在发病 2 ~ 3 周后应用，以促进神经功能恢复。

3. 手术治疗

病后半年或 1 年以上仍不能恢复者，可酌情施行面 – 舌下神经或面 – 副神经吻合术。

（三）治疗方案的选择

对于药物治疗和辅助疗法，可以数种联用，以期促进神经功能恢复，针灸和低脉冲电疗应在水肿消退后再行选用。恢复不佳者可考虑手术治疗。

六、病程观察及处理

治疗期间定期复诊，记录体征的变化，调整激素等药物的使用。鼓励患者自我按摩，配合治疗，早日康复。

七、预后评估

70% 的患者在 1 ~ 2 个月内可完全恢复，20% 的患者基本恢复，10% 的患者恢复不佳，再发者约占 0.5%。少数患者可遗留有面肌痉挛、面肌联合运动、耳颞综合征和鳄泪综合征等后遗症状。

第四节 大脑瘫痪后遗症

大脑瘫痪（以下简称脑瘫）是指未成熟大脑的非进行性欠缺或病损所引起的运动和姿势紊乱。有些病损虽发生于锥体交叉以下的上颈髓病变，而在技术上不符合此定义，但仍可按脑瘫来治疗。脑瘫的发病率为 0.6% ~ 5.9%。其发病率同产前护理类型、社会经济条件、环境，以及母亲和婴儿所接受的产科和儿科的护理类型而不同。近年来由于医疗水平的提高，挽救了很多产伤或产前有缺陷的儿童，因而增加了脑瘫患者的人数。

脑瘫的病因可分为产前、产时和产后，产前因素最多见，其次为产时。产前如母亲妊娠早期的病毒感染，使用某些药物，胎儿真红细胞增多症。另外，胎儿缺氧与胎盘破裂、胎盘梗死、母亲心肺疾患等因素有关。产时最常见原因为早产，另外还有难产、产程延长导致的缺氧及使用产钳导致的产伤。常见的产后因素为脑炎、脑膜炎、创伤、血管意外和缺氧。

脑瘫有四种临床类型：痉挛型、运动障碍型、共济失调型和混合型。其中痉挛性麻痹至少占75%，运动障碍占20%，共济失调占4%，混合型占1%。四种类型相应的脑部病损区域：大脑皮质（痉挛型麻痹）、中脑或脑基质（运动障碍）、小脑（共济失调）、广泛脑部病变（僵硬或混合型）。脑部CT及磁共振能确定脑部病损部位。运动障碍型脑瘫又分为5种类型：异常姿势或活动型、手足徐动型、手足震颤型、舞蹈病型和僵硬型。另外，根据瘫痪的形式不同分为单瘫、偏瘫、截瘫、三肢瘫、四肢瘫等。几乎所有脑瘫患者都有动作或姿势缺陷，并伴有其他功能障碍，如失语、失聪、失明或感觉缺失。

脑瘫是不能治愈的，往往需全面权衡患者的自身及社会条件，制订一个阶段性、综合性治疗计划。所谓综合性治疗计划，应包括心理学训练、语言训练、作业疗法、物理疗法、特殊教育及矫形外科治疗。综合治疗的目的是帮助卧床不起的患者能够坐稳，方便护理；对能行动的患者，使他们走向社会，会用轮椅和助行工具。每个治疗训练计划需根据实际情况制订，如患者的社会地位、经济条件、心理状态等，但最终决定治疗效果的是大脑的病损程度。如脑部损害严重，有时任何疗法均难以奏效。

矫形手术治疗主要是针对痉挛性脑瘫的治疗。痉挛是临床上用来描述医生检查患者时感到肢体肌肉阻力增加的状态，表现为肌张力增加和腱反射亢进，其原因为过度的牵张反射，这是上神经元综合征的一种病理现象。选择性脊神经后根切断术（selective posterior rhizotomy，SPR）作为解除肢体痉挛的安全有效的方法，已经越来越广泛地应用于临床。

一、选择性脊神经后根切断术

自20世纪80年代初南非Peacock医师报道应用选择性脊神经后根切断术(SPR)治疗痉挛性脑瘫以来，引起了广泛的关注，也推动了对中枢神经反射弧等相关学科的研究。国内自1990年徐林等首次报道以来，普及速度很快，并积累了一定的临床经验。近年对手术适应证、并发症及手术方法改进报道较多，SPR手术收到了可喜的初步肯定的疗效。

（一）作用机制

通常认为，脑瘫患者大脑特定区受损，丧失了来自大脑皮层高级中枢的抑制作用，使易化区作用增强，导致r传出纤维系统抑制作用丧失，a运动神经元兴奋增强，肌张力和维持姿势的功能倾向于脊髓反射弧的调节，全身肌肉都处于一个过度收缩状态。这种由于r运动神经元兴奋，增加肌梭传入冲动，a运动神经元兴奋梭外肌收缩的反射过程，称r环路。显然，中断r环路，可降低肌张力，解除痉挛。早年，Sherrington把猫的中脑横断能产生r痉挛，这种痉挛和僵直可通过切断脊神经后根来解除。这个经典实验证明高级中枢存在着下行抑制系统，肌张力是由r环路形成的。Fasan改进的SPR手术就是选择性切断了含有Ⅰa纤维的后根，减弱了r-运动神经元的兴奋冲动，从而使Ⅰa纤维传入冲动减少，肌张力下降，同时保留了肢体的感觉神经纤维。腰段SPR不仅能使下肢运动功能改善，还能改善上肢功能，甚至视力改善、语言清楚，提示脊髓还有某种上行纤维参与r环路，有待进一步研究。

（二）适应证与禁忌证

患者的选择应根据肌力、肌张力、肢体活动度、控制力、反射、步态和便于对患者护理等因素来考虑。多数学者认为的手术适应证为：①年龄在6岁以上，20岁以下；②以痉挛为主，肌张力在4级以上；③有自控能力和某种程度的运动能力，智力好，有接受启发诱导能力，有利于术后康复；④僵直型和智力低下者亦有利于家人护理。伴有肢体轻度挛缩者可辅以矫形手术。

提出的禁忌证有：①肌力、肌张力低下，运动功能不良者；②患者站立行走伴有痉挛者；③手足徐动型、震颤型、共济失调型、脊柱融合术后；④严重的固定性挛缩畸形，脊柱畸形或不稳。

（三）手术方法

1. 选择性腰骶神经后根切断术

气管插管全麻。患者俯卧于特制拱架或"U"形布卷上，使脊柱腰段呈弧形后突。L_5、S_1间后正中切口，切除棘突和椎板，保留双侧小关节突。调整手术台，使患者头低足高位，以防止脑脊液过量流失。

纵行切开硬膜，在椎间孔出口处找到脊神经后根会合，仔细辨认并分离出后根，再将其分成 5 ~ 8 根亚束，用神经阈值探测仪（10 mV 电压）测试每根亚束的电兴奋阈值，切除比例应根据患者的痉挛程度，选择兴奋阈值低者切除 1/4 ~ 1/2 不等。

2. 选择性颈脊神经后根切断术

全麻，气管插管。全程不用或慎用肌松剂。取俯卧位头低位，双上肢外展置外展架上。取 C_4 ~ T_1 棘上正中切口，钝性分离椎旁肌及附着点，显露棘突和椎板，在椎板中央做纵行骨槽达硬膜外，向两侧翻升椎板，保留两侧关节突，切开硬膜囊，显露脊髓，以脊神经前后根会合出椎间孔处为线索，判明尚未与前根合半的后根，用橡皮条牵引标出。此时可清楚看到各神经后根小束。周围有软脊膜包绕，极易分开，用刺激仪电极钩刺激各小束，观察前臂及手的活动，确定各小束阈值，将阈值低的神经小束切除 0.5 ~ 1.0 cm，各颈神经后根切除比例 C_5 为 40%，C_6 为 50%，C_7 为 60%，C_8 为 50%，T_1 为 35% 左右。

（四）术后处理

腰骶神经后根切断术后 1 周可行僵背肌功能锻炼，下肢抬高、外展、伸膝等功能训练，卧床 1 个月后腰围保护下床活动，进行行走功能锻炼。选择性颈脊神经后根切断术后 3 d 即可在颈托或石膏围领支持下进行各种功能训练。训练包括前臂屈伸及手的抓握，持物对指、对掌等。康复后期进行生活自理能力训练。二者因术后早期肌力下降，均需进行肌力的强化训练，特别应注意调动患者的主观能动性。

（五）常见并发症

术后约 1/2 患者出现感觉迟钝，感觉神经传导速度减慢，常持续 3 周。少部分出现肌张力低下，肢体软弱，通常理疗后能恢复。Peacock 发现 3 例患者出现这种现象未恢复。近年发现此现象可能与神经后根切除比例过高有关。另外较严重的并发症有：支气管痉挛、吸入性肺炎、尿潴留、肠胀气、感觉丧失等。其他并发症如头痛、恶心、呕吐及术后发热，只需适当对症处理后 3 ~ 5 d 即消失。不少学者认为 SPR 手术后脊柱后柱破坏可能导致脊柱不稳，并建议术中采用再植椎板等技术。Peter 对 SPR 行多平面椎板切除，对脊柱稳定性、脊柱发育及椎板切除手畸形的发生作了放射性评估，发现畸形与脑瘫本身有关，似乎与椎板切除无关。近年多数学者认为应在术中保持神经后根显露前提下，尽量减少椎板破坏，特别是小关节突的破坏。术后制动也很重要，一般需腰围制动 1 ~ 2 年。

二、痉挛性脑瘫的矫形手术治疗

虽然 SPR 手术在解除痉挛、降低肌张力、防止复发方面较单纯矫形手术有优势，但长期肌张力增高导致的关节周围软组织挛缩，出现肢体的固定畸形，行 SPR 手术后由于痉挛的解除及肌张力的降低，只能使其得到部分纠正。SPR 手术只能较理想地解除痉挛，降低肌张力，不能完全解除肌挛缩。此类患者所占比例不小，均需行矫形手术。另外，部分痉挛型脑瘫患者因肌张力较低，不需行 SPR 手术，局部肢体痉挛畸形可通过矫形手术治疗。

矫形手术在脑瘫患者治疗的主要原则是：矫正畸形、平衡和调整肌力、稳定关节、恢复肢体力线。静力性畸形可应用肌腱延长松解术、关节囊切开、筋膜切断及截骨术以矫正骨与关节畸形。动力性畸形的纠正主要靠平衡及调整肌力。但平衡肌力在脑瘫患者中要想达到理想的结果有一定困难。因影响肌转位手术效果的因素较多，同时肌转位后也需经过特殊训练，有时还可采用过强肌力的肌肉运动神经肌支切断术来达到拮抗平衡，但神经切断术效果不够持久，易于复发，这点应引起注意。也可采用三关节固定术、距下关节外固定术以稳定足部。治疗前要制订周密的治疗计划，要取得患者及其家人的合作。

（一）上肢痉挛性瘫痪与畸形

上肢痉挛性瘫痪以手指和腕部屈曲畸形多见，并常伴有拇内收、尺偏或桡偏畸形。前臂旋前、肘屈曲及肩部内收内旋畸形较少见。上肢痉挛性瘫痪的治疗目的是恢复运动功能，特别是手部的日常生活动作的恢复更为重要。但其治疗效果比下肢差，尤其是手指屈曲伸展受限伴有腕关节不稳的患者，很难完成日常生活动作。应用颈动脉交感神经剥离术治疗手指痉挛性瘫痪取得了一定的效果。屈腕或屈指挛缩时，可行内侧屈肌止点剥离松解术；腕部桡偏或尺偏畸形，可行软组织松解术；当伴有骨质改变时，可行腕关节融合术；拇内收畸形可行掌骨对掌成形术。

1. 前臂屈肌起点剥离术

（1）手术适应证：手腕屈曲挛缩畸形或伴有肘部屈曲挛缩畸形者。伴有骨质结构畸形者禁忌该手术。

（2）手术方法：臂丛或全麻，从肱骨内上髁上方 5 cm 处开始，沿尺骨向下切开并延长 10～15 cm，远端稍向前。切开皮肤、皮下组织和深筋膜，在肱骨内上髁后侧尺神经沟内，将尺神经游离并拉向后侧，游离进入尺侧腕屈肌和指深屈肌的两个神经分支，以便向远侧移位。将肱二头肌腱切开，保护正中神经，显露肱骨内上髁部屈肌起点，将旋前圆肌、掌长肌、尺侧腕屈肌和指浅屈肌的起点，用刀于肱骨内上髁处切开，在骨膜下将它们剥离，并向下推开，使其自然回缩，挛缩得以缓解。切开影响关节伸直的其他纤维组织，使肘和腕关节以及手指能伸至正常位置。将尺神经移于肱骨内上髁前方，止血，冲洗切口，按层次缝合。注意勿伤及肘部神经、血管。

（3）术后处理：用石膏托将肘关节固定于伸展位，腕及手指于功能位，3 周后去掉石膏托，开始功能锻炼。

2. 尺侧屈腕肌代桡侧腕长、短伸肌术

（1）手术适应证：屈指肌痉挛，并有非固定性畸形，当手指屈曲时，腕可背伸，腕屈曲时才能伸指。年龄以 6～7 岁以后手术为好。上肢肌肉普遍受累，缺乏可利用肌肉的患者为本手术之禁忌证。

（2）手术方法：选用全麻或臂丛麻醉，平卧位。于尺侧腕屈肌止点沿掌侧腕横纹作横切口，切开皮肤和皮下组织及深筋膜，于腕豌骨近侧显露尺侧腕屈肌腱，用血管钳挑起，在靠近腕豌骨处切断。以前臂中下 1/3 交界为中心，沿尺侧腕屈肌作纵向切口，长 3～5 cm，显露肌腱，并用血管钳将其挑起，用盐水纱布包裹，将断端从切口抽出。使前臂旋前，于前臂下 1/3 背侧中间作纵向切口，长 5～6 cm，显露出指总伸肌腱，于其桡侧拇长展、拇短伸肌的深层，可看到桡侧腕长短伸肌腱。将尺侧曲腕肌腱移植到桡侧腕长、短伸肌腱上。在瓣切口之间作一皮下隧道，将尺侧屈腕肌通过皮下隧道拉到背侧第 3 切口内，缝合 1、2 切口。将桡侧腕长、短肌腱挑起，用尖刀于中间打孔，将尺侧屈腕肌腱穿过两肌腱的裂孔，将肌腱拉紧，在腕背伸 10° 位，将肌腱缝合固定在桡侧腕长、短伸肌腱上。彻底止血，缝合切口。术中注意保持一定张力缝合肌腱，并注意游离尺侧屈腕肌腱，勿伤及其深面的尺神经。隧道应作在皮下脂肪，并应宽敞，以便于肌腱滑动。

（3）术后处理：腕关节背伸 20° 石膏固定，3 周后拆石膏行功能锻炼。

3. 颈总动脉交感神经网剥离切除术

（1）手术适应证：脑瘫上肢肌力不协调，手部功能障碍，雷诺氏病或手部缺血性疾病，脑供血不全性疾病。高血压或动脉硬化者禁忌此手术。

（2）术前准备：术前查脑血流图并同术后比较。智商测定及手的功能记录，以便术前术后比较。

（3）手术方法：颈丛或全麻。仰卧位，两肩下垫扁枕，颈部过伸位。从甲状腺水平沿胸锁乳突肌前缘向内下方切口，止于锁骨上方 2 cm 处，切开皮肤、皮下组织和筋膜，颈阔肌行钳夹切断后，稍分离即可看到胸锁乳突肌前缘，沿其前缘向深部解剖，将肩胛舌骨肌牵向下方或切断，即可看到有搏动的颈总动脉鞘，用镊子提起鞘膜，用刀切开，游离颈总动脉。将颈总动脉用血管钳挑起，用橡皮条穿过其后方，轻轻提起颈总动脉，用小解剖刀将其外膜上之纤维鞘分离，行环状切除。在分离前先于鞘膜外注入等渗盐水，使鞘膜与血管外膜分离，便于游离切除。剥离切除的颈总动脉外层的疏松结缔组织内含有丰富的交感神经网，直到看见颈总动脉致密灰白色的弹性外膜为止。一般环状切除 2 cm 长的一段即可。彻底止血，留置引流条，按层次缝合。

（4）注意事项：颈总动脉剥离是在颈动脉窦和甲状颈干之间进行的，术中勿干扰颈总动脉分叉处之颈动脉窦，此窦平甲状软骨；术中注意勿刺破颈总动脉，并注意保护颈总静脉；术中注意勿伤及膈神经和喉返神经；一般左手瘫剥离右侧，右手瘫剥离左侧，双手瘫则需两侧同时剥离或分期进行剥离。

（5）术后处理：术后 24 h 注意观察呼吸，以防血肿压迫。术后防止喉头水肿，可予蒸汽吸入，每日 3 次，连续 3 d。术后 24～48 h 拔除引流管。术后应早期行功能锻炼。另外，伸指和伸拇肌麻痹者，可行尺侧屈腕肌代伸指和伸拇长肌。腕关节固定性屈曲畸形及腕关节不稳等，可行腕关节融合术。

（二）髋内收畸形

脑瘫髋内收畸形较为常见，通常是由于肌力失衡和不良姿势所致。多同时合并其他畸形。本文介绍内收肌切断及闭孔神经肌支切断术。

1. 手术适应证

髋内收内旋肌群痉挛形成剪刀步，影响患肢负重功能。已有股骨上端内旋畸形者，为本手术之禁忌证。需配合旋转截骨术。

2. 手术方法

硬膜外麻醉，平卧位。从耻骨肌附丽处开始向下延长切口 8 ～ 10 cm，切开皮肤、皮下组织及深筋膜，显露内收长肌腱、耻骨肌腱和内收大肌腱。分开内收长股与内收短肌，于二股之间找到闭孔神经前支及其分支。钳夹每个肌支，将痉挛严重的肌支分别切断，任其自然回缩。将内收长肌靠近耻骨起点处横行切断，再将内收短肌斜行切断，以减少局部间隙。将下肢外展，用手触摸有无紧张挛缩的肌腱、筋膜限制外展运动，如有即将其切断。如果内收大肌前面之肌纤维也挛缩紧张，可将其部分筋膜及纤维束切断。止血，冲洗切口，按层次缝合。如双侧内收肌均挛缩，手术可同时进行。

3. 术后处理

患肢置于外展位 30°，加强大腿外展功能练习，防止内收肌再挛缩。拆线后要配合综合性康复训练。

（三）痉挛性屈膝畸形

脑瘫患者膝部屈曲挛缩畸形常合并髋屈曲内收及跟腱挛缩畸形，因为股直肌、肌薄肌、股二头肌、半腱半膜肌和缝匠肌等都是双关节动力肌，踝部及髋关节的异常改变都会影响到膝关节。应仔细研究步态，因屈膝步态可由以上任何一个因素所引起。任何髋部屈曲畸形都可减弱臀大肌、小腿三头肌的肌力而影响伸膝功能。因此，任何影响屈膝步态的因素都要纠正。轻度膝屈挛缩不一定都需手术，可先用牵引、按摩或用夹板矫正，若失败可用肌腱松解、延长，或腘绳肌代股四头肌，既能矫正膝挛缩，又能增强伸膝作用，必要时可行后关节囊切开。如有骨质结构性畸形，可行股骨髁上截骨术。另外，长期屈膝会使髌韧带拉长而致伸膝无力，可行髌韧带紧缩术，本文介绍髌韧带紧缩术。

1. 手术适应证

髌韧带松弛，髌骨向上移位。膝关节可被动伸直，但不能主动伸直，膝关节差 10° ～ 20° 者，膝关节屈曲挛缩畸形未矫正前禁用。

2. 手术方法

绕髌骨内侧从上极开始向下止于胫骨结节下方作"S"形切口。切开皮肤、皮下及深筋膜，沿髌韧带两侧缘切开，游离髌韧带，但勿进入关节，将髌韧带下极两侧的阔张筋膜切开，至牵拉髌骨可向下移动为止。此时用血管钳，穿过髌韧带后方，将松弛之韧带提起、切断，向下拉髌骨，使髌韧带重叠缝合，矫正韧带松弛，且膝关节可被动屈曲达 90°。止血，冲洗切口，按层次缝合。术中注意勿伤及关节囊。

3. 术后处理

膝关节伸直位石膏固定 4 周，拆除固定后开始练习膝关节屈伸活动。在石膏固定期间应进行股四头肌收缩锻炼。应预防关节囊粘连和髌韧带过紧引起屈膝受限，因此髌韧带的缩短程度要适当。

（四）痉挛性足下垂

儿童期马蹄足可用手法矫正，可牵拉三头肌缓解肌痉挛和用夹板矫正使之处于功能位，间断或持续进行，要维持到骨骼发育成熟为止。也可用石膏矫正，将踝关节固定在功能位 3 周，然后改为夜间夹板。当保守法失败或畸形严重时，可考虑外科手术，但手术最小年龄也得在 7 ～ 8 岁。较大儿童或成年人，保守疗法很少成功，一般要用手术治疗。一般手术矫正痉挛性足下垂常用方法有：腓肠肌腱两个头剥离松解术、胫神经肌支切断术、跟腱延长术等。

1. 胫神经肌支切断术

（1）适应证：腿三头肌痉挛所致的踝阵挛。

（2）术前准备：术前仔细检查判明阵挛是由腓肠肌引起还是由比目鱼肌引起。如果是由腓肠肌引起，当膝关节屈曲 90° 位时，阵挛即减轻或消失；如果是比目鱼肌引起，虽膝关节屈曲位阵挛也不缓解。前者需作腓肠肌两个头剥离术，后者需作胫神经比目鱼肌支切断术。术前把治疗计划、治疗结果和手术后要积极进行功能训练等要求详细向患者及其家属解释清楚，争取患者配合治疗。

（3）手术方法：硬膜外麻醉，侧卧位。于腘窝部作纵行"S"形切口，长 3 ~ 4 cm，切开皮肤和皮下组织。切开深筋膜，显露胫神经，它位于腘窝部血管浅面。胫神经的第 1 分支是皮肤感觉支，不作处理；以下两个分支为运动支，分别位于神经干的内侧和外侧，内侧者进入内侧头，外侧者进入外侧头。此两分支在靠近腓肠肌两个头处进入肌肉内，在进入肌肉之前，内侧支又分为三个细支，外侧支分为两个细支，在小分支之前，于其远端胫神经后侧分出一个比目鱼肌支，它又分为两上支，分别进入比目鱼肌内侧及外侧头内。在远端还有一分支进入比目鱼肌肉内。用平头镊子钳夹刺激每个神经肌支，可辨认痉挛程度，然后将选定的分支从主干起源处切断，把远端从肌肉内拔除。冲洗切口，止血，缝合切口。

（4）注意事项：术中勿伤及腘窝血管，神经肌支也不要切除过多，以防肌无力。

（5）术后处理：术后不需外固定，早期开始步行锻炼。

2. 腓肠肌内外侧头剥离术

单纯腓肠肌挛缩引起痉挛性马蹄足，在屈膝 90° 位时，马蹄足可减轻或消失，可用腓肠肌内外侧头剥离术，如仍有踝阵挛，可行联合神经肌支切断术。

（1）适应证：本手术适用于单纯腓肠肌挛缩，但对伴有比目鱼肌挛缩者不适用。

（2）手术方法：于腘窝后侧作纵行"S"形切口，切开皮肤和皮下组织及深筋膜，显露腓肠肌内外侧头，在股骨内外髁后侧的附丽部，用纱布条将腓肠肌内外侧头提起，用骨膜剥离器将它从股骨髁部剥离下来，任其自然回缩，如有必要可从胫神经干找出支配腓肠肌两个头的神经分支予以切断。止血，冲洗切口，按层次缝合。

（3）术后处理：术后不需外固定，早期锻炼患肢使其功能恢复。

另外，矫治痉挛性足下垂的手术还有跟腱延长术、足三关节融合术、足部肌腱转位术等，这些术式可能同瘫痪性足下垂矫治手式稍有不同，如痉挛性足下垂跟腱延长术同小儿麻痹后遗迟缓性瘫痪的跟腱延长术不同的是，痉挛性马蹄足跟腱切腱位置要高一些，在靠近腱与肌腹连接处。二者差别不大，在此不再介绍。

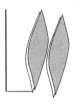

第九章　神经系统感染性疾病

第一节　脑蛛网膜炎

脑蛛网膜炎是一种继发于颅内非化脓性感染的组织反应性改变,以蛛网膜增厚、粘连和囊肿形成为主要特征。脑蛛网膜因浆液性炎症发生增厚、粘连和囊肿,引起对脑和颅神经的压迫和供血障碍。此病好发于中青年。其主要病理改变是局限性或弥漫性蛛网膜与软脑膜的慢性反应性炎症,蛛网膜增厚、粘连,部分脑组织、脑血管、室管膜和脉络丛也可有不同程度的炎症改变。因此,以往文献中又将其称为浆液性脑膜炎、局限性粘连性蛛网膜炎、假性脑瘤和良性颅内压增高症。

一、病因与分型

(一)病因

1. 感染

(1)颅内感染细菌、真菌、病毒和各种寄生虫病等引起的各种类型脑膜炎、脑脊髓膜炎脓肿等均可引起蛛网膜炎,其中最常见的为结核性感染。

(2)颅脑邻近病灶感染蝶窦、额窦等的感染灶易引起视交叉部位的蛛网膜炎,中耳炎与乳突炎易引起颅后窝蛛网膜炎,尚有扁桃体炎、上呼吸道感染等,亦可引起蛛网膜炎。

(3)全身感染可由感冒、风湿热、盆腔炎、败血症等引起。

2. 外伤

颅脑损伤、颅脑手术后等。

3. 颅内原发病灶并发症

如脱髓鞘疾病、脑血管硬化等血管病变及脑表浅肿瘤。

4. 医源性因素

鞘内注射某些药物,如抗生素、抗肿瘤药物、造影剂、麻醉剂等均可引起蛛网膜炎。

(二)分型

1. 根据不同病程中组织形态学改变分为三型

(1)炎症型:主要在急性期,表现为炎性细胞浸润,有轻度纤维增殖。

(2)纤维型:多见于亚急性期,主要以网状层纤维增殖为主要表现。

(3)增殖型:主要为内皮细胞增殖,多见于慢性期,此型多见。

2. 根据手术所见分为三型

(1)斑点型:蛛网膜上散在白色斑点或花纹。

(2)粘连型:蛛网膜呈不规则增厚,并与软脑膜、脑表面及血管、神经呈片状或条索样粘连。

(3)囊肿型:在蛛网膜粘连的基础上形成囊肿,内含无色透明脑脊液,或黄绿色囊液,囊内可有间隔，囊肿增大可出现占位效应。

上述三型可同时存在，或以某一型为主要表现。

二、临床表现

（一）起病方式

可呈急性、亚急性和慢性起病。

（二）炎症表现

急性、亚急性的患者可有不同程度的发热、全身不适及脑膜刺激征等症状，慢性起病者炎症表现不明显。

（三）脑部受损表现

脑蛛网膜炎的部位不同，临床表现也不同。

1. 视交叉区蛛网膜炎

这是颅底蛛网膜炎最常见的受累部位，表现为额部及眶后疼痛，视力、视野障碍，视盘呈炎性改变、水肿，原发性或继发性萎缩，累及丘脑下部时可有垂体机能异常，如嗜睡、轻度尿崩、性机能减退等。多数颅内压正常。

2. 颅后窝蛛网膜炎

此病约占脑蛛网膜炎的 1/3，又分为三亚型。

（1）中线型：最常见，侵犯枕大池区，粘连阻塞中孔、侧孔或枕大孔，引起梗阻性脑积水，导致颅内压增高症，病程发展快，一般病情较重。累及延髓时可发生真性延髓性麻痹。

（2）小脑凸面型：病程可达 1～3 年，表现为慢性颅内压增高征及小脑体征。

（3）桥小脑角型：出现桥小脑角综合征，如眩晕、眼震、病侧耳鸣及耳聋、周围性面瘫、颜面疼痛及感觉减退、共济失调等。如累及颈静脉孔区，可出现病变侧颈静脉孔综合征，即同侧舌咽、迷走及副神经受累。颅内压增高较少。病程较缓慢，可长达数年。

3. 大脑半球凸面蛛网膜炎

病变发展慢，可反复发作，可长达数月或数年，主要累及大脑半球凸面及外侧裂，表现为头痛、精神症状及癫痫发作。无或轻度偏瘫、偏侧感觉障碍及失语等。

4. 混合型

以上各型蛛网膜炎可混合存在，如大脑凸面、颅底和环池等广泛粘连，引起交通性脑积水，主要表现颅内压增高征，局灶性体征不明显。

（四）脊髓受损表现

脑蛛网膜炎可并发脊髓蛛网膜炎，出现相应的脊髓症状。

三、辅助检查

（一）腰椎穿刺

早期可压力正常，多数患者脑脊液压力有轻度升高，有脑积水者压力多显著增高。急性期脑脊液细胞数多稍有增加（50×10^6/L 以下），以淋巴细胞为主，慢性期可正常。蛋白定量可稍增高。

（二）CT 扫描

可显示局部囊性低密度改变，脑室系统缩小、正常或一致性扩大。通过扫描可排除其他颅内占位性病变。

（三）MRI 扫描

对颅底、颅后窝显示比 CT 更清晰，排除颅内占位性病变，有助于本病的诊断。

四、诊断

单独依靠临床表现诊断不易，须结合辅助检查、综合分析才能明确诊断。在诊断时，应了解患者是否有引起蛛网膜炎的原发病因，如颅内外感染、颅脑损伤及手术、蛛网膜下隙出血等病史。症状常有自发缓解或在感冒、受凉和劳累时加重或复发，局灶体征轻微或呈多灶性，症状多变等特点。

五、鉴别诊断

（一）颅后窝中线区肿瘤

颅后窝中线型蛛网膜炎须与该区肿瘤相鉴别，包括小脑蚓部肿瘤、第四脑室肿瘤。该区肿瘤儿童多见，且常为恶性髓母细胞瘤，症状发展快、病情严重，可出现脑干受压征、小脑体征、脑积水及双侧锥体束征。

（二）桥小脑角区肿瘤

桥小脑角型蛛网膜炎应与该区肿瘤相鉴别，该区肿瘤多为听神经瘤、脑膜瘤及表皮样囊肿。听神经瘤及脑膜瘤，可早期出现听神经损害症状，随后出现面神经、三叉神经及小脑损害症状；表皮样囊肿早期多出现三叉神经痛症状。颅骨 X 线片，听神经瘤可出现内听道口破坏与扩大，脑膜瘤可有岩骨破坏及钙化。CT 或 MRI 扫描可确定诊断。

（三）鞍区肿瘤

视交叉部位的蛛网膜炎须与该区肿瘤相鉴别，该区最常见肿瘤为垂体腺瘤、颅咽管瘤及脑膜瘤。垂体腺瘤绝大多数早期出现内分泌障碍，眼底及视野改变比较典型；颅咽管瘤多见于儿童，X 线平片鞍上可有钙化；鞍结节脑膜瘤，表现为视神经慢性受压的视力减退和视野障碍，后期出现原发性视神经萎缩。这些病变经 CT 和 MRI 扫描，各有病变特点，鉴别不难。

（四）大脑半球凸面肿瘤

大脑半球凸面蛛网膜炎与大脑半球表浅胶质瘤、血管瘤、转移瘤及结核球等病变相鉴别，这些病变绝大多数可通过 CT 或 MRI 扫描，做出明确诊断。

六、治疗

（一）非手术治疗

1. 抗感染治疗

可根据感染灶的部位和感染性质选择恰当的抗生素治疗。对于结核引起的蛛网膜炎应常规给予抗结核药物治疗。激素也有明显的抗炎作用，并且对预防和治疗蛛网膜粘连均有较好的疗效，尤其在蛛网膜炎的早期，在应用抗生素的同时，应给予激素治疗，包括适量鞘内应用地塞米松。

2. 降低颅内压力

根据颅内压增高的程度，选择口服或静脉应用脱水剂。重复腰椎穿刺，每次缓慢放液 10 ~ 20 mL，也有降低颅内压与减轻蛛网膜粘连的作用。

3. 其他药物

适当选择改善脑组织营养及血运的药物，如 ATP、辅酶 A、维生素 B_6、维生素 C、烟酸、地巴唑、654-2、曲克芦丁等。

（二）手术治疗

1. 开颅蛛网膜粘连松解切除术

对颅后窝中线型蛛网膜炎有第四脑室正中孔和小脑延髓池粘连者，可手术分离、松解、切除，疏通正中孔，必要时可切开下蚓部，保证正中孔通畅。对脑桥小脑角和小脑半球的蛛网膜粘连和囊肿，可行剥离松解、切除。对于视交叉部位的蛛网膜炎，经非手术治疗效果不佳或病情恶化者，可开颅行粘连及囊肿分离，切除绞窄性纤维带和压迫神经的囊肿，有效率为 30% ~ 40%，故术后仍应继续各种综合治疗。

2. 脑脊液分流术

对于枕大池广泛粘连，无法剥离，可试行第四脑室－枕大池分流术，或先行枕肌下减压术，最后再

作脑室 - 腹腔分流术。弥漫性蛛网膜炎导致梗阻性或交通性脑积水明显者，可行脑室 - 腹腔分流术。

3. 单纯蛛网膜囊肿切除术

此切除术适用于蛛网膜囊肿引起癫痫、颅内压增高或其他神经功能障碍者。

4. 腰椎穿刺

术后应反复腰椎穿刺释放脑脊液，并应用激素。每次 10 ~ 20 mL，亦可同时注入滤过氧或空气 10 ~ 20 mL。

七、预后

各种治疗方法均有一定疗效，但病灶完全消退者少见。可自行缓解或治疗后好转又复发。因此，患者可能长期存在一些症状，时轻时重。一般不会影响生命。

第二节 脑脓肿

脑脓肿是指各种病原菌侵入颅内引起感染，并形成脓腔，是颅内一种严重的破坏性疾患。脑脓肿由于有不同性质的感染，又生长于不同部位，故临床上表现复杂，患者可能是婴幼儿或老年，有时有危重的基础疾病，有时又有复杂的感染状态。因此，对脑脓肿的判断，采用什么方式治疗，以何种药物干扰菌群等，许多问题值得探讨。

一、流行病学趋向

在 21 世纪初，有人将波士顿儿童医院的神经外科资料，和 20 年前脑脓肿的发病、诊断和疗效等一些问题进行了比较，研究其倾向性的变化。他们把 1981—2000 年的 54 例脑脓肿病例和 1945—1980 年的病例特点进行了比较，发现婴儿病例从 7% 增加到 22%，并证实新出现以前没有的枸橼酸杆菌和真菌性脑脓肿，前者现在见于新生儿，后者则是免疫抑制患者脑脓肿的突出菌种。过去的鼻窦或耳源性脑脓肿从 26% 下降到现在的 11%，总的病死率则呈平稳下降，从 27% 降至 24%。

过去罕见的诺卡菌脑脓肿、曲霉菌脑脓肿发病率也有增加，而免疫缺陷（AIDS）患者的神经系统弓形虫病则报道更多，其中少数也形成脑脓肿，甚至多发性脑脓肿。这表明一些原属于机会性或条件性的致病菌（病原生物）现在变得更为活跃。另一方面，在广谱抗生素和激素的广泛使用中，耐药人群普遍增加，同时，大量消耗病、恶性病患者的免疫功能受损、吸毒人群增加等，脑脓肿的凶险因素在增加，脑脓肿菌群变化的概率也在上升。

二、病原学

（一）脑脓肿病菌的变化

脑脓肿的病原生物虽有细菌、真菌和原虫，但主要病原是细菌。在过去 50 年中，脑脓肿的致病菌有较大的变化，抗生素应用以前，金黄色葡萄球菌占 25% ~ 30%，链球菌占 30%，大肠杆菌占 12%。20 世纪 70 年代葡萄球菌感染下降，革兰氏阴性杆菌上升，细菌培养阴性率达 50% 以上。认为此结果与广泛应用抗生素控制较严重的葡萄球菌感染有关。国内的这方面变化也类似。天津科研人员调查，从 1980—2000 年的细菌培养阳性率依次为链球菌 32%，葡萄球菌 29%，变形杆菌 28%，与 1952—1979 年的顺序正好相反，这主要与耳源性脑脓肿减少有关。

其次，20 世纪 80 年代以来厌氧菌培养技术提高，改变了过去 50% 培养阴性的结果。北京研究人员曾统计脑脓肿 16 例，其中厌氧菌培养阳性 9 例，未行厌氧菌培养 7 例，一般细菌培养阴性。厌氧菌培养需及时送检，注意检验方法。目前，实际培养阳性率仍在 48% ~ 81%。

（二）原发灶与脑脓肿菌种的关系

原发灶的病菌是脑脓肿病菌的根源。脑脓肿的菌种繁多，南非最近一组 121 例脓液培养出细菌 33 种，50% 混合型。但各种原发灶的病菌有常见的范围。耳鼻源性脑脓肿以链球菌和松脆拟杆菌多见；心源性

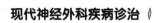

则以草绿色链球菌、厌氧菌、微需氧链球菌较多；肺源性多见的是牙周梭杆菌、诺卡菌和拟杆菌；外伤和开颅术后常是金黄色葡萄球菌、表皮葡萄球菌及链球菌（详见表9-1）。事实上，混合感染和厌氧感染各占30%～60%。

表9-1　原发灶、病原体、入颅途径及脑脓肿定位

原发灶、感染途径	主要病菌	脑脓肿主要定位
一、邻近接触为主		
1. 中耳炎、乳突炎；邻近接触；血栓静脉炎逆行感染	需氧或厌氧链球菌、松脆拟杆菌（厌氧）、肠内菌群	颞叶（多）、小脑（小）（表浅、单发多）；远隔脑叶或对侧
2. 筛窦炎、额窦炎（蝶窦炎）	链球菌、松脆拟杆菌（厌氧）、肠内菌群、金色葡萄球菌、嗜血杆菌	额底、额极（垂体、脑干、颞叶）
3. 头面部感染（牙、咽等）	牙周梭杆菌、松脆拟杆菌（厌氧）、链球菌	额叶多（多位）
二、远途血行感染		
1. 先天性心脏病（心内膜炎）	草绿链球菌、厌氧菌、微需氧链球菌（金色葡萄球菌、溶血性链球菌）	大脑中动脉分布区（可见各种部位）深部，多发，囊壁薄
2. 肺源性感染（支扩、脓胸等）	牙周梭杆菌、放线菌拟杆菌、星形诺卡菌	同上部位
3. 其他盆腔、腹腔脓肿	肠内菌群、变形杆菌混合	同上部位
三、脑膜开放性感染		
1. 外伤性脑脓肿	金色葡萄球菌、表皮葡萄球菌	依异物、创道定位
2. 手术后脑脓肿	链球菌、肠内菌群、梭状芽孢杆菌	脑脊液瘘附近
四、免疫源性脑脓肿		
1. AIDS、恶性病免疫抑制治疗等	诺卡菌、真菌、弓形虫、肠内菌群	似先心病
2. 新生儿	枸橼酸菌、变形杆菌	单或双额（大）
五、隐源性脑脓肿	链球菌、葡萄球菌、初油酸菌	大脑、鞍区、小脑

（三）病原体入颅途径和脑脓肿定位规律

1. 邻近结构接触感染

（1）耳源性脑脓肿：中耳炎经鼓室盖、鼓窦、乳突内侧硬膜板入颅，易形成颞叶中后部、小脑侧叶前上部脓肿最为多见。以色列一组报道中提到，15年28例中耳炎颅内并发症8种，依次是脑膜炎、脑脓肿、硬膜外脓肿、乙状窦血栓形成、硬膜下脓肿、静脉窦周脓肿、横窦和海绵窦血栓形成。这表明少数可通过逆行性血栓性静脉炎，至顶叶、小脑蚓部或对侧深部白质形成脓肿。

（2）鼻窦性脑脓肿：额窦或筛窦炎易引起硬膜下或硬膜外脓肿，或额极、额底脑脓肿。某医院1例小儿筛窦炎引起双眶骨膜下脓肿，后来在MRI检查发现脑脓肿，这是局部扩散和逆行性血栓性静脉炎的多途径入颅的实例。蝶窦炎偶尔可引起垂体、脑干、颞叶脓肿。

（3）头面部感染引起：颅骨骨髓炎、先天性皮窦、筛窦骨瘤、鼻咽癌等可直接伴发脑脓肿；牙周脓肿、颌面部蜂窝织炎、腮腺脓肿等可以通过面部静脉与颅内的吻合支；板障静脉或导血管的逆行感染入颅。斯洛文尼亚1例患者换乳牙时自行拔除，导致了脑脓肿。

2. 远途血行感染

（1）细菌性心内膜炎，由菌栓循动脉扩散入颅。

（2）先天性心脏病，感染栓子随静脉血不经肺过滤而直接入左心转入脑。

（3）发绀型心脏病，易有红细胞增多症，血黏度大，感染栓子入脑易于繁殖。此类脓肿半数以上为多发、多房，少数呈痛性，常在深部或大脑各叶，脓肿相对壁薄，预后较差。

（4）肺胸性感染，如肺炎、肺脓肿、支气管扩张、脓胸等，其感染栓子扩散至肺部毛细血管网，可

随血流入颅。

（5）盆腔脓肿，可经脊柱周围的无瓣静脉丛，逆行扩散到椎管内静脉丛再转入颅内。柏林1例肛周脓肿患者，术后1周出现多发性脑脓肿，相关人员探讨了这一感染途径。

3. 脑膜开放性感染

外伤性脑脓肿和开颅术后脑脓肿属于这一类。外伤后遗留异物或脑脊液时，偶尔会并发脑脓肿，常位于异物处、脑脊液瘘附近或在创道的沿线。

4. 免疫源性脑脓肿

自从1981年发现AIDS的病原以来，其普遍流行的程度不断扩大，影响全球。一些AIDS患者继发的机会性感染，特别是细菌、真菌、放线菌及弓形虫感染造成的单发或多发性脑脓肿日渐增多，已见前述。这不仅限于AIDS，许多恶性病和慢性消耗病，如各种白血病、中晚期恶性肿瘤、重型糖尿病、顽固性结核病等，其机体的免疫力低下，尤其在城市患者的耐药菌种不断增加，炎症早期未能控制，导致脑脓肿形成的观察上升。

5. 隐源性脑脓肿

临床上找不到原发灶。此型有增加趋势。天津一组长期对照研究，本型已从过去10%上升到42%，认为与抗生素广泛应用和标本送检中采取、保存有误有关。一般考虑还是血源性感染，只是表现隐匿。另外，最近欧美、亚洲都有一些颅内肿瘤伴发脑脓肿的报道，似属隐源性脑脓肿。

鞍内、鞍旁肿瘤合伴脓肿，认为属窦源性；矢状窦旁脑肿瘤，暗示与窦有关；1例颞极脑膜瘤的瘤内、瘤周白质伴发脓肿，术后培养出B型链球菌和冻链球菌，与其最近牙槽问题有关，可能仍为血行播散；小脑转移癌伴发脓肿，曾有2例分别培养出初油酸菌、凝固酶阴性葡萄球菌，其中1例，尸检证实为肺癌。

三、病理学基础

脑脓肿的形成因细菌毒力不同有很大差异。斯坦福大学的Britt、Enrmann等分别以需氧菌（α-溶血性链球菌）和厌氧混合菌群（松脆拟杆菌和能在厌氧条件下生长的表皮葡萄球菌）做两种实验研究，并以人的脑脓肿结合CT和临床进行系统研究。认为脑肿瘤的分期系自然形成，各期紧密相连而重点有别，但影响因素众多，及早而有效的药物可改变其进程。

（一）需氧菌脑脓肿四期的形成和发展

1. 脑炎早期（1～3 d）

化脓性细菌接种后，出现局限性化脓性脑炎，血管出现脓性栓塞，局部炎性浸润，中心坏死，周围水肿，周围有新生血管。第3天CT强化可见部分性坏死。临床以急性炎症突出，卧床不起。

2. 脑炎晚期（4～9 d）

坏死中心继续扩大，炎性浸润以吞噬细胞，第5 d出现成纤维细胞，并逐渐成网包绕坏死中心。第7 d，周围新生血管增生很快，围绕着发展中的脓肿。CT第5 d可见强化环，延迟CT，10～15 min显强化结节。临床有缓解。

3. 包囊早期（10～13 d）

10 d形成薄囊，脑炎减慢，新生血管达最大程度，周围水肿减轻，反应性星形细胞增生，脓肿孤立。延迟CT的强化环向中心弥散减少。

4. 包囊晚期（14 d以后）

包囊增厚，囊外胶质增生显著，脓肿分5层：①脓腔；②成纤维细胞包绕中心；③胶原蛋白囊；④周围炎性浸润及新生血管；⑤星形细胞增生，脑水肿。延迟强化CT增强剂不弥散入脓腔。临床突显占位病变。

（二）厌氧性脑脓肿的三期

从厌氧培养的专门技术发现，脑脓肿的脓液中厌氧菌的数量大大超过需氧菌。松脆拟杆菌是最常见的责任性厌氧菌，是一个很容易在人体内形成脓肿和造成组织破坏的细菌。过去从鼻副窦、肺胸炎症、

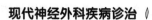

腹部炎症所造成的脑脓肿中分离出此细菌，但最多是从耳源性脑脓肿中分离出来的，其毒力很大，显然不同于上述需氧性链球菌。

1. 脑炎早期（1～3 d）

这一厌氧混合菌组接种实验动物后，16 只狗出现致命感染，是一种暴发性软脑膜炎，甚至到晚期都很重。其中 25% 是广泛性化脓性脑炎，其邻近坏死中心的血管充血及血管周围出血，或血栓形成，周围积存富含蛋白的浆液及脑炎早期的脑坏死和广泛脑水肿。

2. 脑炎晚期（4～9 d）

接着最不同的是坏死，发展很快，脑脓肿破入脑室占 25%（4～8 d），死亡达 56%（9/16），这在过去链球菌性脑脓肿的模型中未曾见到，表明了其危害性和严重性。

3. 包囊形成（10 d 以后）

虽然在第 5 d 也出现成纤维细胞，但包囊形成明显延迟，3 周仍是不完全性包囊，CT 证实，故研究人员在包囊形成阶段不分早晚期，研究的关键是失控性感染。另外，松脆拟杆菌属内的几个种，能产生 β－内酰胺酶，可以抗青霉素，应引起临床医师的重视。

四、临床表现

脑脓肿的症状和体征差别很大，与原发病的病情，脑脓肿的病期，脑脓肿的部位、数目，病菌的毒力，宿主的免疫状态均有关。

（一）原发病的变化

脑脓肿都是在常见原发病的基础上产生的，故在耳咽鼻喉、头面部、心、肺及其他部位的感染，或脓肿后出现脑膜刺激症状，就应提高警惕，特别应该引起重视的如原来流脓的中耳炎突然停止流脓，应注意有脓入颅内的可能性。

（二）急性脑膜脑炎症状

任何脑脓肿都是从脑膜脑炎开始，最早可表现为头痛伴发高热，甚至寒战等全身不适和颈部活动受限。突出的头痛可占 70%～95%，常为病侧更痛，局部叩诊时有定位价值，更多的是全头痛，药物难以控制。半数患者可伴颅内压增高，表现尚有恶心、呕吐，常有嗜睡和卧床不起。

（三）脑脓肿的局灶征

在脑脓肿取代脑膜脑炎的过程中，体温下降，精神好转，不数日，因脓肿的扩大，又再次卧床不起。一方面头痛加重、视盘水肿、烦躁或反应迟钝；另一方面局灶性神经体征突出，50%～80% 出现偏瘫、语言障碍、视野缺损、锥体束征或共济失调的小脑病变特征。依脓肿所在部位突出相应额、顶、枕、颞的局灶征，少部分患者出现癫痫，极少数脑干脓肿可表现在本侧颅神经麻痹、对侧锥体束征。发生率依次为脑桥、中脑、延脑。近年增多的不典型"瘤型"脑脓肿可达 14%，过去起伏两周的病期，可延缓至数月，大部分被误诊为胶质瘤，值得注意。

（四）脑脓肿的危象

1. 脑疝综合征

脑疝是脑脓肿危险阶段的临界信号，都是脑脓肿增大到一定体积时脑组织横形或纵形移位，脑干受压使患者突然昏迷或突然呼吸停止而致命。关键是及早处理脑脓肿，识别先兆症状和体征，避免使颅内压增高的动作，避免不适当的操作，特别要严密和善于观察意识状态。必要时应积极锥颅穿刺脓肿或脑室，迅速减压。

2. 脑脓肿破裂

脑脓肿的脑室面脓肿壁常较薄，在不适当的穿刺或穿透对侧脓壁时，可自发性破裂，破入脑室或破入蛛网膜下隙。出现反应时，伴有头痛、高热、昏迷、角弓反张等急性室管膜炎或脑膜炎症状，应及时脑室外引流，积极抢救，以求逆转症状。

五、特殊检查

（一）CT 和 MRI

1. 脑炎早、晚期（不足 9 d）

CT 平扫，1 ~ 3 d，就出现低密度区，但可误为正常。重复 CT 见低密度区扩大。CT 增强，3 d 后即见部分性强化环。MRI 长 T_2 的高信号较长 T_1 的低信号水肿更醒目。4 ~ 9 d，CT 见显著强化环。延迟 CT（30 ~ 60 s）强化剂向中心弥散，小的脓肿显示强化结节。

2. 包囊晚期（超过 10 d）

CT 平扫，低密度区边缘可见略高密度的囊壁，囊外为水肿带。MRI T_1 见等信号囊壁，囊壁内外为不同程度的长 T_1；T_2 的低信号囊壁介于囊壁内外的长 T_2 之间，比 CT 清晰。CT 增强，见强化囊壁包绕脓腔。延迟 CT（30 ~ 60 s），强化环向中央弥散减少，14 d 以后不向中央弥散。T_1 用 Gd–DTPA 增强时，强化囊壁包囊绕脓腔比 CT 反差更明显。

（二）DWI 及 MRS

1. 弥散加权磁共振扫描（DWI）

脑脓肿的诊断有时与囊性脑瘤混淆。近年来，有多篇报道用 DWI 来区别。土耳其一组研究人员收集脑脓肿病例 19 例，其中 4 例 DWI 是强化后高信号，由于水分子在脓液和囊液的弥散系数（ADC）明显不同，脓液的 ADC 是低值，4 例平均为（0.76 ± 0.12）mm/s；8 例囊性胶质瘤和 7 例转移瘤的 DWI 是低信号，ADC 是高值，分别为（5.51 ± 2.08）mm/s 和（4.58 ± 2.19）mm/s，（P=0.003）。当脓液被引流后 ADC 值升高，脓肿复发时 ADC 值又降低。

2. 磁共振波谱分析（MRS）

这是利用磁共振原理测定组织代谢产物的技术。脑脓肿和囊肿都可以检出乳酸，许多氨基酸是脓液中粒细胞释放蛋白水解酶，使蛋白水解成的终产物；而胆碱又是神经脂类的分解产物，因此，MRS 检出后两种即标志着脓肿和肿瘤的不同成分。印度一组研究显示，42 例脑部环状病变，用 DWI、ADC 和质子 MRS（PMRS）检查其性质。29 例脑脓肿的 ADC 低值小于（0.9 ± 1.3）mm/s，PMRS 出现乳酸峰和其他氨基酸峰（琥珀酸盐、醋酸盐、丙氨酸等）；另 23 例囊性肿瘤的 ADC 高值（1.7 ± 3.8）mm/s，PMRS 出现乳酸峰及胆碱峰。结果表明脓肿和非脓肿显然不同。

（三）其他辅助检查

1. 周围血象

白细胞计数、血沉、C- 反应蛋白升高，属于炎症。

2. 脑脊液

白细胞轻度升高，蛋白升高显著是一特点。有细胞蛋白分离趋势。

3. X 线 CR 片

查原发灶。过去应用的脑血管造影、颅脑超声波、同位素扫描等现已基本不用。

六、诊断及特殊类型脑脓肿

典型的脑脓肿诊断不难，一个感染的病史，近期有脑膜脑炎的过程，发展到颅内压增高征象和局灶性神经体征，加上强化头颅 CT 和延时 CT 常可确诊。必要时可做颅脑 MRI 及 Gd–DTPA 强化。对"瘤型"脑脓肿，在条件好的单位可追加 DWI、MRS 进一步区别囊型脑瘤。条件不够又病情危重则有赖于直接穿刺或摘除，以达诊治双重目标。脑结核瘤，都有脑外结核等病史，可以区别。耳源性脑积水、脓性迷路炎都有耳部症状，无脑病征，CT 无脑病灶。疱疹性局限性脑炎，有时突然单瘫，CT 可有低密度区，但范围较脓肿大，CSF 以淋巴增高为主，无中耳炎等病灶，必要时活检区别。

鉴于病原体的毒力、形成脑脓肿快慢、病员的抵抗力等有很大差异，特别是近年一些流行病学的新动向，简单介绍几种特殊类型的脑脓肿，便于加深对某些特殊情况的考虑和鉴别。

（一）硬脑膜下脓肿

脑膜瘤是脑瘤的一种，硬脑膜下脓肿也应该是脑脓肿的一种，但毕竟脓肿是在硬膜下腔，由于这一解剖特点脓液可在腔内自由发展，其速度更快，常是暴发性临床表现，很快恶化，在1949年前悉数死亡，是脑外科的一种严重急症。

硬膜下脓肿2/3由鼻窦炎引起，多见于儿童。最近，澳洲一组报道显示10年内颅内脓肿46例，儿童硬膜下脓肿20例（43%），内含同时伴脑脓肿者4例。

典型症状是鼻窦炎、发热、神经体征的三联征。鼻窦炎所致者眶周肿胀（P = 0.005）和畏光（P = 0.02），意识变化于24 ~ 48 h占一半，头痛、恶心、呕吐常见，偏瘫、失语、局限性癫痫突出，易发展到癫痫持续状态，应迅速抗痫，否则患者病情很快恶化。诊断基于医生的警觉，CT可能漏诊，MRI冠状位、矢状位能见颅底和凸面的新月形T_2高信号灶更为醒目。英国66例的经验主张开颅清除，基于：①开颅存活率高，该文开颅组91%存活，钻颅组52%存活；②钻颅残留脓多，他们在13例尸检中6例属于鼻窦性，其中双侧3例，在纵裂、枕下、凸面、基底池周围4个部位残留脓各1例。另1例耳源性者脓留于颅底、小脑桥脑角和多种部位；③开颅便于彻底冲洗，他们提出，硬膜下脓液易凝固，超50%是厌氧菌和微需氧链球菌混合感染，用含氯霉素1 g/50 mL的生理盐水冲洗效果较好。另外，有医师认为症状出现后72 h内手术者，终残只有10%；而72 h以后手术者，70%非残即死。有一种亚急性术后硬膜下脓肿，常在硬膜下血肿术后伴发感染，相当少见。

（二）儿童脑脓肿

儿童由于其抵抗力弱，一旦发生脑脓肿较成人更危险。一般15岁以下的患儿占脑脓肿患者总数的1/3或小半。据卡拉其、Atig等的报道儿童脑脓肿的均龄在5.6 ± 4.4岁。北京一组病例显示平均为6.68岁，小于10岁的可占4/5，两组结果类似。以上两组均以链球菌为主。

儿童脑脓肿的表现为发烧、呕吐、头痛和癫痫的四联征。北京组查见视盘水肿占85%，显示儿童的颅内压增高突出，这与小儿病程短（平均约1个月）、脓肿发展快、脓肿体积大有关（3 ~ 5 cm占50%，大于5 ~ 7 cm占32%，大于7 cm占18%）。另外，小儿脑脓肿多见的是由发绀型先天性心脏病等血行感染引起，可占37%。加上儿童头面部吻合静脉逆行感染及肺部感染，或败血症在Atig组就占23%，故总的血源性脑脓肿超过50%，因而多发性脑脓肿多达30% ~ 42%，这就比较复杂。总之，由于小儿脑脓肿的自限能力差，脓肿体积大，颅内压高，抵抗力又弱等特点，应强调早诊早治。方法以简单和小儿能承受的为主。手术切除在卡拉其的30例中占6例，但5例死亡。故决定处理方式应根据经验、技术条件、患者情况等全面考虑。

（三）新生儿脑脓肿

新生儿脑脓肿在100年前已有报道，但在CT启用后发现率大增。巴黎研究人员一次报道新生儿脑脓肿30例，90%为变形杆菌和枸橼酸菌引起。有人认为此种新生儿脑脓肿是上述两菌所致的白质坏死性血管炎，脑坏死是其特殊表现。另外，此种新生儿脑脓肿67%（20/30）伴广泛性脑膜炎，43%（13/30）伴败血症。由于脑膜炎影响广泛，所以较一般新生儿脑脓肿（链球菌、肠内菌引起）更为严重。

新生儿脑脓肿在生后7 d发病占2/3（20/30），平均9 d（1 ~ 30 d）。癫痫为首发症状占43%，感染为首发症状占37%，而急性期癫痫增多达70%（21/30），其中呈持续状态占19%（4/21），说明其严重性。脑积水达70%（14/20），主要是脑膜炎性交通性脑积水。CT扫描28例中多发性脑脓肿17（61%），额叶22（79%），其中单侧12例，双侧10例，大多为巨大型，有2例贴着脑室，伸向整个大脑半球。

处理：单纯用药物治疗5例，经前囟穿吸注药25例（83%）。经前囟穿吸注药1次治疗56%（14/25），平均2次（1 ~ 6次）。其中月内穿刺15例（60%），仅20%合并脑积水；月后穿刺10例，有70%合并脑积水。单纯用药5例（不穿刺），其中4例发展成脑积水。巴黎的30例中，17例超过2年的随访，只有4例智力正常，不伴发抽风。CT扫描显示其他患者遗留多种多样的脑出血、梗死和坏死，均属于非穿刺组。从功能上看，早穿刺注药者预后好，不穿刺则差。关于用药，新型头孢菌素+氨基糖苷的治疗方案是重要改进，他们先用庆大霉素+头孢氨噻，后来用丁胺卡那+头孢曲松，均有高效。新德里最近用泰能对1例多发性脑脓肿的新生儿治疗，多次穿刺及药物治疗，4周改变了预后。

（四）诺卡菌脑脓肿

诺卡菌脑脓肿原来报道很少，但近 20 年来，此种机会性致病菌所致的脑脓肿的报道增加很快。诺卡菌可见于正常人的口腔，革兰氏阳性，在厌氧或微需氧条件下生长。其属于放线菌的一种，有较长的菌丝，发展缓慢而容易形成顽固的厚壁脓肿，极似脑瘤，过去的病死率高达 75%，或 3 倍于其他细菌性脑脓肿。但由于抗生素的发展，病死率已迅速降低。

诺卡菌有百余种，引起人类疾病的主要有 6 种，但星形诺卡菌最为多见，常由呼吸道开始，半数经血播散至全身器官，但对脑和皮下有特别的偏爱。20 世纪 50 年代有人综合 68 例中肺占 64.7%，皮下 32.3%，脑 31.8%，互有并发，心、肾、肝等则很少。威斯康星 1 例 13 岁女孩，诊为风湿热，脑血管造影定位，整块切除，脓液见许多枝片状菌丝，术后金、青霉素治愈。

时至今日，CT、MRI 的强化环可精确定位。墨西哥 1 例 DWI 的高信号，PMRS 检出乳酸峰、氨基酸峰，可定位与定性，用磺胺药（TMP/SMZ）可治愈。欧美有些报道从分子医学定性，通过 16S rDNA PCR 扩增法，及 hsp 65 序列分析，属诺卡菌基因。

处理：TMP/SMZ 可透入 CSF，丁胺卡那、泰能、头孢曲松、头孢噻肟均有效。由于为慢性肉芽肿性脑脓肿，切除更为安全。

（五）曲霉菌脑脓肿

曲霉菌是一种广泛存在于蔬菜、水果、粮食中的真菌，其孢子可引起肺部感染，是一种条件致病菌，当机体抵抗力低下时，可经血循环播散至颅内，造成多发或多房脑脓肿。最多见的有烟曲霉菌和黄曲霉菌，可发生于脑的任何部位。广州于近 3 年报道了 2 例肺和脑的多发性烟曲霉菌脑脓肿。纽约报道 1 例眶尖和脑的多发性烟曲霉菌并诺卡菌脑脓肿。此两患者都先有其他疾病，说明抵抗力降低在先。广州的病例先有胆管炎、肺炎，伴胸腔积液，后来发现脑部有 11 个脑脓肿（2 ~ 3 cm 居多）。纽约的病例先有脊髓发育不良性综合征、贫血和血小板缺乏症，以后眶尖和脑部出现许多强化环（脑脓肿），先后活检，发现不同的致病菌。病程相当复杂，均出现偏瘫，前者曾意识不清，多处自发性出血；后者有失控性眼后痛，发展成海绵窦炎，表现出Ⅳ ~ Ⅵ颅神经麻痹，中途还因坏死性胆管炎手术 1 次。处理结果尚好，两者都用两性霉素，前者静脉和鞘内并用，脓肿和脑室引流，后者加用米诺环素（Minocycline）和泰能，分别于四个半月和半年病灶全消，但后者于 2 年后死于肺炎。

曲霉菌脑脓肿的 CT、MRI 与其他脑脓肿类似。麻省总医院曾研究 6 例，其 DWI 为高信号，但 ADC 均值较一般脑脓肿为低，（0.33 ± 0.6）mm/s，此脓液反映为高蛋白液。

处理主张持积极态度。过去在免疫缺陷患者发生曲霉菌脑脓肿的死亡率近乎 100%。加州大学对 4 例白血病伴发本病患者，在无框架立体定向下切除多发脑脓肿及抗真菌治疗，逆转了病情，除 1 例死于白血病外，3 例有完全的神经病学恢复。最近，英国 1 例急性髓性白血病伴发本病，用两性霉素，伊曲康唑几乎无效，新的伏利康唑由于其 BBB（血脑屏障）的穿透力好，易达到制真菌浓度而治疗成功。

（六）垂体脓肿

垂体脓肿自首例报道至 1995 年已经约有 100 例的记载。最近 10 年，仅北京两单位报道就有 12 例。

从发病机制来看，有两种意见，一类是真性脓肿，有人称为原发性垂体脓肿，通过邻近结构炎症播散，或远途血行感染，或头面部吻合血管逆行感染，使正常垂体感染形成脓肿，或垂体瘤伴发脓肿；另一类是类脓肿，即继发性垂体脓肿，是指垂体瘤、鞍内颅咽管瘤等情况下，局部血循环紊乱，瘤组织坏死、液化，也形成脓样物质，向上顶起鞍隔，压迫视路，似垂体脓肿，但不发热，培养也无细菌生长，实际有所不同。

垂体脓肿常先有感染症状，同时有鞍内脓肿膨胀的表现，剧烈头痛和视力骤降是两大特点。Jain 等指出视力、视野变化可占 75% ~ 100%。最近，印度 1 例 12 岁女孩，急性额部头痛，双视力严重丧失，强化 MRI 诊断，单用抗生素治疗。但垂体脓肿大多发展缓慢，一年以上的占多数，突出表现是垂体功能衰减，尤其是较早出现垂体后叶受损的尿崩症多见。协和医院 7 例垂体脓肿患者中 5 例有尿崩，天坛医院 2 例垂体脓肿患者在 3 个月以内就出现尿崩，其中 11 例脓液培养有大肠杆菌。日本有 1 例 56 岁男性，垂体脓肿，同时有无痛性甲状腺炎、垂体功能减退和尿崩症，Matsuno 等认为是漏斗神经垂体炎或淋巴细胞性腺垂体炎，但在术前和组织病理检查前鉴别诊断是困难的。这是慢性的真性垂体脓肿。由于垂体瘤的尿崩症只占10%，故常以此区别两病。另外，垂体脓肿的垂体功能普遍减退是第3个特点，协和医院一组的性腺、甲状腺、肾上腺等多项内分泌功能检查低值，更为客观，并需用皮质醇来改善症状。

重庆今年报道1例月经紊乱、泌乳3个月，PRL 457.44 ng/mL，术中抽出黏稠脓液，镜检有大量脓细胞，病理见垂体瘤伴慢性炎症，最后诊断是继发于垂体瘤的垂体脓肿。

鉴别垂体瘤囊变或其他囊性肿瘤，MRI的DWI和ADC能显示其优越性。处于早期阶段，甲硝唑和三代头孢菌素就可以对付链球菌、拟杆菌或变形杆菌，若已成大脓肿顶起视路，则经蝶手术向外放脓，电灼囊壁使其皱缩最为合理。

七、处理原则

（一）单纯药物治疗

理想的治疗是化脓性脑膜脑炎阶段消炎，防止脑脓肿的形成。最早是1971年有报道单纯药物治疗成功。1980年加州大学（UCSF）的研究，找出成功的因素是用药早、脓肿小、药效好、CT观察好。该组8例的病程平均4.7周。成功的6例直径平均1.7 cm（0.8 ~ 2.5 cm），失败的则为4.2 cm（2 ~ 6 cm）（$P < 0.001$），故主张单纯药物治疗要小于3 cm。该组细菌以黄色葡萄球菌、链球菌和变形杆菌为主，大剂量（青、氯、新青）三联治疗［青霉素1 000万U，静脉注射，每日1次，小儿30万U/（kg·d）；氯霉素3 ~ 4 g，静脉注射，每日1次，小儿50 ~ 100 mg/（kg·d）；半合成新青Ⅰ、新青Ⅲ大于12 g，静脉注射，每日1次，4 ~ 8周，对耐青者］，效果好。CT观察1个月内缩小，异常强化3个半月内消退，25个月未见复发。

他们归纳指征：①高危患者。②多发脑脓肿，特别是脓肿间距大者。③位于深部或重要功能区。④合并室管膜炎或脑膜炎者。⑤合并脑积水需要CSF分流者。方法和原则同上述成功的因素。

（二）穿刺吸脓治疗

鉴于上述单纯药物治疗的脑脓肿直径都小于2.5 cm，导致推荐大于3 cm的脑脓肿就需要穿刺引流。理论是根据当时哈佛大学有学者研究，发现穿透BBB和脓壁的抗生素，尽管其最小抑菌浓度已经超过，但细菌仍能存活，此系抗生素在脓腔内酸性环境下失效。故主张用药的同时，所有脓液应予吸除，特别在当今立体定向技术下，既符合微创原则，又可直接减压。另外，还可以诊断（包括取材培养），且能治疗（包括吸脓、冲洗、注药或置管引流）。近年报道经1 ~ 2次穿吸，治愈率达80% ~ 90%。也有人认为几乎所有脑脓肿均可穿刺引流和施行有效的抗生素治疗。钻颅的简化法——床旁锥颅，解除脑疝最快，更受欢迎。

（三）脑脓肿摘除术

开颅摘除脑脓肿是一种根治术，但代价较大，风险负担更重。指征是：①厚壁脓肿。②表浅脓肿。③小脑脓肿。④异物脓肿。⑤多房或多发性脓肿（靠近）。⑥诺卡菌或真菌脓肿。⑦穿刺失败的脑脓肿。⑧破溃脓肿。⑨暴发性脑脓肿。⑩脑疝形成的脓肿。开颅后可先于穿刺减压，摘除脓肿后可依情况内、外减压。创腔用过氧化氢及含抗生素溶液冲洗，应避免脓肿破裂，若有脓液污染更应反复冲洗。术后抗生素均应4 ~ 6周。定期CT复查。

（四）抗生素的联用

脓肿的微生物性质是脑脓肿治疗的基础，脓液外排和有效抗生素的应用是取得疗效的关键，由于近年来大量广谱抗生素的问世，对脑脓肿的治疗确实卓有成效，病死率大为降低。同时，因为脑脓肿的混合感染居多，目前采用的三联、四联用药，疗效尤其突出。

早年的抗生素（青霉素、氯霉素、新青霉素），对革兰氏阴性、革兰氏阳性、需氧、厌氧菌十分敏感，从心、肺来的转移性脑脓肿疗效肯定。对耳、鼻、牙源性脑脓肿同样有效。现在常用的抗生素（青霉素、甲硝唑、头孢），由于甲硝唑对拟杆菌是专性药，对细菌的穿透力强，不易耐药，价廉，毒副作用少，在强调厌氧菌脑脓肿的今天，此三联用药已成为首选，加上三代头孢对需氧菌混合感染也是高效。上两组中偶有耐甲氧西林的金葡（MRSA），可将青霉素换成万古霉素，这是抗革兰氏阳性球菌中最强者，对外伤术后的脑脓肿高效。用甲硝唑、头孢治疗儿童脑脓肿也有高效。伏利康唑治霉菌性脑脓肿，磺胺（TMP/SMZ）治诺卡菌脑脓肿，都是专性药。头孢曲松及丁胺卡那治枸橼酸菌新生儿脑脓肿也具有特效，已见前述。亚胺培南（泰能）对老年人、幼儿、免疫力低下者，对绝大多数厌氧、需氧、革兰氏阴性、革兰氏阳性菌和多重耐药菌均具强力杀菌作用，是目前最广谱的抗生素，可用于危重患者。脑脓肿破裂或伴有明显脑膜炎时，鞘内注药也是一种方法，其剂量是丁胺卡那 10 mg/ 次，庆大霉素 2 万 U/ 次，头孢曲松（罗氏芬）25 ～ 50 mg/ 次，万古霉素 20 mg/ 次，半合成青霉素苯唑西林 10 mg/ 次，氯唑西林 10 mg/ 次，小儿减半，生理盐水稀释。

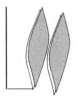

第十章　脑膜瘤

第一节　理论基础

脑膜瘤（meningioma）系起源于脑膜的中胚层肿瘤，目前普遍认为脑膜瘤主要来源于蛛网膜的帽细胞，尤其是那些形成蛛网膜绒毛的细胞，可以发生在任何含有蛛网膜成分的地方。

脑膜瘤曾有不同的命名，如蛛网膜纤维母细胞瘤（arachnoidal fibroblastoma）、硬膜内皮瘤（dural endothelioma）、脑膜纤维母细胞瘤（meningeal fibroblastoma）、沙样瘤（psammoma）、血管内皮瘤（angioendothelioma）、硬膜肉瘤（durosarcoma）、脑膜间皮瘤（mesothelioma of meninges）等。20 世纪初，Cushing 认为凡发生于蛛网膜颗粒的蛛网膜绒毛内皮细胞的肿瘤统称为脑膜瘤。

脑膜瘤切除术始于 18 世纪。1887 年美国报道首次成功地切除颅内脑膜瘤。20 世纪初，Cushing 根据病理改变不同将脑膜瘤分为不同类型。

一、发病率

脑膜瘤的人群发生率为 2/10 万，约占颅内肿瘤总数的 20%，仅次于脑胶质瘤（占 40% ~ 45%），居第二位。发病高峰年龄为 30 ~ 50 岁，约占全部脑膜瘤的 60%。脑膜瘤在儿童中少见。小的无症状的脑膜瘤常在老年人尸检中发现。近 20 年来随着 CT 及 MRI 技术的发展，脑膜瘤的发生率有所升高，许多无症状的脑膜瘤多为偶然发现。多发性脑膜瘤并非罕见，不少文献中报道有家族史，同时鲜有合并神经纤维瘤（病）、胶质瘤、动脉瘤等。

二、病因

脑膜瘤的发生可能与颅脑外伤、病毒感染等因素有关，亦可能与体内，特别是脑内环境的改变和基因变异有关。这些因素的共同特点是使染色体突变，或使细胞加速分裂，致使通常认为细胞分裂速度很慢的蛛网膜细胞加快了细胞分裂速度。这可能是使细胞变性的早期阶段。

近年来研究证实，脑膜瘤的染色体异常最常见是第 22 对染色体缺乏一个基因片段。基因片段的缺失影响细胞的增生、分化和成熟，从而导致肿瘤的发生。

三、病理学特点

脑膜瘤多呈不规则球形或扁平形生长。颅底部脑膜瘤多呈扁平形。有包膜表面光滑或呈分叶状，与脑组织边界清楚。瘤体剖面呈致密的灰白色或暗红色，多呈肉样，富有血管，偶有小的软化灶，有时瘤内含有钙化颗粒。其邻近的颅骨常受侵犯表现有增生，变薄或破坏甚至肿瘤组织侵蚀硬脑膜及颅骨，而突于皮下。肿瘤大小不一，瘤体多为球形、扁平形、锥形或哑铃形。

按显微镜下的组织结构和细胞形态的不同，目前将脑膜瘤分为 7 种亚型。

（一）内皮型（endotheliomatous）

肿瘤由蛛网膜上皮细胞组成。细胞的大小形态变异较大，有的细胞很小，呈梭形，排列紧密；有的细胞很大，胞核圆形，染色质少，可有 1～2 个核仁，胞质丰富均匀，细胞向心形排列，呈团状或条索状，无胶原纤维，细胞间血管很少，是临床上最常见的类型。

（二）成纤维细胞型（fibroblastic）

瘤细胞呈纵排列，由成纤维细胞和胶原纤维组成，细胞间有大量粗大的胶原纤维，常见砂粒小体。

（三）砂粒型（psammomatous）

瘤组织内含有大量砂粒体，细胞排列呈漩涡状，血管内皮肿胀，呈玻璃样变性、钙化。

（四）血管母细胞型（angioblastic）

有丰富的血管及很多血窦，血管外壁的蛛网膜上皮细胞呈条索状排列，胶原纤维很少；肿瘤生长快时，血管内皮细胞较多，分化不成熟，常可导致血管管腔变小或闭塞。

（五）异行型或混合型（transitional or mixed）

此型脑膜瘤中含有上述四种成分，不能确定是以哪种成分为主。

（六）恶性脑膜瘤（malignantm eningioma）

肿瘤开始可能属良性，而以后出现恶性特点，有时发生颅外转移，多向肺转移，亦可以经脑脊液在颅内种植转移。脑膜瘤生长较快，向周围组织内生长，常有核分裂象，易恶变成肉瘤。

（七）脑膜肉瘤（meningeal sarcoma）

临床上少见，多见于儿童，肿瘤位于脑组织中，形状不规则，边界不清，呈浸润生长，瘤内常有坏死出血及囊变。瘤细胞有三种类型，即多形细胞、纤维细胞、梭状细胞，其中以纤维型恶性程度最高。

四、发病部位

脑膜瘤是典型的脑外生长的颅内肿瘤，其好发部位与蛛网膜绒毛分布情况相一致。总的可分为颅盖（大脑凸面，矢状窦旁，大脑镰旁），颅底（嗅沟，鞍结节，蝶骨嵴，颅中窝，横窦区和小脑脑桥角）和脑室内。据统计，大约 50% 的颅内脑膜瘤位于矢状窦旁，位于矢状窦前 2/3 者占大部分，多发性脑膜瘤占 0.7%～5.4%。

五、临床表现

脑膜瘤的临床表现是病程进展缓慢，自首发症状出现到手术，可达数年。有人报道脑膜瘤出现中期症状平均约 2.5 年。由于初期症状不明显，容易被忽略，所以肿瘤实际存在时间可能比估计的病程更长，甚至终生无临床症状，直到尸检时意外发现肿瘤存在。这说明脑膜瘤的临床过程比较良性。

脑膜瘤的临床表现可归为两大类，即颅内压增高及肿瘤局部压迫的脑部症状。

（一）颅内压增高症状

如头痛、呕吐、视力和眼底改变等，是脑膜瘤最常见的症状，可分为阵发性、持续性、局限性和弥散性等不同类型。一般早期为阵发性头痛，病程进展间隔时间变短，发病时间延长，最后演变为普遍性。有时患者眼底水肿已很严重，甚至出现继发性视神经萎缩，而头痛既不剧烈，又无呕吐，尤其在高龄患者，颅内压增高症状多不明显。

（二）局部症状

局部症状取决于肿瘤生长部位。颅盖部脑膜瘤经常表现为癫痫、肢体运动障碍和精神症状。颅底部脑膜瘤以相应的脑神经损害为特点，如视野缺损、单侧或双侧嗅觉丧失、视盘原发萎缩、一侧眼球活动障碍、继发性三叉神经痛等。在老年人，以癫痫发作为首发症状多见。

（三）脑膜瘤对颅骨的影响

脑膜瘤极易侵犯颅骨，进而向颅外生长，可表现为局部骨板变薄，破坏或增生，若穿破颅骨板侵蚀到帽状腱膜下，局部头皮可见隆起。

六、特殊检查

（一）头颅 X 线平片

由于脑膜瘤与颅骨关系密切，极易引起颅骨的改变，头颅 X 线平片定位出现率可达 35%，颅内压增高症可达 70% 以上，局限性骨质以破坏和增生同时存在是脑膜瘤特征性改变，其发生率约 100%。偶尔瘤内含砂粒体或钙化可见到斑点状或团块状致密影。肿瘤压迫颅骨内板，板障及外板可显示局部变薄和膨隆，有些颅底片可见蝶鞍的凹陷、骨质边缘的侵蚀、卵圆孔和视神经管的扩大。肿瘤穿破颅骨可见骨质破坏、骨质硬化和局部肿块，穿过颅骨外板可产生太阳光样骨针。多数脑膜瘤通过其与硬脑膜附着处获得脑外动脉的供血，当脑膜动脉供血增多，平片上可见颅骨内板上脑膜动脉的沟纹增粗、增深、迂曲，当肿瘤由脑膜中动脉供血且血流增多时，可见单侧棘孔扩大，脑膜中动脉远端分支增粗，与主干的径线相近，失去分支逐渐变细的特征；如脑膜瘤由较多的颅骨穿支动脉供血，可见增生的小动脉在颅骨形成多个小圆形透光区；脑膜瘤引起板障静脉异常增多时，可见板障内许多扭曲、增粗的透光区。

（二）脑血管造影

在 CT 临床应用以前，脑血管造影是诊断脑膜瘤的主要方法。近几年来数字减影技术和超选择血管造影，对证实脑膜瘤血管结构、肿瘤血供程度、重要脑血管移位，以及肿瘤与重要的硬脑膜窦的关系，为术前检查提供了有利的条件，亦为减少术中出血提供了有力的帮助。

由于脑膜瘤为多中心肿瘤，坏死囊变者很少，脑血管造影能对多数较大的脑膜瘤做出肯定的诊断。脑膜瘤的脑血管造影表现如下。

1. 肿瘤中心血管影

脑的血供特点为动脉在肿瘤中心分支，经过丰富的毛细血管网，血液回流到包膜上的静脉。表现为动脉期瘤内出现较细的异常小血管网，可为帚状或放射状，位于瘤体中心，由硬脑膜附着处的脑膜动脉或颅外动脉的分支引入，以颈外动脉造影显示较佳；也可为半圆形网状血管影，分布于瘤体的外层，内由脑动脉分支供给。以颈内动脉造影显示较清楚。在微血管期至静脉期，肿瘤多表现为明显的染色，呈圆形或半圆形高密度肿块影，基底贴近颅骨，显示出肿瘤的位置、大小和范围。肿块的周围可见粗大迂曲的静脉环绕，此为肿瘤包膜的导出静脉，勾画出肿瘤的轮廓。

2. 来源于脑外的供血

脑膜瘤可为脑内供血，也可为脑外供血，或脑内外双重供血。脑血管造影发现肿瘤脑外供血或脑内外双重供血是脑膜瘤的重要特征。脑内动脉供应肿瘤的外围，肿瘤的中心常由脑外动脉的分支，即颅内的脑膜动脉和颅外的颞浅动脉和枕动脉等供应。当疑为脑膜瘤时，应做颈总动脉造影或分别做颈内、颈外动脉造影，如肿瘤有颅外动脉供血，几乎都为脑膜瘤。

3. 肿瘤循环慢于脑循环

约有 50% 的脑膜瘤表现为瘤内有大量造影剂潴留，形成较长久的肿瘤染色，即为迟发染色（delayed blush）。瘤区脑皮质的引流静脉常晚于其他处皮质静脉显影。

4. 邻近脑血管受压移位

肿瘤所在的部位受压被推移，邻近的血管呈弧形聚拢、包绕，勾画出肿瘤的轮廓。

（三）脑室造影

脑膜瘤由于本身肿块的占位及脑水肿改变，可压迫相应部位的脑室和蛛网膜下隙，使该部位受压变窄、移位变形；也可使脑脊液循环通路受阻，引起梗阻部位以上的脑室扩大，不同部位的肿瘤又有其不同的特点：①脑室受压变形。脑膜瘤愈接近脑室则压迫愈明显，甚至完全闭塞。若肿瘤已突入脑室，则表现为脑室内有充盈缺损。②脑室扩大：若肿瘤压迫、阻塞脑室，必然产生阻塞部位以上的脑室扩大，鞍区脑膜瘤向后上生长，可使室间孔狭窄甚至梗阻，使双侧侧脑室对称性扩大。③脑室移位：移位的程度与占位病变的大小、脑水肿的程度有相应关系。④蛛网膜下隙变形：脑膜瘤本身的占位效应使脑池受压变窄、闭塞或移位，或由于脑外积水出现局部脑池的扩大。

（四）CT

脑膜瘤平扫表现为一边缘清楚的肿块，圆形或卵圆形，少数为不规则形。多数为高密度，有时为等密度，偶尔为低密度。多数密度均匀，瘤体内可有大小不等的低密度区，这些低密度区多为肿瘤的囊变坏死区，少数为胶原纤维化区、陈旧出血或脂肪组织。瘤内钙化发生率大约为15%，表现为肿瘤边缘弧形或瘤内斑点状钙化，当肿瘤内含砂粒体很多且都发生钙化时可显示为整个肿瘤钙化，呈致密的钙化性肿块。注射造影剂后多数肿瘤明显强化，CT值常达60 Hu以上，少数轻微强化。平扫密度均匀者一般呈均匀性强化，平扫显示之低密度区无明显增强，一般平扫密度较高者强化较明显。增强后肿瘤的边界明显变清楚。少数肿瘤边缘有一环形的明显强化区，可能为肿瘤的包膜血供较丰富或肿瘤周围的静脉血管较多之故。

1. 肿瘤周围的低密度区

多数脑膜瘤周围出现环形低密度区，形成的主要原因是肿瘤周围脑组织的水肿，也可能为周围软化灶、扩大的蛛网膜下隙、包绕肿瘤的囊肿和脱髓鞘所致。通常将肿瘤周围的低密度区称为水肿区。脑膜瘤周围的水肿程度与肿瘤的部位和病理类型有关，而与肿瘤大小无关，矢状窦旁、大脑镰和大脑凸面的脑膜瘤水肿较明显，而近颅底及脑室内的脑膜瘤水肿较轻或无水肿。临床上一般将窄于2 cm的水肿称为轻度水肿，宽于2 cm的水肿为重度水肿。

2. 提示肿瘤位于脑外的征象

该征象对脑膜瘤的定性诊断有重要意义。

（1）白质塌陷征：脑膜瘤生长在颅骨内板下方，并嵌入脑灰质，使灰质下方的白质受压而变平移位，白质与颅骨内板之间的距离加大，这一征象是病变位于脑外的可靠征象，称白质塌陷征。

（2）广基与硬脑膜相连：脑膜瘤多以广基与硬脑膜相连，因此肿瘤外缘与硬脑膜连接处常为钝角，而脑内肿瘤邻近硬膜时，此角为锐角。

（3）骨质增生：脑膜瘤附着部位的颅骨内板增厚、毛糙或颅骨全层均增厚，分不清内板板障及外板。颅骨改变一般发生在硬脑膜附着处，亦可离肿瘤一定距离，这可能与肿瘤造成局部血管扩张和血液淤滞刺激成骨细胞有关。

（4）邻近脑沟、脑池的改变：肿瘤所在的脑沟脑池闭塞，而邻近的脑沟脑池扩大。

（5）静脉窦阻塞：脑膜瘤可压迫、侵及邻近静脉窦，或形成血栓，致静脉窦不强化或出现充盈缺损。

3. 脑膜瘤的组织学类型与CT表现

如能根据其CT表现做出肿瘤亚型的判断，对肿瘤治疗方法的选择和预后的估计有着重要意义。但是目前尚不能肯定CT表现与组织学类型有特定的关系，部分学者认为CT表现与肿瘤类型有某种程度的联系，另一些学者认为两者联系不大。

4. 常见部位脑膜瘤的CT表现

脑膜瘤属脑外生长的肿瘤，多为单发，少数可多发。由于各部位结构和解剖不同，邻近结构不同，故除具备脑膜瘤一般特点外，有其各自特征性表现：如大脑凸面脑膜瘤，肿瘤基底与颅骨相连，局部骨质常有明显增生，可伴有骨质破坏。最常见于额、顶及颞枕区，周围常有轻中度水肿，占位效应明显，可引起脑室及中线移位。冠状位扫描有助于显示肿瘤与颅骨及邻近结构的关系。

（五）磁共振头颅扫描

磁共振扫描（MRI）对脑膜瘤的定位定性诊断明显优于CT。MRI可显示脑膜瘤邻近结构的受压、变形与移位，位于颅底的肿瘤冠状位可清晰显示。通常，脑膜瘤在T_1加权像呈稍低或等信号；在T_2加权像呈稍高信号或等信号，约20%的脑膜瘤在T_2加权像呈低信号。肿瘤的MRI信号均匀性与肿瘤大小及组织学类型有关，若肿瘤较小，尤其是纤维型，上皮型脑膜瘤，其信号往往是均匀的。若肿瘤较大，属于砂粒型，血管母细胞型，尤其是肿瘤内发生囊变、坏死时，其信号强度不均匀。肿瘤内的囊变、坏死部分产生长T_1长T_2信号；纤维化、钙化部出现低信号；富血管部分呈典型的流空现象。与脑血管造影所见相吻合，脑膜瘤引起的周围水肿在MRI呈长T_1长T_2表现，以T_2加权像最明显。有30%～40%的脑膜瘤被低信号环所包绕，其介于肿瘤与灶周水肿之间，被称为肿瘤包膜，在CT上显示为低密度晕，在 MRI 的 T_1 加权像呈低信号环，包绕瘤周围的小血管、薄层脑脊液、胶质增生等均是肿瘤包膜形成的原因。这是脑外肿瘤的特征性表现。对于小的无症状脑膜瘤水肿不明显，尤其是在靠近颅顶部者，多发性脑膜瘤的小肿瘤，有时增强 MRI 扫描也难以发现。但脑膜瘤极易增强，经注射（Gd–DTPA）造影剂，就可以充分显示。同时增强扫描不仅可区分肿瘤与水肿，而且可进一步识别肿瘤内部结构，包括瘤体的灌注、血供以及有无囊变、坏死。MRI 被列为首选检查方法。

七、诊断

（1）根据病史长、病情进行缓慢的特点及查体出现的定位体征，进行 CT 或 MRI 检查。

（2）肿瘤在 CT 上的密度及 MRI 的信号强度，以及其增强后的表现，是脑膜瘤的诊断依据。

（3）典型的脑膜瘤 CT 表现为等密度或稍高密度，有占位效应。MRI T_1 像上约 2/3 的肿瘤与大脑灰质信号相同，约 1/3 为低于灰质的信号。在 T_2 加权像上，约一半为等信号或高信号，余者为中度高信号，或混杂信号。肿瘤内坏死、出血或钙化等可出现异常信号。脑膜瘤边界清楚，呈圆形、类圆形或不规则分叶形，多数瘤周存在一环形或弧形的低信号区，强化或增强后呈均匀明显强化。

八、治疗

（一）手术治疗

脑膜瘤绝大部分位于脑外，有完整包膜，如能完全切除是最有效的治疗手段。随着显微手术技术的发展，手术器械如双极电凝，超声吸引器，及颅内导航定位及 X 刀、γ 刀的应用和普及，脑膜瘤的手术效果不断提高，绝大多数患者得以治愈。

1. 术前准备

（1）由于脑膜瘤血运丰富，体积往往较大，有时黏附于邻近的重要结构、功能区及大血管，手术难度较大。因此术前影像检查是必不可少的。除 CT 扫描外，特殊部位的脑膜瘤进行 MRI 检查是必需的，术前对肿瘤与周围脑组织的毗邻关系做到充分了解，对术后可能发生的神经系统功能损害有所估计。对血供丰富的脑膜瘤，脑血管造影也是不可缺少的。

（2）术前对患者的一般状态及主要脏器功能充分了解，若有异常术前应予尽快纠正，对于个别一时难以恢复正常者，可延缓手术。

（3）肿瘤接近或位于重要功能区，或有癫痫发作，要在术前服用抗癫痫药物，有效地控制癫痫发作。

（4）肿瘤较大伴有明显的脑组织水肿，术前适当应用脱水及激素类药物，对减轻术后反应是非常重要的。

2. 麻醉

采用气管内插管全身麻醉，控制呼吸，控制性低血压，对于血供丰富的脑膜瘤，可采用过度换气的办法，降低静脉压，使术中出血减少。

3. 手术原则

（1）体位：根据脑膜瘤的部位，侧卧位、仰卧位、俯卧位都是目前国内常采用的手术体位。头部应略抬高，以减少术中出血。许多医院采用坐位，特别是切除颅后窝的脑膜瘤，但易发生空气栓塞。

（2）切口：切口设计，应使肿瘤恰好位于骨窗的中心，周边包绕肿瘤即可，过多地暴露肿瘤四周的脑组织是不必要的。

（3）骨瓣：颅钻钻孔后以线锯或铣刀锯开颅骨，骨瓣翻向连接肌肉侧，翻转时需将内板与硬脑膜及肿瘤的粘连剥离。对于顶枕部凸面的脑膜瘤骨瓣翻转时可取下，手术结束关颅前再复位固定，可减少出血。

（4）硬脑膜切口：可采用 U 形、"十"字形或放射状切口。若硬脑膜已被肿瘤侵蚀，应以受侵蚀的硬脑膜为中心至正常边缘略向外 2 ~ 3 mm，将侵蚀及瘤化的硬脑膜切除，四周硬脑膜放射状切开，待肿瘤切除后，用人工脑膜或帽状腱膜修补硬脑膜。

（5）对于表浅肿瘤，周围无重要血管或静脉窦，可沿肿瘤周边仔细分离，将肿瘤切除。对于体积较大的肿瘤，单纯沿肿瘤四周分离，有时比较困难，应先在瘤内反复分块切除，使瘤体缩小后再向四周分离。

此时应用显微镜及超声吸引器是十分有益的，可减少不必要的牵拉，术中应用激光（CO2 和 Nd：YAG 激光）使脑膜瘤的全切或根除深部脑膜瘤得以实现。

4. 术后处理

（1）在一些有条件的医院，术后患者最好放在重症监护病房（intensive care unit，ICU）。ICU 是医院内的特殊病房，配心电、呼吸以及颅内压各种监护装置，有人工呼吸机、除颤及各种插管抢救设备。在这样的环境下，脑膜瘤术后的患者会平稳地渡过危险期，对患者的治疗及抢救是高质量的，病情稳定后，再转入普通病房。

（2）合理选用抗生素，预防感染。

（3）应用降低颅内压药物。脑膜瘤切除术后会出现不同程度的脑水肿。术后给予甘露醇、呋塞米、高渗葡萄糖和激素等对于减轻和消除脑水肿是十分必要的。

（4）给予脑细胞代谢剂及能量合剂。

（5）抗癫痫治疗。对于脑膜瘤患者，位于或靠近大脑中央前后区的患者，特别是对术前有癫痫发作的患者，术后应给予抗癫痫治疗，在术后麻醉清醒前给予肌内注射苯巴比妥钠，直至患者能口服抗癫痫药物为止。

（二）放射治疗

良性脑膜瘤全切除效果最好，由于位置不同仍有一些脑膜瘤不能全切除。这种情况就需要手术后加放射治疗。1982 年 Carella 等对 43 例未分化的脑膜瘤放射治疗并随访 3 年未见肿瘤发展。Wara 等对未全切除的脑膜瘤进行放射治疗，5 年后的复发率为 29%，未经放射治疗者复发率为 74%。以上资料表明，手术未能全切除的脑膜瘤术后辅以放射治疗，对延长肿瘤的复发时间及提高患者的生存质量是有效的。放射治疗特别适合于恶性脑膜瘤术后和未行全切除的脑膜瘤。

伽马刀（γ 刀）治疗：适用于直径小于 3 cm 的脑膜瘤。γ 刀与放射治疗一样，能够抑制肿瘤生长。γ 刀治疗后 3 ~ 6 个月开始出现脑水肿，6 个月至 2 年才能出现治疗结果。X 刀（等中心直线加速器）适用于位置深在的脑膜瘤，但直径一般也不宜大于 3 cm。

九、脑膜瘤的复发

脑膜瘤复发的问题，迄今为止尚未得到解决。首次手术后，若在原发部位有肿瘤组织残留，有可能发生肿瘤复发。肿瘤残存原因有两方面：一是肿瘤局部浸润生长，肿瘤内或肿瘤的周围有重要的神经、血管，难以全部切除；二是靠近原发灶处或多或少残存一些肿瘤细胞。有人报道脑膜瘤复发需 5 ~ 10 年，恶性脑膜瘤可在术后几个月至 1 年内复发。Jaskelained 等随访 657 例脑膜瘤患者，20 年总复发率为 19.5%。处理复发性脑膜瘤目前首选方法仍然是手术治疗，要根据患者的身体素质、症状和体征以及肿瘤的部位，决定是否进行二次手术。术后仍不能根治，应辅以放射治疗等措施，延长肿瘤复发时间。

十、预后

脑膜瘤预后总体上比较好，因为脑膜瘤绝大多数属于良性，即使肿瘤不能全切除，只要起到局部减压或降低颅内压的作用，患者仍可维持较长的生存时间，从而使之有再次或多次手术切除的可能。有人报告脑膜瘤术后 10 年生存率为 43% ~ 78%。脑膜瘤的根治率取决于手术是否彻底，后者主要与肿瘤发生部位有关。如矢状窦和大脑镰旁脑膜瘤向窦腔内侵犯时，除非位于矢状窦前三分之一或肿瘤已完全阻塞窦腔，否则不易完全切除肿瘤。颅底部扁平生长的脑膜瘤，也会给肿瘤全切除带来实际困难。恶性脑膜瘤同其他系统恶性肿瘤一样易复发，虽然术后辅以放射治疗或 γ 刀及 X 刀治疗，其预后仍较差。总之影响脑膜瘤预后的因素是多方面的，如肿瘤大小、部位、肿瘤组织学、手术切除程度等。手术后死亡原因主要与术前患者全身状况差、未能全切除肿瘤、术中过分牵拉脑组织、结扎或损伤重要血管等均有关系。

第二节　矢状窦旁脑膜瘤

矢状窦旁脑膜瘤（parasagittal meningioma）是指基底位于上矢状窦壁的脑膜瘤。其瘤体常突向一侧大脑半球，肿瘤以一侧多见，也可以向两侧发展。临床上常见的肿瘤生长方式有以下几种：①肿瘤基底位于一侧矢状窦壁，向大脑凸面生长，肿瘤主体嵌入大脑半球内侧。②肿瘤同时累及大脑镰，基底沿大脑镰延伸，肿瘤主体位于一侧纵裂池内。③肿瘤由矢状窦旁向两侧生长，跨过上矢状窦并包绕之。矢状窦旁脑膜瘤常能部分或全阻塞上矢状窦腔，肿瘤常侵蚀相邻部位的硬脑膜及颅骨，使颅骨显著增生，向外隆起。

一、发病率

矢状窦旁脑膜瘤是临床上最常见的脑膜瘤类型之一，占颅内脑膜瘤的 17% ~ 20%。国内外不同研究机构报道的矢状窦旁脑膜瘤的发生率相差较多，原因是有些学者将靠近上矢状窦的一部分大脑镰旁和大脑凸面脑膜瘤也归于矢状窦旁脑膜瘤。矢状窦旁脑膜瘤在窦的不同部位，发生率也不尽相同，以矢状窦的前 1/3 和中 1/3 最为多见。国内的报道中，位于上矢状窦前 1/3 的肿瘤占 46.6%，中 1/3 占 35.4%，后 1/3 占 18.0%。发病高峰年龄在 31 ~ 50 岁，男性患者略多于女性。

二、临床表现

矢状窦旁脑膜瘤生长缓慢，早期肿瘤体积很小时常不表现出任何症状或体征，只是偶然影像学检查时发现，或仅在尸检中发现。随着肿瘤体积增大，占位效应明显增强，并逐渐压迫邻近脑组织或上矢状窦，影响静脉回流，逐渐出现颅内压增高、癫痫和某些定位症状或体征。

癫痫是本病的最常见症状，临床上有半数以上的患者以此为首发症状。肿瘤的位置不同，癫痫发作的方式也略有不同。位于矢状窦前 1/3 的肿瘤患者常表现为癫痫大发作，中 1/3 的肿瘤患者常表现为局灶性发作，或先局灶性发作后全身性发作；后 1/3 的肿瘤患者癫痫发生率较低，可有视觉先兆后发作。

颅内压增高症状也很常见，多因肿瘤的占位效应以及阻塞上矢状窦和回流静脉引发静脉血回流障碍造成，尤其是肿瘤发生囊变或伴有瘤周脑组织水肿时。表现为头痛、恶心、呕吐、精神不振，甚至出现视力下降，临床检查可见视盘水肿。

患者的局部症状虽然比较少见，但有一定的定位意义。位于矢状窦前 1/3 的肿瘤患者，常可表现为精神症状，如欣快、不拘礼节、淡漠不语，甚至痴呆、性格改变等。矢状窦中 1/3 的肿瘤患者可出现对侧肢体无力、感觉障碍等，多以足部及下肢为重，上肢及面部较轻。若肿瘤呈双侧生长，可出现典型的双下肢痉挛性瘫痪，肢体内收呈剪状，应与脊髓病变引发的双下肢痉挛性瘫痪相鉴别。后 1/3 的肿瘤患者常因累及枕叶距状裂，造成视野缺损或对侧同向偏盲。双侧发展后期可致失明。

有些患者还可见肿瘤部位颅骨突起。

三、诊断

头颅 X 线平片在本病的诊断上有一定意义，在 CT/MRI 应用以前，颅骨平片可确定约 60% 的上矢状窦旁脑膜瘤。表现有局部骨质增生或内板变薄腐蚀，甚至虫蚀样破坏；血管变化可见患侧脑膜中动脉沟增深迂曲，板障静脉扩张，一些肿瘤可见钙化斑。

CT 或 MRI 扫描是本病诊断的主要手段。CT 扫描可显示出上矢状窦旁圆形、等密度或高密度影，增强扫描时可见密度均匀增高，基底与矢状窦相连。有些患者可见瘤周弧形低密度水肿带。另外，CT 扫描骨窗像可显示颅骨改变情况。MRI 与 CT 相比，在肿瘤定位和定性方面均有提高。肿瘤在 T_1 加权像上多为等信号，少数为低信号；在 T_2 加权像上则呈高信号、等信号或低信号；肿瘤内部信号可不均一，注射 Gd-DTPA 后，可见肿瘤明显强化。MRI 扫描还可清楚地反映肿瘤与矢状窦的关系。

脑血管造影可见特征性肿瘤染色和抱球状供血动脉影像。在 CT/MRI 广泛应用的今天，脑血管造影则更多地被用来显示肿瘤的供血情况。在造影的动脉期可见肿瘤的供血动脉，位于矢状窦前 1/3 和中 1/3 的肿瘤主要由大脑前动脉供血，后 1/3 肿瘤主要由大脑后动脉供血，还可见脑膜中动脉及颅外血管供血。在造影的静脉期和窦期，可见相关静脉移位，有时可见上矢状窦受阻塞变细或中断，这对于术前准备及术中如何处理矢状窦有很大帮助。

四、手术治疗

矢状窦旁脑膜瘤的生长情况比较复杂，因此术前准备需要更加充分。术前行脑血管造影，了解肿瘤的供血情况及上矢状窦、回流静脉的通畅与否对手术有一定的指导作用。有些患者需同时行肿瘤主要供血动脉栓塞术，再手术切除肿瘤，以减少术中出血。另外，术前需详细了解肿瘤所在部位的解剖关系，了解肿瘤与上矢状窦、大脑镰和颅骨的关系。

一侧生长的矢状窦旁脑膜瘤可采用一侧开颅，切口及骨窗内缘均抵达中线。为避免锯开骨瓣或掀起骨瓣时矢状窦及周围血管撕裂引起大出血，尤其是肿瘤侵透硬脑膜和侵蚀颅骨并与之粘连紧密时，可在矢状窦一侧多钻数孔，用咬骨钳咬开骨槽的办法代替线锯锯开，并轻轻分离与颅骨的粘连，可以减少血管及矢状窦撕裂的机会。矢状窦旁脑膜瘤血供丰富，术中止血和补充血容量是手术成功的关键因素之一。除了术前可行供血动脉栓塞外，术中还可采取控制性低血压的方法。矢状窦表面出血可用吸收性明胶海绵压迫止血，硬脑膜上的出血可以用电凝或压迫的方法，也可开颅后先缝扎脑膜中动脉通向肿瘤的分支。双侧生长的肿瘤可采用以肿瘤较大一侧为主开颅，切口及骨瓣均过中线。肿瘤与硬脑膜无粘连或粘连比较疏松时，可将硬脑膜剪开翻向中线，如粘连紧密则要沿肿瘤周边剪开硬脑膜。对于体积较小的肿瘤，可仔细分离肿瘤与周围脑组织的粘连，在显微镜下沿肿瘤包膜和蛛网膜层面分离瘤体，由浅入深，逐一电凝渗入肿瘤供血的血管，并向内向上牵拉瘤体，找到肿瘤基底，予以分离切断，常可将肿瘤较完整地取出。

对于体积较大的肿瘤，尤其是将中央沟静脉包绕在内的肿瘤，为避免损伤中央沟静脉及邻近的大脑皮质功能区，可沿中央沟静脉两侧切开肿瘤并将之游离后，再分块切除肿瘤。术中应尽量保护中央沟静脉及其他回流静脉，只有在确实完全闭塞时方可切除。

对残存于矢状窦侧壁上的肿瘤组织有效而又简单易行的方法就是电灼，电灼可以破坏残留的肿瘤细胞，防止复发，但要注意电灼时不断用生理盐水冲洗，防止矢状窦内血栓形成。若肿瘤已浸透或包绕矢状窦，前 1/3 的上矢状窦一般可以结扎并切除，中、后 1/3 矢状窦则要根据其通畅与否决定如何处理。只有在术前造影证实矢状窦确已闭塞，或术中夹闭矢状窦 15 min 不出现静脉瘀血，才可考虑切除矢状窦，否则不能结扎或切除。也可以将受累及的窦壁切除后用大隐静脉或人工血管修补。也有学者认为窦旁脑膜瘤次全切除术后肿瘤复发率较低，尤其在老年患者中，肿瘤生长缓慢，即使复发后，肿瘤会将矢状窦慢慢闭塞，建立起有效的侧支循环，再行二次手术全切肿瘤的危险性要比第一次手术小得多。

肿瘤受累及的硬脑膜切除后需做修补，颅骨缺损可根据情况行一期或延期手术修补。

五、预后

矢状窦旁脑膜瘤手术效果较好。术中大出血和术后严重的脑水肿是死亡的主要原因。只要术中避免大出血，保护重要脑皮质功能区及附近皮质静脉，就能降低手术死亡率和致残率。肿瘤全切后复发者很少，但累及上矢状窦又未能全切肿瘤的患者仍可能复发，复发率随时间延长而升高，术后辅以放疗可以减少肿瘤复发的机会。

近年来，采用显微外科技术，有效地防止了上矢状窦、中央沟静脉及其他重要脑结构的损伤，减少了手术死亡率和致残率，提高了肿瘤全切率。

第三节　大脑凸面脑膜瘤

大脑凸面脑膜瘤（convexity meningioma）系指大脑半球外侧面上的脑膜瘤，主要包括大脑半球额、顶、枕、颞各叶的脑膜瘤和外侧裂部位脑膜瘤，在肿瘤和矢状窦之间有正常脑组织。肿瘤多呈球形，与硬脑膜有广泛的粘连，并可向外发展侵犯颅骨，使骨质发生增生、吸收和破坏等改变。

一、发病率

大脑凸面脑膜瘤在各部位脑膜瘤中发病率最高，约占全部脑膜瘤的 1/3（25.8% ~ 38.4%）。大脑前半部的发病率比后半部高。

二、临床表现

临床表现因肿瘤所在的部位不同而异，主要包括以下几个方面。

（一）颅内压增高症状

颅内压增高症状见于 80% 的患者，由于肿瘤生长缓慢，颅内高压症状一般出现较晚。肿瘤若位于大脑"非功能区"，如额极，较长时间内患者可只有间歇性头痛，头痛多位于额部和眶部，呈进行性加重，随之出现恶心、呕吐和视神经盘水肿，也可继发视神经萎缩。

（二）癫痫发作

额顶叶及中央沟区的凸面脑膜瘤可致局限性癫痫，或由局限性转为癫痫大发作。癫痫的发作多发生于病程的早期和中期，以癫痫为首发症状者较多。

（三）运动和感觉障碍

运动和感觉障碍多见于病程中晚期，随着肿瘤的不断生长，患者常出现对侧肢体麻木和无力，上肢常较下肢重，中枢性面瘫较为明显。颞叶的凸面脑膜瘤可出现以上肢为主的中枢性瘫痪。肿瘤位于优势半球者尚有运动性和感觉性失语。肿瘤位于枕叶可有同向偏盲。

（四）头部骨性包块

因肿瘤位置表浅，易侵犯颅骨，患者头部常出现骨性包块，同时伴有头皮血管扩张。

三、诊断

颅骨 X 线平片常显示颅骨局限性骨质增生或破坏，脑膜中动脉沟增宽，颅底片可见棘孔也扩大。

（一）脑血管造影

脑血管造影可显示肿瘤由颈内、颈外动脉双重供血，动脉期可见颅内肿瘤区病理性血管，由于肿瘤血运丰富，静脉期肿瘤染色清楚，呈较浓的片状影，具有定位及定性诊断的意义。

（二）CT 和 MRI 检查

CT 可见肿瘤区高密度影，因肿瘤血运丰富，强化后影像更加清楚，可做定位及定性诊断。MRI 图像上，肿瘤信号与脑灰质相似。T_1 加权像为低到等信号，T_2 加权像为等或高信号，肿瘤边界清楚，常可见到包膜和引流静脉，亦可见到颅骨改变。

四、鉴别诊断

大脑凸面各不同部位的胶质瘤，一般生长速度较脑膜瘤为快。根据其所处大脑凸面部位的不同，症状各异，但其相应症状的出现，都早于而且严重于同部位的脑膜瘤。额极部的胶质瘤在早期很难与同部位的脑膜瘤相区别，但是一旦其临床症状出现，则进展速度快。颅骨平片检查颅骨一般无增生破坏情况，也无血管沟纹增多或变宽。脑血管造影显示相应部位的血管位移。

五、治疗与预后

大脑凸面脑膜瘤一般都能手术完全切除，且效果较好。与肿瘤附着的硬脑膜及受侵犯的颅骨亦应切除，以防复发。但位于功能区的脑膜瘤，术后可能残留神经功能障碍。

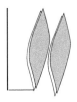

第十一章 神经胶质瘤

第一节 理论基础

神经胶质瘤（gliomas）亦称胶质细胞瘤或简称胶质瘤。由于肿瘤发生于神经外胚层，故亦称神经外胚层肿瘤或神经上皮肿瘤（neuroectodermal tumors 或 neuroepithelial tumors）。来自神经外胚叶组织发生的肿瘤共有两类，一类是由神经间质细胞（胶质细胞）形成的肿瘤，称为胶质瘤；另一类是由神经细胞（神经元）形成的，称为神经细胞瘤。由于病原学和形态学尚不能将这两类肿瘤完全区别，而胶质瘤的发生频数比神经元肿瘤常见得多，所以有时将神经细胞肿瘤包括在胶质瘤中，而统称胶质瘤。

一、分类

这是一个还未解决的问题。分类方法很多，主要有如下三种：一种分类方法由 Bailey 和 Cushing（1962年）提出，认为各种类型的胶质瘤是由不同的胚胎组织发展而成，根据不同的胚胎组织，定出相应类型肿瘤的名称。Bailey-Cushing 将胶质瘤分为 14 种，其中主要有髓上皮瘤、髓母细胞瘤、室管膜母细胞瘤、室管膜细胞瘤、神经上皮瘤、极性成胶质细胞瘤、多形性胶质母细胞瘤、星形母细胞瘤、星形细胞瘤、少突胶质细胞瘤、成神经细胞瘤、神经节细胞瘤、脉络丛乳头状瘤等。这种分类法的缺点是忽视了肿瘤的间变特性，没有动态地看待胶质瘤的发生和发展。例如：有不少胶质瘤患者，经多次手术切除肿瘤，屡次切除的肿瘤病理性质可以出现逐步恶变，肿瘤细胞由成熟的星形细胞渐变为最恶性的胶质母细胞。另外，有些肿瘤在形态上介于两种类型之间，不能明确指出属于哪一种胚胎组织。

第二种分类方法由 Kernohan 等（1949年）提出，认为胶质瘤都是由四种成熟的细胞形成的，这四种细胞是星形细胞、少突胶质细胞、室管膜细胞和神经元。由这些成熟细胞形成的肿瘤发生间变，成为恶性类型。根据间变的程度，每种细胞形成的肿瘤分为四级。这种分类方法比较简单。缺点是有几种肿瘤目前还难确定其细胞来源，而另一些肿瘤则基本上只形成恶性类型。

第三种分类方法是由段国升教授编译，1993 年 Kleihues 等确定的 WHO 神经上皮组织肿瘤组织学分类方法。

（一）星形细胞来源的肿瘤

（1）星形细胞瘤，变异型：①纤维性星形细胞瘤；②原浆性星形细胞瘤；③肥胖性星形细胞瘤。

（2）间变性（恶性）星形细胞瘤。

（3）胶质母细胞瘤：①巨细胞胶质母细胞瘤；②胶质肉瘤。

（4）毛细胞性星形细胞瘤。

（5）多形性黄色星形细胞瘤。

（6）室管膜下巨细胞星形细胞瘤（常伴结节性硬化）。

（二）少突胶质细胞来源肿瘤

少突胶质细胞瘤；间变性（恶性）少突胶质细胞瘤。

（三）室管膜细胞来源肿瘤

室管膜瘤，变异型：细胞型、乳头型、透明细胞型；间变性（恶性）室管膜瘤；黏液乳头状室管膜瘤；亚室管膜瘤。

（四）混合性胶质瘤

混合性少突星形细胞瘤；间变性（恶变）少突星形细胞瘤；其他。

（五）脉络丛乳头状瘤

脉络丛乳头状瘤；脉络丛乳头状癌。

（六）来源不明的神经上皮肿瘤

星形母细胞瘤；脑胶质瘤病。

（七）神经元性肿瘤及神经元 – 神经胶质细胞混合瘤

神经胶质细胞混合瘤，神经节细胞瘤；小脑发育不良神经节细胞瘤（Lher mitte-Duclos 症）；儿童促结缔组织增生神经节胶质瘤；胚胎发育不良神经上皮瘤；神经节胶质瘤；间变性（恶性）神经节胶质瘤；中央性神经细胞瘤；嗅神经母细胞瘤（感觉性神经母细胞瘤）变异型：嗅神经上皮瘤。

（八）松果体实质肿瘤

松果体细胞瘤；松果体母细胞瘤；松果体细胞及松果体母细胞混合瘤。

（九）胚胎性肿瘤

髓上皮瘤；成神经细胞瘤：神经节成神经细胞瘤；室管膜母细胞瘤；原始神经外胚叶肿瘤（PNETS）髓母细胞瘤；变异性：促结缔组织增生髓母细胞瘤；髓母肌母细胞瘤；黑色素髓母细胞瘤。

二、神经胶质瘤的生物学

（一）遗传因素

神经胶质瘤的家族发生率很低。Vonder Wiel 和 Choi 发现在神经胶质瘤患者的亲属中发现脑瘤的，比对照组明显为多。但 Harvald 等在相似的研究中未得到同样发现。文献中有一些报告，父子、兄弟、姐妹及孪生儿相继发生同类型的神经胶质瘤。近年来在胶质瘤的细胞和分子遗传学方面的研究较多。

1. 细胞遗传学

有关胶质瘤活检组织或细胞中染色体的异常已有许多报道。常见的有 7、14、20 号染色体的增加；8、9、10、13、22 号染色体的丢失；9q、10q、13q、17q、17p 的片段丢失和双微体；此外还可见 Y 染色体丢失，四倍体和标记染色体等。一些染色体异常在胶质瘤发展的不同阶段和不同恶性度的胶质瘤中的分布也不尽相同。肿瘤发生的早期常有 22、13 号和涉及 p53 基因改变的 17p 丢失，这是低度恶性星形细胞瘤具有的特点。而 10、9p 的丢失则可能是肿瘤发展的继发性异常。10 号染色体片段缺失仅见于恶性胶质瘤，其中 10q 可见于 80% 以上的多形性胶质母细胞瘤（GBM）中，提示该染色体片段上有与 GBM 形成有关的关键基因存在。染色体的异常改变常与原癌基因的扩增或异常激活和肿瘤抑制基因的丢失有关。在胶质瘤中最常见的增多染色体是 7 号染色体上，其上有 c-erbB 基因，它是最常见的扩增基因，而 13p- 和 17p- 则可能涉及 Rb 和 p03 肿瘤抑制基因的丢失。在 30% ~ 50% 的胶质母细胞瘤可以见到双微体，它的出现常伴有 met 或 EGFR 基因的扩增。对胶质瘤细胞遗传学的分析观察可为分析和了解肿瘤发生过程中的分子变化提供一定基础。

2. 原癌基因的扩增和异常表达

（1）表皮生长因子受体基因（EGFR 基因，$c-erbB_1$ 基因）：该基因产物的细胞质部分具有蛋白质酪氨酸激酶活性，TGFα 或 EGF 都通过 EGFR 的作用而传递信息。据估计 EGFR 基因扩增的出现率占胶质瘤所有癌基因扩增的 90% 左右，其中约有 12% 扩增或过表达的 EGFR 基因存在基因突变，一些突变的 EGFR 与 EGF 和 TGFα 有更高的亲和力并提高突变 EGFR 激酶的活性，该基因扩增的发生率随胶质瘤恶性程度的增加而增长，在低度恶性、中度恶性星形细胞瘤和 GBM 中的发生率分别为 3%（1/30）、7%（3/44）

和 36%（100/276）。

（2）其他原癌基因：H-ras 癌基因与 EGFR 相反，在胶质瘤中表达水平下降，其发生率在 70% ~ 80%。这种下降与胶质瘤的恶性分级无关，但与 EGFR 基因过表达存在一定相关性，其内在机制不明。在成神经细胞瘤中 H-ras 基因表达常与良好的临床预后有关。在胶质瘤中 H-ras 转录量的减少常意味着细胞处于低分化状态。

除 EGFR 外，少数 GBM 中还有 gli 或 N-myc 基因的扩增。两者各自占胶质瘤原癌基因扩增总发生率的 2% ~ 4%。在儿童髓母细胞瘤中还可见 c-myc 基因扩增。N-myc 扩增与胶质瘤的侵袭性有关。胶质瘤中常有异常表达的癌基因有 c-myc、Ha-ras、c-fos、max、ros 等。一些生长因子及其受体基因，如 PDGF-B 及 aPDGF 受体和 β PDGF 受体、IGF-2、FGF 和 TGFα 等也经常异常表达。PDGF 和 PDGF-B 受体常共同表达，提示一种自分泌机制的存在。

（3）p53 基因和其他肿瘤抑制基因：在胶质瘤发生发展过程中，p53 基因的突变与丢失与 EGFR 基因扩增同属最常见的分子改变。胶质瘤中可检出一定比例的 Rb 基因丢失。在不同类型胶质瘤中，NF1 基因的突变和表达缺乏主要见于成神经细胞瘤。在恶性胶质瘤中也存在 NF1 基因的低频突变。一些研究证明，相当比例的胶质瘤有 DCC 基因表达下降或缺乏表达。对胶质瘤的分子遗传学研究说明了胶质瘤的发生和发展是一个逐步演化的过程，其恶性表型是逐渐获得的。一些分子改变可能在其中起关键作用。对其机制的深入研究可为我们对胶质瘤的发生机制、病理诊断和分型、预后乃至治疗方法等提供理解和帮助。

（二）肿瘤的发生和生长

Cohnheim（1878）指出肿瘤发生的原因可能是胚胎原基的发育异常。Robbert（1904）提出细胞可因炎症刺激，而以胚胎细胞生长的形式进行增殖。Fisher-Wasel（1927）认为这种慢性增殖导致肿瘤形成。Willis（1967）提出区域假说，即整个区域受到致癌刺激的作用，其中心的一些细胞首先形成肿瘤，肿瘤的增大不仅是由于细胞的增殖，并且此区周边受致癌作用小的细胞亦逐渐转变为肿瘤。Conville（1936）认为大多数多发神经胶质瘤发生于多发的原发灶。Batzdorf 等（1963）考虑肿瘤扩展的途径是：肿瘤向邻近直接延伸，通过胼胝体等发展至对侧及通过脑脊液播散。Pierce 等（1974）提出肿瘤发生后，肿瘤的刺激作用于邻近的细胞，开始其环境控制了肿瘤的表现，肿瘤细胞增殖保持了正常组织大多数的特征和代谢需要，而生长为分化好的肿瘤，但当恶性细胞生长至临界大小的肿块时，即能控制环境，其增殖速度加快，变为高度恶性。

（三）生物化学

Adam 等（1961）发现在神经胶质瘤中细胞色素氧化酶、磷酸肌酸及 ATP 均较正常脑组织为低，β 葡萄糖醛酸酶在恶性肿瘤中较良性肿瘤及正常脑组织为多。在神经胶质瘤中 DNA 的含量较正常脑组织高 2 ~ 8 倍，DNA 的含量可指示肿瘤的恶性程度。

三、神经胶质瘤的病理生理

随着肿瘤逐渐生长增大，常伴有周围脑水肿，随后颅内压增高。如肿瘤阻塞脑脊液循环或压迫静脉窦致静脉回流障碍时，或肿瘤内出血、坏死及囊变时，均可加速颅内压增高的进程。

随着肿瘤增大，局部颅内压力增高，可造成脑移位而形成脑疝。幕上大脑半球肿瘤可产生大脑镰下疝、小脑幕切迹疝等。可出现同侧动眼神经受压麻痹，中脑的大脑脚受压产生对侧偏瘫，压迫脑干可产生向下轴性移位，导致中脑及脑桥上部梗死。患者昏迷，血压上升，呼吸不规则，去皮质强直等。幕下后颅窝肿瘤可产生枕大孔疝，患者昏迷，血压上升，脉缓而有力，呼吸深而不规则。随后呼吸停止，血压下降，终致死亡。

四、发生率

国内 16 个单位统计资料表明神经胶质瘤占颅内肿瘤的 44.6%。欧洲报告的发生率占颅内肿瘤为 36.0% ~ 50.1%。日本报告的发生率占颅内肿瘤的 22.2% ~ 34.9%。根据北京市宣武医院和天津医学院附属医院的统计，神经胶质瘤占颅内肿瘤的 18.2% ～ 39.1%。

性别以男性较多见，年龄大多见于 20 ～ 50 岁，以 30 ～ 40 岁为最高峰，另外在 10 岁左右儿童亦较多见，为另一个小高峰。

五、临床表现

神经胶质瘤的病程依其病理类型和所在部位长短不一，自出现症状至就诊时间一般多为数周至数月，少数可达数年。恶性程度高和后颅窝肿瘤病史多较短。肿瘤如有出血或囊变，症状发展进程可加快，有的甚至可类似脑血管病的发展过程。

症状主要有两方面的表现。一方面是颅内压增高及其伴发症状，如头痛、呕吐、视力减退、复视、癫痫发作和精神症状等。另一方面是脑组织受肿瘤的压迫、浸润、破坏所产生的局灶定位症状。

（一）头痛

头痛常是早期症状之一，大多由于颅内压增高所致。肿瘤增长，颅内压逐渐增高，压迫、牵扯颅内疼痛敏感结构，如血管、硬膜和某些脑神经而产生头痛，大多为跳痛、胀痛，呈阵发性或持续性，时轻时重，可以是局限性的或弥散性的，部位多在额颞部或枕部，一侧大脑半球浅在的肿瘤，头痛可主要在患侧。头痛多发生于清晨，随着肿瘤的发展，头痛逐渐加重，持续时间延长。任何引起颅内压增高的因素，均可使头痛加重。小儿因颅缝分离，头痛多不明显。

（二）呕吐

呕吐为主要症状之一，也可以是首发症状。系由于延髓呕吐中枢或迷走神经受刺激所致，常伴发于严重头痛时，亦常见于清晨，一般与饮食无关。在儿童可由于颅缝分离头痛不显著，且因后颅窝肿瘤多见，故呕吐较突出。

（三）视盘水肿

视盘水肿是颅内压增高的一个重要征象，可致视神经继发萎缩，视力下降。肿瘤压迫视神经者产生原发性视神经萎缩，亦致视力下降。

（四）癫痫

一部分肿瘤患者有癫痫症状，并可为早期症状。发作的原因多由于肿瘤的直接刺激或压迫所引起。发作类型常为部分型，也可为全身型。发作与肿瘤的部位和性质有一定关系，运动区及其附近的肿瘤癫痫发病率高，星形细胞瘤和少突胶质细胞瘤发病率高。

（五）精神障碍

精神障碍可因进行性颅内压增高引起，也可是脑实质受肿瘤的压迫和破坏所致。肿瘤位于额叶者易出现。可表现为性格改变、淡漠、言语及活动减少、注意力不集中、记忆力减退、对事物不关心、不知整洁等。

（六）局灶症状

局灶症状依肿瘤所在部位产生相应的症状，进行性加重。特别是恶性胶质瘤，生长较快，对脑组织浸润破坏，周围脑水肿亦显著，局灶症状较明显，发展亦快。在脑室内肿瘤或位于静区的肿瘤早期可无局灶症状。而在脑干等重要功能部位的肿瘤早期即出现局灶症状。

六、诊断

除详细地了解病史及反复全面而重点地进行全身检查和神经系统检查外，需做一些辅助检查帮助定位及定性诊断。应根据其生物学特征、年龄、性别、好发部位及临床过程等进行诊断，估计其病理类型。并需注意与其他颅内肿瘤、炎性疾病、寄生虫病、脑血管病等相鉴别。主要的辅助检查如下。

（一）CT 检查

CT 扫描是最有诊断价值的项目之一，定位准确率几乎是 100%，结合静脉注射对比剂后强化扫描，显示肿瘤的部位、范围、形状、脑组织密度、强化情况、脑组织反应情况及脑室受压移位情况等。定性诊断正确率可达 90% 以上。但仍需结合临床综合考虑，以便确定诊断。

（二）MRI 检查

MRI 检查主要根据组织中氢质子含量及其在磁场中的弛豫时间的变化对肿瘤做出定位、定性诊断。使用 Gd-DTPA 后可增加其周围组织的对比度，对脑瘤的诊断较 CT 更为准确，影像更为清楚，可发现 CT 所不能显示的微小肿瘤。

（三）正电子发射断层扫描

可观察肿瘤的生长代谢情况，鉴别良恶性肿瘤。

（四）脑脊液检查

做腰椎穿刺压力大多增高，有的肿瘤如位于脑表面或脑室内者脑脊液蛋白量可增高，白细胞数亦可增多，有的可查见瘤细胞。但颅内压显著增高者，腰椎穿刺有促进脑疝的危险，故一般仅在必要时才做，如需与炎症或出血相鉴别时。压力增高明显者，操作应慎重，勿多放脑脊液。术后给予甘露醇滴注，注意观察临床变化。

（五）脑电图检查

约 90% 的颅内肿瘤可出现异常脑电图，对肿瘤的定位甚至定性可提供一定的线索。神经胶质瘤的脑电图改变一方面是局限于肿瘤部位脑电波的改变，另一方面是一般的广泛分布的频率和波幅的改变。这些受肿瘤大小、浸润性、脑水肿程度和颅内压增高等的影响。浅在的肿瘤易出现局限异常，而深部肿瘤则较少局限改变。在较良性的星形细胞瘤、少突胶质细胞瘤等主要表现为局限性 δ 波，有的可见棘波或尖波等癫痫波形。大的多形性胶质母细胞瘤可表现为广泛 δ 波。

（六）放射性核素扫描

放射性核素扫描定位诊断正确率可达 80% ~ 90%，对大脑半球肿瘤的诊断价值较大。生长较快、血运丰富的肿瘤，其血–脑脊液屏障通透性高，放射性核素吸收率高。如多形性胶质母细胞瘤显示放射性核素浓集影像，中间可有由于坏死、囊变的低密度区，需根据其形状、多发性等与转移瘤相鉴别。

（七）其他检查

其他检查包括头颅平片、脑室造影、脑血管造影。头颅平片可显示颅内压增高征、肿瘤钙化及松果体钙化移位等。脑室造影可显示脑室受压移位、充盈缺损及脑室阻塞情况等。脑血管造影可显示脑血管移位及肿瘤血管情况等。这些异常改变，在不同部位、不同类型的肿瘤有所不同，可帮助定位，有时甚至可定性。

七、治疗

对神经胶质瘤的治疗一般都主张综合治疗，即以手术治疗为主，术后配合以放射治疗、化学治疗、免疫治疗等，可延缓复发及延长生存期。应争取做到早期确诊，及时治疗，以提高治疗效果。晚期不但手术困难，危险性大，而且常遗有神经功能缺失。恶性程度高的肿瘤，常于短期内复发。

（一）手术治疗

神经胶质瘤的治疗以手术最为有效，手术原则是在保存神经功能的前提下尽可能切除肿瘤，解除脑脊液循环障碍，缓解和降低颅内压。目前神经胶质瘤的手术有肿瘤切除、内减压、外减压和捷径手术。

肿瘤切除术可分为：根治性全切术和部分切除术。根治性手术应切除肿瘤及一切可能的复发、侵及部位，而且同时要保护周围正常的脑组织，防止出现严重并发症和神经系统功能缺损，因此这种方式只能在肿瘤位于脑内"哑区"时，才能实施。因此大部分胶质瘤只能实行部分切除术，其中包括次全切术（90% 以上）、大部切除术（60% 以上）、部分切除术和活检术。

内减压术是指当肿瘤不能全切除时，将肿瘤周围的脑组织大块切除以达到降低颅内压的目的。切除的脑组织是脑内的"哑区"，如额极、颞极、枕极和小脑半球外 1/3 等，但术中应严格控制切除区域，并且应使切除部位在肿瘤周围造成足够大的空间，才能有效缓解颅内压增高。

外减压手术是指切除颅骨并剪开硬脑膜，使颅腔容积扩大以达到降低颅内压的目的，如颞肌下减压、枕肌下减压及大骨瓣减压。其中颞肌下减压适用于大脑半球深部肿瘤行部分切除术后，以缓解颅内压增高症状。枕肌下减压在后颅窝胶质瘤中常规使用。大骨瓣减压术常用于抢救已形成严重脑疝的患者。

捷径手术是为解除脑脊液循环梗阻而设计的手术方式，如三脑室后部肿瘤常使用的侧脑室－枕大池分流术、终板及三脑室底部造瘘术、侧脑室心房或腹腔分流术等。此外，对于肿瘤引起的梗阻性脑积水，在必要时可行脑脊液体外引流术来缓解症状和创造手术条件。在操作中通常穿刺额角，一般只需穿刺一侧，如有室间孔梗阻则应分别穿刺两侧。而对于肿瘤尤其是后颅窝肿瘤，常在开颅前后为暂时缓解症状及监测颅内压而行脑脊液持续体外引流术，但这些操作都应注意术后监护，防止感染及脑脊液引流过快而致颅内压过低引起上疝或桥静脉撕断等严重后果。

早期肿瘤较小者应争取全部切除肿瘤。浅在肿瘤可围绕肿瘤切开皮质，白质内，肿瘤应避开重要功能区做皮质切口。分离肿瘤时，应距肿瘤有一定距离，在正常脑组织内进行，勿紧贴肿瘤。特别在额叶或颞叶前部或小脑半球的星形细胞瘤、少突胶质细胞瘤等较良性的肿瘤，可获得较好的疗效。随着显微手术的开展、各种手术导向系统等设备的改进，以往认为不能手术的部位如第三脑室、松果体区和脑干肿瘤也可以手术切除。

1. 大脑半球胶质瘤的手术切除

大脑半球中以星形细胞瘤、少突神经胶质瘤、多形性胶质母细胞瘤为多见。

若肿瘤与周围脑组织分界较清楚且位置不太深，可做肿瘤肉眼下全切除术。具体的操作方法是：选择离脑皮质重要功能区较远而暴露肿瘤也不十分困难之处切开脑皮质至足够长度，用两块狭长的脑压板钝性分离白质直达肿瘤表面，然后在距肿瘤壁 2 mm 的白质"反应带"外围处，沿肿瘤边缘继续钝性向下分离，将肿瘤整个剜出。

若肿瘤侵犯皮质，切除手术可通过切开受累皮质进行。若肿瘤位于非功能的白质内如前额叶、颞叶、后顶叶和枕叶等，尚未侵及皮质，则可在离肿瘤最近的脑皮质切开，进行肿瘤切除术。若肿瘤位于脑皮质重要功能区的深部，而该区功能尚未完全破坏者，则可采取间接入路方法切开邻近的脑皮质静区以达肿瘤，分块切除，以减少对重要皮质功能区的损害。对前额叶的肿瘤，切口常位于2、3额回间的脑沟，与矢状线平行；对顶后叶或枕叶的肿瘤，切口位于分隔顶上小叶与顶下叶的脑沟；顶叶下部、颞叶和枕叶的肿瘤，切口位于顶、枕、颞交界偏下方。后一切口同样适于切除由侧脑室三角区长出的肿瘤。神经胶质瘤在大脑半球的横切面上经常延伸于皮质和侧脑室之间，占据某一块扇形区域。手术切除时可由大脑半球表面的肿瘤周围向侧脑室深入，即深入大脑半球的圆锥形入路。方法是在脑皮质表面上病变区周围将通入该区的皮质血管——电凝后切断，电凝切开皮质，然后用两块脑压板在离肿瘤组织的边缘约 2 mm 处分离白质，斜坡形深入，遇有血管即电凝或银夹钳闭后切断，直至肿瘤的尖端。按此方法沿病变区周围分离，最后即可将含有肿瘤的圆锥形组织整块切出。

切除脑深部神经胶质瘤时，侧脑室被打开者可电凝侧脑室脉络丛，以减少术后脑脊液分泌。硬脑膜紧密缝合，以防脑脊液漏。对已有囊性变的神经胶质瘤，可先做穿刺抽出一部分囊液进行化验，同时也可减低脑表面的张力，以利手术操作的进行。但此时不宜将囊液全部抽出，否则囊肿将塌陷，不易再找到肿瘤。手术方法选择脑皮质上血管最少、功能较不重要的区域用电凝烧灼后切开，然后分离白质，直至暴露肿瘤壁。在切开皮质前，切口周围应铺以湿棉片，以防囊液流入蛛网膜下隙而引起手术后的无菌性脑膜炎。切开囊肿壁，吸除所有囊液，然后审视囊肿的内壁，找到肿瘤结节，电凝其血管后，用剥离子将肿瘤结节剥离出来，囊肿壁不必切除。

若神经胶质瘤在脑内分布广泛弥漫，无彻底切除的可能性，而颅内压增高又很明显者，应尽可能多地分块切除肿瘤组织；对有坏死软化的神经胶质瘤，一般可用吸引器吸除肿瘤组织。这样，虽然肿瘤不能全部切除，但可达到减压的目的。结束手术时，再做去颅骨减压术（咬除部分颅骨以形成骨窗减压），以延长患者的生命，争取化疗和放疗的时机。

如神经胶质瘤局限在一个脑叶内（额叶、枕叶或颞叶），在保留重要的脑皮质功能区基础上，可以考虑做脑叶切除术。行额叶切除术时做额部骨瓣成形术。先电凝切断自额叶皮质汇入上矢状窦的静脉，然后在半球间纵裂内把胼胝体周围动脉的分支结扎并切断，然后在冠状缝平面冠状切开各额叶的皮质，分离白质直达大脑镰侧（额叶内侧面）脑皮质，沿路电凝所遇见的血管并切断之。向深部分离时可打开侧脑室的前角。在把大脑镰侧的脑皮质内血管结扎切断后，即可将此额叶前部整块取下，位于额叶眶面的嗅球和嗅束也一并切除。仔细止血后，用生理盐水充满硬膜下腔，将硬脑膜做连续缝合，按层缝合骨膜、肌肉、腱膜和皮肤。颞叶的切除方法原则上相同，先分离大脑外侧裂，找到自大脑中动脉分出的动脉分支，结扎并切断之，再切断大的静脉，然后切开皮质，分离白质，直至切下脑叶。在左侧应尽量保留颞叶的后 1/3 和第一颞回。枕叶的切除则往往先切开皮质，分离白质，然后才能找到大脑后动脉结扎切断；汇入横窦的静脉先用银夹钳闭再电凝，然后切断之。

神经胶质瘤局限于一个脑叶内者很少见，往往生长较广泛，侵及几个脑叶，作脑叶切除术并不解决问题。因此，当患肿瘤一侧大脑半球的功能已完全丧失（特别是非优势侧大脑半球），而估计肿瘤尚未侵及中线组织和对侧半球，也有做大脑半球切除者，但这种机会很少见。做一个大的齐中线的骨瓣成形术，硬脑膜可同时翻向中线和颞侧。手术步骤为先处理血管。提起额极，在胼胝体前端找到大脑前动脉，在其分出前交通动脉的远端用银夹钳夹后电凝切断。然后于大脑外侧裂中，在距大脑中动脉起始端约 1.5 cm处同样处理大脑中动脉。接着提起颞叶和枕叶，电凝并切断自其表面走向颅底的静脉，沿中颅窝底向小脑幕裂孔处深入，剪开环池，暴露大脑后动脉，在其分出后交通动脉的远部同法结扎并切断之。此时大脑半球即萎缩，且波动消失。在中线处——结扎切断自大脑皮质通入静脉窦的静脉，沿大脑镰将胼胝体纵行切开，进入侧脑室中。将岛叶与基底核分离后自侧脑室外上角沿基底核外侧切开白质，即可将大脑半球整块地切下。最后，再一次审视颅腔，仔细止血。侧脑室内脉络丛可电凝。遗留的空腔充以生理盐水。硬脑膜用丝线间断或连续紧密缝合，并将它缝吊在骨瓣上。骨瓣放回原处，按层缝合软组织。

2. 侧脑室内肿瘤的手术切除

侧脑室内肿瘤比较少见，生长在侧脑室前部者主要为室管膜瘤；在其后部者主要为脉络膜乳头状瘤和脑膜瘤。有时侧脑室周围组织内的神经胶质瘤也可突入侧脑室。

手术入路根据肿瘤的位置而定。若肿瘤在侧脑室前角，则做额部骨瓣成形术。先用脑针探得脑室及肿瘤位置，然后电凝脑皮质血管后，平行矢状线循脑回方向，在冠状缝前方切开额中回的皮质，钝性分离白质，直至脑室壁。再仔细检查止血情况后即可将脑室壁室管膜电凝后切开，吸除一部分脑脊液，即可进行切除肿瘤的操作。若肿瘤位于侧脑室三角区，脑切口为颞上回后端到顶叶下部的横切口，由三角区的下部进入侧脑室。若肿瘤位于侧脑室的后角，则取枕叶入路；位于下角，则取颞叶入路。在切开脑组织时应选择脑皮质功能较不重要的区域，在左侧大脑半球（右利手者），更应注意这点。

切除较小而部分游离的侧脑室内肿瘤，特别是肿瘤具有狭长的根部者，可用鼠齿钳或息肉钳夹住肿瘤，轻轻牵拉移动，以暴露其根部，用银夹钳闭之，电凝切断，然后将肿瘤取出。堵住室间孔的肿瘤组织须用息肉钳耐心地分块取出。肿瘤质地脆软者也可用吸引器吸除，务求打开室间孔，恢复脑脊液的流通。对囊性变的肿瘤，可先吸去囊液，缩小肿瘤的体积，切除也就更容易。但要注意采取措施勿使囊液逸入脑室内，以免并发无菌性脑室炎。假如肿瘤很大，可电凝后分小块切除，也可用激光气化。由于这些肿瘤大多表面较光滑，界线较明显，故彻底切除的机会较大。至于自丘脑长入侧脑室的神经胶质瘤，则不必做肿瘤大块切除，仅做活组织检查，证实诊断后再进行放射治疗。

切除侧脑室内肿瘤时要注意以下几点：①止血必须非常彻底，不能让血液或凝血块遗留在脑室内；②注意保护侧脑室内壁上的丘纹静脉，勿使之受损；③肿瘤切除后，凡在手术野内能见到侧脑室脉络丛的患者硬膜最好能紧密缝合，其余各层颅顶组织也应严密缝合，以防脑脊液漏。

3. 鞍区和第三脑室前部肿瘤的手术入路

第三脑室前部的肿瘤包括由第三脑室结构长出的肿瘤，如神经胶质瘤、室管膜瘤、第三脑室黏液囊肿、脉络丛乳头状瘤等。手术入路有下列几种。

（1）经额底入路。①视交叉下入路：适用于视交叉后置型，由鞍上突入第三脑室的肿瘤切除的具体方法与鞍区肿瘤切除术相同。若视交叉为前置型，可将鞍结节、蝶骨平板和蝶骨前壁磨去，将蝶窦黏膜推向下方，经视交叉的下方切除肿瘤。先做瘤组织囊内切除，再将囊壁分离后摘出。手术结束时，向蝶窦内填充浸有浓庆大霉素的吸收性明胶海绵，蝶窦开口用粘胶封闭后再用额骨骨膜修复缺损的硬脑膜，以防脑脊液鼻漏。②视神经-颈内动脉间入路：适用于视交叉前置型，自鞍上长出并偏向一侧的肿瘤。手术操作经视神经外侧、颈内动脉内侧和大脑前动脉前方的一个三角形区进行。由于肿瘤的牵张，此三角形区比正常情况有所扩大。③经终板入路：适用于肿瘤已明显突入第三脑室前下部，使视神经交叉、终板受到牵张的情况。造成这种情况的最常见的肿瘤是颅咽管瘤。手术牵拉大脑前动脉以暴露终板时，要注意保护此动脉和前交通动脉的所有进入第三脑室前壁的穿透支。肿瘤常使终板向前凸出。在变薄的终板中央做一小开口，注意勿损伤上方的前交通动脉和胼胝体嘴、下方的视交叉、侧方的视束、穹窿柱和第三脑室侧壁。当肿瘤内容切除，体积缩小后，受阻的室间孔将恢复通畅，并有侧脑室内的脑脊液流出。若肿瘤来自鞍上，第三脑室底常变薄或消失，切除肿瘤后，能看到基底动脉和一部分脑底动脉环。④经蝶窦入路：适用于鞍内肿瘤较大且蝶窦气化很好的场合。手术方法是在蝶骨平板处瓣状切开硬脑膜，切除蝶窦顶的骨组织进入蝶窦，再切除蝶鞍前壁骨组织，进入鞍内。此入路难以看清鞍上肿瘤。当鞍内的瘤块切除后，突向鞍上的肿瘤包膜将塌下，落入鞍内。

（2）胼胝体前部入路：此入路适用于第三脑室前上部的肿瘤，或肿瘤已向上方扩展到第三脑室外进入一侧或两侧的侧脑室（在室间孔附近）。对于侵及两侧室间孔的肿瘤，此入路优于经侧脑室入路，特别是侧脑室扩大不显著时更应取此入路。患者取仰卧位，头抬高200°，头皮行马蹄形冠状切口，以冠状缝为中心，作右侧额叶骨瓣，达到或稍过中线。沿矢状窦外侧 2 cm 处做矢状脑膜切口，切口两端加做两个冠状切口，此切口的内端弯向矢状窦，做成狭条硬脑膜瓣，翻向中线，同时大部分额叶皮质有硬脑膜保护，选择没有桥静脉处向外侧牵开额叶内侧面（只可切断 1～2 根小的桥静脉），在大脑镰下缘打开蛛网膜，暴露胼胝体和大脑前动脉分支。通常在两胼周动脉间切开胼胝体。常有胼周动脉的分支越过中线，必要时只好将小的分支切断，将主干牵离中线。有时两侧胼周动脉同时位于中线的一侧，那就只好在 3 cm 的范围内，在对侧将胼周动脉到扣带回的分支切断，向外侧牵开扣带回，暴露胼胝体上表面。沿中线将胼胝体从膝部开始向后切开 3 cm 一段，进入右侧侧脑室，左侧侧脑室通过切开透明隔到达。沿侧脑室脉络丛和丘纹静脉向前内找到室间孔。仅当能显露第三脑室前下部时，才可在室间孔前上方切断穹窿柱，以扩大室间孔。通过室间孔和第三脑室顶切除肿瘤，丘纹静脉和大脑内静脉和第三脑室侧壁不可损伤，操作宜在手术显微镜下进行。切除肿瘤后，常规关颅。

（3）侧脑室前角室间孔入路：此入路适用于第三脑室前上部的肿瘤，特别当肿瘤侵入手术侧的侧脑室前部。对侧侧脑室前部不易用此入路暴露。侧脑室扩大时，用此入路操作比较容易。手术采用非主侧半球前额骨瓣，若肿瘤伸向主侧半球一侧较大，也可取该侧入路，但要注意额下回后部，勿使之损伤。在前额叶额中回做矢状方向切口，长 3 cm 左右，进入侧脑室前角，找到汇入室间孔的丘纹静脉、隔静脉、尾核静脉和侧脑室脉络丛，穹窿的透明隔在室间孔前方和上方，丘脑在后方和下方，尾核在外侧。要注意内囊膝部位于室间孔外侧脑室壁处，接近丘脑前极。要经室间孔显露第三脑室的前部，必须在室间孔前上方切断穹窿柱，穹窿柱切断术只能在一侧进行，双侧切断后可导致记忆障碍。为避免记忆障碍，Hirsch 等提出在室间孔后缘切断丘纹静脉以扩大室间孔进入第三脑室顶部，认为切断丘纹静脉并无危险。但就是他们报告的病例中，有出现嗜睡、偏瘫、痴呆者。而 Little、McKissock 和 Olivecrona 则报告，丘纹静脉阻断后会造成基底核的出血性坏死。肿瘤暴露后，切除方法如常。

（4）侧脑室前角脉络体下入路：用以暴露第三脑室上部的中部区域，显露优于经胼胝体前部入路。适用于切除第三脑室上半部、第三脑室顶的下方、室间孔后方的肿瘤。切开右前额叶的额中回，进入侧脑室后，暴露穹窿体。分开穹窿与脉络丛（在上方）与丘脑（在下方）之间的室管膜和脉络体，直至看到大脑内静脉。将穹窿的大半与脉络丛牵向左侧，切开脉络体的其余部分，通过此纵开口进入第三脑室顶的外侧缘。相连的弧形丘纹与大脑内静脉，限制了进入第三脑室通路的大小。第三脑室的暴露范围受到丘纹与大脑内静脉及其分支的限制。若将丘纹静脉切断，可将上述纵向开口向前扩大，切开室间孔，进入第三脑室的通路可进一步扩大。不过在室间孔部位阻断丘纹静脉将造成基底核出血性坏死。肿瘤暴露后，切除方法如常。

（5）侧脑室前角透明隔入路：此入路的显露范围与脉络体入路基本相同。在冠状缝前方作非主侧半球前额叶骨瓣。硬脑膜与脑皮质切口与矢状线相平行，离开中线 3～3.5 cm，在额上回作切口长 5～5.5 cm，其后端不超越冠状缝。前角打开，找到室间孔，其后上方为透明隔。沿透明隔基底部切开。切开处的透明隔静脉电凝止血。在两层透明隔之间严格地沿中线钝性分入，扩张两侧穹窿体间的间隙，经第三脑室的顶部在无出血状态下进入第三脑室。在第三脑室顶部下表面的两侧各有大脑内静脉不得损伤。这一手术入路能看清整个肿瘤及其周围的血管，了解肿瘤与脉络丛的关系，有利于切除肿瘤。肿瘤暴露后，切除方法如常。

4. 小脑胶质瘤切除手术

在小脑半球和蚓部内，最多见的肿瘤是神经胶质瘤，包括各级星形细胞瘤和髓母细胞瘤。髓母细胞瘤为儿童中多见的肿瘤，恶性程度高，难以手术根治，对放射治疗敏感。Ⅰ～Ⅱ级的星形细胞瘤颇少见，为成人的肿瘤，呈浸润性生长，也难手术根治。Ⅰ级星形细胞瘤有两种类型：一种就是Cushing所描述的类型，肿瘤呈囊性，囊内有瘤结节，手术只要将瘤结节切除，囊壁不予处理，肿瘤也不会复发；另一种类型为实质性，呈浸润性生长，难以手术切除而根治。室管膜瘤可自第四脑室长入小脑内。

切除小脑肿瘤时，通常采用正中直线切口做枕下开颅术，咬除寰椎后弓可使暴露及减压更满意。由于患者多有脑内积水，手术开始时先作一侧脑室后角穿刺，留置硅胶管以引流脑脊液，减低颅内压。手术结束时，引流管末端打结或钳闭管口，将此硅胶管保留至手术后2～3d拔除，以便必要时可做术后脑室引流之用。

在显露小脑下后表面后，若肿瘤未侵及脑表面，可检查：小脑是否有局部膨出，表面血管有无异常分布，一侧小脑局部脑纹有否增宽、变平，小脑蚓部有无增宽、硬度有无异常等；所有这些说明其深部可能有肿瘤存在。病变一侧的小脑扁桃体一般比对侧下降得更低一些。最后可用探针刺入法寻找肿瘤，其方法与在大脑半球上应用时相同。

为了切除小脑内的肿瘤，必须先切开小脑皮质。小脑半球的切开一般沿其脑纹的方向作横线切口，而在小脑蚓部则作直线形切口。

星形细胞瘤的切除方法与其他脑内星形细胞瘤的切除方法相似。长在小脑下端或外侧的星形细胞瘤，可作小脑半球的部分切除术，较为彻底。髓母细胞瘤多生长在小脑蚓部，范围很广泛，甚至可向上长入大脑导水管，向前则可长入第四脑室，侵犯其底部的脑干和延髓，有时可沿软脑膜转移。肿瘤范围不大且未侵入第四脑室底部者，可尽力作肉眼所见的全切除。不过肿瘤仍要复发。对大部分生长广泛的来说，手术的原则不在于彻底切除肿瘤，而在于力求疏通脑脊液通路，减低颅内压，使病情得以暂时缓解，争取时间以作放射治疗。其方法为纵行切开蚓部，显露肿瘤，切下一小块送冷冻切片，断定为髓母细胞瘤后即用吸引管吸除一部分肿瘤组织。由于髓母细胞瘤大多质地脆软，故容易吸除，不然的话，也可做部分切除或咬除。若此时第四脑室已敞开，就应在其底部铺以棉条，借以保护脑干和延髓，并使血液及肿瘤碎屑不致流入脑室系统。除侵入第四脑室底的一片瘤组织不切除外，可将蚓部和侵入小脑半球的瘤组织切除尽，以求获得后颅窝的充分内减压。伸入导水管内的瘤组织试行轻轻分出。若有黏着，不必勉强切除，但需加作脑室–脑池分流术，以解除阻塞性脑积水。

5. 第四脑室肿瘤

常见的第四脑室内的肿瘤有室管膜瘤和脉络丛乳头瘤。它们不仅充塞于第四脑室内，有时可长入小脑延髓池或脑桥侧池。在手术野表面常无异常发现。将小脑扁桃体用脑压板向两侧拉开，窥察正中孔和第四脑室，常能看到肿瘤，有时肿瘤自正中孔伸到枕大池内，位于两侧小脑扁桃体之间。为显露及进入第四脑室，可电凝后向后上方纵行切开小脑蚓部的下半，以扩大正中孔开口，然后用脑压板将切开的蚓部向两侧拉开，就能进入第四脑室。

将暴露的肿瘤向四周稍做分离后分块切除，由于不易判明肿瘤与第四脑室的黏着部位，肿瘤的切除过程必须仔细和缓慢，并在显微镜下进行，切不可损伤第四脑室底。长入导水管的瘤块，能分离后取出则最好，否则作脑室–脑池分流术以解除阻塞性脑积水。

第四脑室内的脉络丛乳头状瘤从第四脑室顶的脉络丛长出，突入第四脑室或小脑蚓部。小的乳头状瘤很易切除，牵拉其一端，找到其与脉络丛相连的根部，银夹钳闭后双极电凝剪断，肿瘤即可取出。大的乳头状瘤用切除室管膜瘤的同样方法切除。肿瘤仍可能与第四脑室底黏着，手术时仍要留意。

6. 枕大孔区肿瘤

该区肿瘤包括下列几种：长自小脑，特别是小脑扁桃体，向下长入枕大孔，主要为髓母细胞瘤和星形细胞瘤；长自第四脑室，经正中孔而向下长入枕大孔区，最多见的是室管膜瘤和乳头状瘤，长于延髓髓内的肿瘤，以神经胶质瘤为主，其中最常见者为室管膜瘤和星形细胞瘤。

切除枕大孔区肿瘤的手术入路一般都采用枕颈部正中直线切口，比作后颅窝开颅术时的切口适当往下延长一些。除了与作双侧后颅窝开颅术时一样咬除枕骨鳞部和寰椎后弓外，尚需视肿瘤的范围而作足够大小的上颈部椎板切除。硬脑膜的切开形式和后颅窝开颅术时一样，颈椎部分硬脊膜则为正中直线切开。枕大孔区手术时最重要的问题是保护延髓和椎动脉，不可损伤。延髓表面应盖以湿棉片保护，切勿牵拉或推移，与之粘连的瘤块只能在显微镜下分离。椎动脉在枕大孔水平出颈椎的横突孔，穿过寰枕膜和硬脑膜而入颅腔，故常与此肿瘤有密切联系，手术时应注意。

对延髓髓内的肿瘤，一般只作后颅窝和上部颈椎的减压手术，硬脑膜切开后不再缝合。术中若见肿瘤囊性变，用细针头穿刺证实后，可予纵切开引流或仅穿刺抽除囊液。若见到在延髓浅表显露肿瘤组织，则可在显微镜下仔细切除，切勿损伤神经组织，手术后给以放射治疗。

（二）放射治疗

放射治疗是神经胶质瘤综合治疗的重要组成部分。对于手术不能彻底切除的肿瘤、术后易复发的肿瘤、因部位深在而不易手术或因肿瘤侵及重要功能区而无法手术的患者、患者全身状况不允许手术且肿瘤对放射线敏感者可为首选治疗方法。各种类型的神经胶质瘤对放射治疗的敏感性不同。一般认为恶性程度愈高的放疗愈敏感。其中具体按放射敏感性依次为髓母细胞瘤、少枝胶质细胞瘤、室管膜瘤、星形细胞瘤及胶质母细胞瘤。对髓母细胞瘤及室管膜瘤，因易随脑脊液播散，其放疗应包括全椎管照射。由于放射治疗对肿瘤组织及周围正常脑组织损伤后的组织学上的炎性充血及水肿反应，在放疗期间常有颅内压增高的表现，因此应辅以脱水药物治疗。对于颅内压高的患者最好应在放疗前行减压术或脑脊液分流术。而对于以下患者应为禁忌：①患者极度衰弱；②手术伤口尚未愈合或有感染者；③严重骨髓抑制者；④曾接受过放疗治疗，皮肤或其他组织不允许再次放疗者。放射治疗分为术前放疗、术中放疗和术后放疗。术前放疗多用于杀肿瘤周围的亚临床病灶，一般适于肿瘤位置深在而又不易达到手术全切除的患者。术后放疗是目前应用最多、最广的治疗手段，其目的是针对肿瘤瘤床与残余病灶进行，一般术后 1 至 2 周即可开始。术中放疗有定位准确、全身及局部反应较小的特点，是对病变区域进行的一次性放射治疗。

放射治疗的方法大体上可分为体内照射和体外照射。体内照射又称间质内放疗，即将放射性核素植入胶质瘤囊性组织内进行内照射，这样既可抑制、杀死周围残余肿瘤组织，又可有效保护周围正常脑组织。临床上可用 Ommaya 囊穿刺注射。理想的放射源应符合：产生纯 β 射线，不溶于水，不易向周围组织中扩散，半衰期的控制应以两周为宜。目前用于体外照射的放射源有高电压 X 线治疗机、^{60}Co 治疗机、电子加速器等。主要的治疗方法有普通放射治疗、等中心直线加速治疗（X 刀）和 γ 刀三种方法。普通放射治疗由于放射区正常组织接受同等放射损伤而常有较多的并发症，而 X 刀和 γ 刀在立体定向基础上将多组放射剂量聚焦于靶点造成其变性坏死，从而大大减少周围组织的放射剂量，成为目前最为引人注目的放射治疗方法。另外，现在已普遍采用的高等辐射，如：^{60}Co、γ 射线、高能离子束、快中子等也成为颅内胶质瘤治疗的新手段。由于多数胶质瘤内存在泛氧细胞，可抗拒射线，故影响疗效。硝基咪唑类药物如 Misonidaxole、SR-2508、R0-038799 等增敏剂可选择性增强缺氧细胞对放射治疗的敏感性，比单纯放疗效果高 30% ~ 70%。

（三）化学治疗

化疗在胶质瘤的综合治疗中也占有较重要的位置。其原则上应用于恶性肿瘤术后并与放疗协同进行，复发性颅内恶性肿瘤亦可进行化疗，而对髓母细胞瘤的播散种植转移可为首选治疗方法。一般化疗主要针对部分切除术后的残余肿瘤，而对全切除术后的患者帮助不大。

近 30 年来，恶性脑胶质瘤的治疗效果未能获得明显改善。单纯手术治疗平均术后存活期仅 6 个月。手术继以放疗后平均存活期未逾 1 年。由于血 – 脑脊液屏障的存在，辅助性化疗在早期屡遭失败。自从 20 世纪 60 年代亚硝脲类如卡莫司汀（BCNU）、洛莫司汀（CCNU）、甲基亚硝脲（MeCCNU）等问世以来，这类脂溶性药物具有通过血 – 脑脊液屏障的能力，才给脑瘤化疗带来了希望。近年来，肿瘤耐药基因的研究以及肿瘤细胞培养敏感药物的筛选为化疗的发展提供了新的思路。不过，仍有人认为化疗对脑瘤并无助益。实际上，脑瘤化疗的效果每因肿瘤和患者的不同而结果优劣各异，其中约 1/3 病例的病程不受任何治疗之惠。

细胞周期分为间期（G）和分裂期（M），间期又分为 DNA 合成前期（G_1）、DNA 合成期（S）、DNA 合成后期（G_2）。化疗应选用一些能作用于细胞分裂期或整个细胞周期的药物。目前认为，化疗药物综合使用比独用时收效更佳。选用综合化疗药物的前提是：两种药物之间必须无交叉毒性，而且有协同作用。血－脑脊液屏障和细胞膜均影响化疗药物的使用。在星形细胞瘤 I～II 级时，由于水肿而使血－脑脊液屏障遭到破坏，使水溶性大分子药物得以通过，故有人认为选用药物时可以扩大致水溶性分子。但实际上在肿瘤周围增生细胞密集处，血－脑脊液屏障的破坏并不严重。故选择的药物仍宜以脂溶性者为主。其化疗途径可根据所选择的药物使用口服、静脉、肌肉内、鞘内、动脉灌注及选择性动脉灌注等方法。此外瘤腔内给药不仅操作简便易行，而且可使药物直接作用于肿瘤细胞并使瘤腔持续保持高浓度药物，是有一定发展前途的方法。

1. VM26

鬼臼甲叉苷，商品名 Vumon（替尼泊苷），是鬼臼毒的半合成衍生物，分子量 656.7 Da。抗瘤谱广，高度脂溶性，能通过血－脑脊液屏障，为细胞分期性药物，能破坏 DNA，对 G_2 和 M 期起阻断作用。VM26 常用剂量为成人每日 120～200 mg/m²，连用 2～6 d。与 CCNU 合用时可酌减用量至每日 60 mg/m² 加入 10% 葡萄糖液 250 mL 内静脉滴注约 1.5 h 左右，连用 2 d，继续于第 3、4 d 用 CCNU 口服两天，共 4 d 为一疗程。以后每间隔 6 周重复一个疗程。不良反应：对骨髓抑制较轻，毒性较低；对心血管反应为低血压，故宜在静脉滴注时监测血压。

2. CCNU

CCNU 为细胞周期性药物，作用于增殖细胞的各期，亦作用于细胞的静止期。脂溶性好，能通过血－脑脊液屏障，故用于治疗恶性脑胶质瘤。毒性反应大，主要表现为延迟性骨髓抑制和蓄积反应，使其应用明显受限，每在 4～5 个疗程后血白细胞和血小板明显减少而被迫延期，甚至中断治疗。此外，消化道反应亦很严重，服药后发生恶心、呕吐以及腹痛者比率很高。对肝、肺等亦有影响。常用剂量为成人口服每日 100～130 mg/m²，连服 1～2 d，每间隔 4～6 周重复一次，可连服 5～6 次。有效率可达 60%。目前与 VM26 合用时可减量至每日 60 mg/m²。

3. BCNU

用量为每日 80～100 mg/m²，或每日 2.5～3 mg/m²，溶于 5%～10% 葡萄糖或生理盐水 250～500 mL 中静脉滴入，连续 3 d。6～8 周后可再重复治疗。有效率可达 50% 左右。经颈动脉注射可提高局部药物浓度，疗效更好些。

4. 甲基 CCNU

用量为每次 170～225 mg/m²，服法同 CCNU，但毒性较小。

5. 丙卡巴肼（PCZ）

其属细胞周期性药物，系单胺氧化酶抑制剂。能通过血－脑脊液屏障，但神经毒性严重，骨髓抑制明显，伴免疫抑制作用，使其应用明显受限，渐被其他药物取代。口服每日 100 mg/m²，于 4～6 周的治疗期内最初 20 d 服用。

6. 阿霉素（ADM）

ADM 抗瘤谱广，能抑制 DNA 和 RNA 的合成，选择性作用于 S、G_1 期。但骨髓毒性严重，且在临床治疗恶性脑瘤时未能肯定其功效，故未被推广采用。用量为成年人每日 45 mg/m² 静脉滴注。一般与 VM26、CCNU 合用时，用于序列化疗之第一天。

7. 长春新碱（VCR）

VCR 属细胞分期性药物，作用于 S、M 期。剂量为成人每日 1～2 mg/m²，静脉滴注每周一次。选用时可在 VM26、CCNU 化疗前先连用 4 周。至总剂量达 10～15 mg 时对周围神经系统出现明显毒性，故其使用明显受限。

8. 达卡巴嗪（DTIC）

此药类似嘌呤的作用，能抑制 DNA 的合成。与其他化疗药物合用时可增强疗效。有人主张用 DTIC 取代 CCNU 而与 VM26 合用。主要毒性为骨髓抑制，其他有消化道反应，以呕吐最常见。剂量为成人每日 250 mg/m²。

9. 尼莫司汀（ACNU）

尼莫司汀（ACNU）为水溶性，经动脉注射刺激性小，毒副反应较 BCNU 低。用量为 100 ~ 200 mg/m² 静脉或颈动脉注射，每 6 ~ 8 周一次。最近有报告对恶性脑胶质瘤采用 ACNU、VCR 和尼卡地平同步放射化学治疗（放射剂量为 72 Gy）后再继以 ACNU 动脉灌注维持治疗（2 mg/kg/ 次，每次间隔 6 ~ 8 个月），患者生存期明显延长。

10. 替莫唑胺（temozolomide）

此为一种新型的口服二代烷化剂—咪唑四嗪类衍生物，可透过血 - 脑脊液屏障，进入脑脊液，在中枢神经系统达到有效的药物浓度。在体内不需经过肝脏代谢即可分解为药物活性物质。适用于多形性胶质母细胞瘤或间变性星形细胞瘤。每一疗程 28 d，最初剂量为按体表面积口服一次 150 mg/m²，一日 1 次，在 28 d 为一治疗周期内连续服用 5 d。最常见的不良反应为恶心、呕吐。可能会出现骨髓抑制，应定期检测血常规。其他的常见不良反应为疲惫、便秘和头痛、眩晕、呼吸短促、脱发、贫血、发热、免疫力下降等。

11. 伊立替康（irinotecan）

此药为经过化学修饰的天然喜树碱的衍生物，是拓扑异构酶 I 的特异性抑制剂。伊立替康和它的代谢产物对表达多药耐药的肿瘤仍然有效。推荐剂量为 350 mg/m²，每 3 周一次。

（四）免疫治疗

免疫治疗是通过免疫方法，调动机体的防御能力，以达到抑制肿瘤生长的目的。主要有主动免疫治疗和过继免疫治疗两类。

主动免疫治疗是将切除的瘤组织制成混悬液，用 X 线或化疗药物处理后制成瘤苗，加入 Freund 佐剂，作皮下或肌内注射。过继免疫治疗即输入同血型健康人或患同类肿瘤患者致敏后的淋巴细胞。

胶质瘤患者免疫功能低下已被许多实验研究和临床研究所证实，但因未找到胶质瘤的特异性抗原，故特异性主动、被动免疫治疗均未取得重大进展。目前仍以非特异性免疫治疗为主。常用免疫制剂有卡介苗、云芝多糖 K、左旋咪唑、干扰素等。

（五）其他药物治疗

对恶性胶质瘤可先给予糖皮质激素治疗，以地塞米松疗效最好，除可减轻脑水肿外，并有抑制肿瘤细胞生长的作用。对有癫痫发作的患者，术前术后应给予抗癫痫药物治疗，选用抗癫痫药物据发作类型而定。

（六）激光治疗

对于大脑半球及小脑半球各部位的胶质瘤在手术大部或肉眼下全切除后均可应用光动力学疗法治疗。但对于其他部位的胶质瘤如脑干、视神经及斜坡等部位的肿瘤，目前尚未见有光动力学疗法治疗的报道。通过光动力学疗法治疗脑恶性肿瘤的动物实验和临床应用研究证明，光动力学疗法辅助手术治疗脑恶性肿瘤是有效的，可延长患者的生命，提高生存质量，是治疗脑恶性肿瘤疗效较好的一种方法。但应用光动力学疗法存在需避日照射 4 周、价格较贵、可能加重脑水肿及损伤血管内皮细胞等缺点。

（七）基因治疗

基因治疗是近年来热门的研究课题。胶质瘤的发生和发展与癌基因的扩增或过表达及抑癌基因的突变或丢失有关。脑肿瘤基因治疗的原理和方法主要有：①利用基因工程表达抗肿瘤生物活性物质，进而杀伤肿瘤细胞。②在切除或灭活突变基因的同时，原位插入新的功能基因，或将具有特定功能的目的基因转移至宿主细胞（称基因置换或添加），通过目的基因的表达促使肿瘤细胞自杀。③将克隆好的抑癌基因（如 P53、Rb 基因）转给肿瘤细胞，通过其表达来抑制肿瘤生长。除常用的反转录病毒载体介导的基因转移技术外，还可采用理化方法（如磷酸钙介导的 DNA 吸收、显微注射、电穿通等）和膜融合法（利用膜性载体如脂质体、原生质体、红细胞膜等包裹 DNA，输入机体与其受体发生融合而导入外源基因）。基因治疗仍处于实验研究阶段。

第二节　星形细胞瘤

星形细胞瘤（astrocytoma）是最常见的脑胶质瘤之一，约占全部脑胶质瘤的 17% ~ 39.1%。根据病理及临床特点的不同，又可将此类肿瘤分为分化良好型及分化不良型两类，前者较多。在成年人中，星形细胞瘤多见于顶、颞叶，少见于枕叶；儿童则常发生于小脑半球，也可见于蚓部、脑干、丘脑、视神经、脑室旁等部位。这种肿瘤主要由成熟的星形细胞构成。其可浸润性生长，也可边界完整。临床上病程较长。浸润性生长的星形细胞瘤难用手术完全切除，但术后复发较慢。边界完整的星形细胞瘤手术可完全切除，全切除后能获痊愈。

一、病理

根据病理形态，星形细胞瘤可分为三种类型，即原浆型、纤维型（又分为弥漫型和局灶型两种）和肥胖细胞型。原浆型和纤维型常混合存在，不易截然分开。

（一）原浆型星形细胞瘤

原浆型星形细胞瘤是最少见的一种类型，属分化良好型星形细胞瘤。其多位于颞叶，部位表浅，侵犯大脑皮质，使受累脑回增宽、变平。肉眼观察：肿瘤呈灰红色，质软易碎。切面呈半透明均匀胶冻样。深部侵入白质，边界不清。肿瘤内部常因缺血及水肿而发生变性，形成单个或多个囊肿，囊肿的大小和数目不定，其四周是瘤组织，也可一大的囊肿壁内有一小的瘤结节。

在镜检下，肿瘤由原浆型星形细胞构成，胞质丰富，呈均匀一致的粉红色，可以见到胞质突起。核圆形，大小一致，位于肿瘤细胞中心或偏一侧，有时可以见到核小体，核分裂少见。细胞形态和分布都很均匀，填充于嗜伊红间质中。后者状如蛛网，无胶质纤维。很少见到肿瘤血管增生现象，较纤维型星形细胞瘤生长活跃。

（二）纤维型星形细胞瘤

纤维型星形细胞瘤是常见类型，属于分化良好型星形细胞瘤。见于中枢神经系统的任何部位，以及各种年龄的患者。在儿童和青年中，较多见于小脑、脑干和下丘脑，在成人中多见于大脑半球。肿瘤中有神经胶质纤维，这是与原浆型的主要区别，并使肿瘤质韧且稍具弹性，有橡皮感。弥漫纤维型星形细胞瘤的切面呈白色，与周围脑白质不易区别，邻近皮质常被肿瘤浸润；色泽变灰变深，与白质的分界模糊。肿瘤中心可有囊肿形成，大小数目不定。局灶纤维型的边界光整，主要见于小脑，常有囊肿形成。有时囊肿巨大，使肿瘤偏于囊肿一侧，成为囊壁上的一个结节。这时囊肿实际不属于肿瘤。手术时只要将瘤结节切除，就已将瘤组织全部去除。有些囊肿位于肿瘤内，囊肿四周是肿瘤组织。

在镜检下，肿瘤细胞分化良好，如正常的星形细胞，形状、大小和分布都不均匀。细胞质很少或看不到，散在分布，细胞核大小相差不大，圆或椭圆形，核膜清楚，核内染色质中等。肿瘤内血管内皮细胞和外膜细胞增生，有时可以见到点状分布的钙化灶。间质中有丰富的神经胶质纤维，交叉分布于瘤细胞之间。

（三）肥胖细胞型星形细胞瘤

这类肿瘤生长较快，属分化不良型星形细胞瘤。比较少见，占脑星形细胞瘤的 1/4，多发生在大脑半球。肿瘤呈灰红色，切面均匀，质软。呈浸润性生长，但肉眼能见肿瘤边界。瘤内可有小囊肿形成。

镜检下见典型的肥胖细胞，体积肥大，呈类圆形或多角形，突起短而粗。分布致密，有时排列在血管周围，形成假菊花状。胞质均匀透明，略染伊红。细胞核卵圆形较小，往往被挤到细胞的一侧，染色较浓。神经胶质纤维局限于细胞体周围。间质很少。

为便于临床掌握星形细胞瘤的分化程度，Kernohan 建议将星形细胞瘤按其组织细胞学分化程度分为四级。这种分级方法尽管有一定的缺点，但有利于病理及临床的联系。

Ⅰ级：分化良好的瘤细胞。排列疏散均匀，细胞大小较一致，有的甚至与正常的组织细胞相似。

Ⅱ级：细胞较多，排列较密，部分细胞大小不等，形状不整，无核分裂象。

Ⅲ～Ⅳ级：明显恶性，细胞密集，分化程度低，核分裂象较多或细胞大小不等，形状不整，呈多形性胶质母细胞瘤的改变，有的可见瘤巨细胞。

二、临床表现

高分化星形细胞瘤恶性度不高，生长缓慢。开始时症状很轻，进展亦缓慢，自出现症状至就诊时间较长，平均两年左右，有的可长达 10 年，可因囊肿形成而使病情发展加快，病程缩短，个别的可在一个月以内。一般位于幕下者出现颅内压增高较早，病程较短。症状取决于病变部位和肿瘤的病理类型和生物学特性。

各部位星形细胞瘤的症状表现有所不同。

（一）大脑半球星形细胞瘤

1. 分类

（1）局灶原纤维型星形细胞瘤：占大脑星形细胞瘤的半数。性别分布相等。住院时平均年龄约 35 岁，以 21～50 岁为多见，占全数的 70%。病变部位以额叶为多见（40%），其次是颞叶（10%）。病程 2～4 年。

（2）浸润性纤维型星形细胞瘤：占大脑星形细胞瘤的 20%。性别分布相等。以 31～40 岁为多见（占 60%）。病变分布在颞、额、额顶诸叶的各占 40%、30%、20%。平均病程 3.5 年。

（3）肥胖细胞型星形细胞瘤：占大脑星形细胞瘤的 25%。男性占 60%。住院时年龄大致平均分布于 21～50 岁间（共占全数的 75%）。病变在额叶最多（40%），其次是颞叶（20%）。病程平均 2 年。

2. 临床症状

（1）癫痫：约 60% 有癫痫发作，较生长快的其他神经胶质瘤为多见，肿瘤接近脑表面者易出现癫痫发作，一部分患者以癫痫发作为主要症状，可于数年后才出现颅内压增高症状及局部症状。癫痫发作形式与肿瘤部位有关，额叶肿瘤多为大发作，中央区及顶叶肿瘤多为局限性发作，颞叶肿瘤可出现沟回发作或精神运动性发作。

（2）精神症状：额叶范围较广泛的肿瘤或累及胼胝体侵及对侧者，常有精神症状，表现为淡漠、迟钝、注意力不集中、记忆力减退、性格改变、不知整洁、欣快感等。少数颞叶、顶叶肿瘤亦可有精神症状。

（3）神经系统局灶性症状：依肿瘤所在部位可出现相应的局部症状，在额叶后部前中央回附近者，常有不同程度的对侧偏瘫。在优势半球运动性或感觉性言语区者，可出现运动性或感觉性失语症。在顶叶者可有感觉障碍，特别是皮质感觉障碍。在顶叶下部角回及缘上回者，可有失读、失算、失用及命名障碍等。在颞枕叶累及视传导通路者可有幻视或视野缺损和偏盲。约 1/5 患者无局部症状，大多为肿瘤位于额叶前部颞叶前部"静区"者。

（4）颅内压增高症状：一般出现较晚。位于大脑半球非重要功能区的肿瘤，颅内压增高可为首发症状。少数患者可因肿瘤内囊肿形成或出血而急性发病，且颅内压增高症状较严重。

（5）其他：个别患者因肿瘤出血可表现为蛛网膜下隙出血症状。

（二）丘脑星形细胞瘤

1. 丘脑性"三偏"症状

常有对侧感觉障碍，深感觉较浅感觉明显；丘脑性自发性疼痛并不常见；累及内囊时常伴有对侧轻偏瘫。丘脑枕部肿瘤可出现病变对侧同向偏盲。

2. 共济失调

小脑红核丘脑系统受损者，可出现患侧肢体共济失调。

3. 精神症状及癫痫发作

丘脑肿瘤时常出现精神症状（约占 60%），表现为淡漠、注意力不集中、幼稚、欣快、激动或谵妄等，少见强迫性哭笑。约 1/3 患者可出现癫痫。

4. 颅内压增高症状

约 2/3 患者出现此症状，多在早期出现，为肿瘤侵犯第三脑室影响脑脊液循环所致。

5. 其他症状

肿瘤向下丘脑发展时内分泌障碍较为突出，如影响到四叠体可出现瞳孔不等大、眼球上视障碍、听力障碍或耳鸣等症状。侵及基底核可有不自主运动。

（三）小脑星形细胞瘤

小脑星形细胞瘤占星形细胞瘤的 1/4。3/5 位于小脑蚓部和第四脑室，2/5 位于小脑半球。儿童或青少年多见，平均年龄 14 岁，男女之比为 2：1。病程取决于病变部位：蚓部和第四脑室者引起脑积水，平均病程 7 个月；小脑半球者平均病程 1.5 年。

1. 颅内压增高

为最常见的症状，出现较早，头痛、呕吐、视盘水肿。

2. 后颅窝和小脑症状

位于小脑半球者表现患侧肢体共济运动失调，以上肢较明显，并有眼球震颤、肌张力降低、腱反射减弱等，位于蚓部者主要表现身体平衡障碍，走路及站立不稳。小脑肿瘤可有构音障碍及暴发性语言，亦常有颈部抵抗及强迫头位。晚期可出现强直性发作。常因急性严重颅内压增高引起，表现为发作性的去皮质强直，发作时意识短暂丧失，全身肌肉紧张，四肢伸直，呼吸缓慢，面色苍白，冷汗，一般数秒或数十秒即缓解。其发生原因可由于肿瘤直接压迫或刺激脑干，或小脑上蚓部通过小脑幕切迹向幕上疝出，引起脑干暂时性缺氧所致。

（四）脑干星形细胞瘤

脑干星形细胞瘤占星形细胞瘤的 2%。70% 的患者年龄在 20 岁以下。男女之比为 3：2。病变多位于脑桥，常侵及两侧脑干。早期出现患侧脑神经麻痹，如位于中脑可有动眼及滑车神经麻痹，在脑桥可有外展及面神经麻痹，在延髓可有面部感觉障碍及后组脑神经麻痹。同时出现对侧肢体运动及感觉障碍。肿瘤发展累及两侧时，则出现双侧体征。颅内压增高症状在中脑肿瘤出现较早，脑桥肿瘤出现较晚且较轻。

（五）视神经星形细胞瘤

视神经星形细胞瘤多见于儿童，亦见于成人。视神经呈梭形肿大，可发生于眶内或颅内，亦可同时受累，肿瘤呈哑铃形。发生于颅内者可累及视交叉，甚至累及对侧视神经及同侧视束。如继续增长可向第三脑室前部或向鞍旁发展。主要表现为患侧眼球突出，大多向外向下，视力减退。一般无眼球运动障碍。发生于颅内者可有不规则的视野缺损及偏盲。多产生原发性视神经萎缩，有的亦可出现视盘水肿。晚期可出现垂体下丘脑功能障碍。

三、辅助检查

（一）腰椎穿刺

多数脑脊液压力增高，白细胞计数多在正常范围，部分病例蛋白定量增高。

（二）头颅 X 线平片

约 80% 的患者显示颅内压增高征，15% ~ 20% 可见肿瘤钙化。视神经肿瘤可见视神经孔扩大，并可致前床突及鞍结节变形。

（三）脑室造影

幕上肿瘤显示脑室移位或并有充盈缺损。小脑肿瘤表现第三脑室以上对称扩大，导水管下段前曲，第四脑室受压移位。脑干肿瘤表现导水管及第四脑室上部向背侧移位。

（四）脑血管造影

显示血管受压移位，肿瘤病理血管少见。

（五）CT 扫描

大多显示为低密度影像，少数为等密度或高密度影像，边缘不规则，如有囊肿形成则瘤内有低密度区，周围常有脑水肿带，但较轻，脑室受压移位，亦多较轻，注射对比剂后肿瘤影像多增强。一般 I 级星形细胞瘤为低密度病灶，与脑组织分界清楚，占位效应常显著；Ⅱ～Ⅲ级星形细胞瘤多表现为略高密度、混杂密度病灶或囊性肿块，可有点状钙化或肿瘤内出血。Ⅳ级星形细胞瘤显示略高或混杂密度病灶，病灶周围水肿相当明显，境界不清。增强扫描，Ⅰ级星形细胞瘤无或轻度强化，Ⅱ～Ⅳ级星形细胞瘤明显强化，呈形态密度不一的不规则或环状强化。

（六）放射性核素扫描

可显示肿瘤区放射性核素浓集，但浓度常较低，影像欠清晰。

（七）MRI

MRI 呈长 T_1、长 T_2 信号，信号强度均匀，由于血 – 脑脊液屏障受损不明显，周围水肿较轻，占位效应相对轻，肿瘤边界不清，不易与周围水肿鉴别。在 T_2 加权像甚至不易区别肿瘤的结构，但对肿瘤出血较 CT 显示为佳，同时由于蛋白渗出有时可见肿瘤在 T_1 加权像呈稍高斑片样信号异常。若做 Gd-DTPA 增强扫描，肿瘤多无对比增强。星形细胞瘤在 T_1 加权像呈混杂信号，以低信号为主，有时呈高信号表现，体现了瘤体内坏死或出血。T_2 加权像表现为高信号，信号强度一般不均匀。

四、治疗及预后

治疗以手术切除为主。幕上者根据肿瘤所在部位及范围，作肿瘤切除术、脑叶切除或减压术。大脑半球表浅部位的星形细胞瘤手术切除范围要适度，以不产生偏瘫、失语、昏迷，而又能达到减压目的为限。大脑半球深部星形细胞瘤可作颞肌下减压术。视神经肿瘤经前额开颅，打开眶顶及视神经管，切除肿瘤。视神经交叉和第三脑室星形细胞瘤作手术切除时，要避免损伤下丘脑。脑干肿瘤小的结节性或囊性者可在显微技术下作切除术。脑干星形细胞瘤引起阻塞性脑积水者，可作脑脊液分流手术，解除颅内压增高。多数学者认为脑干外生性肿瘤或位于延颈髓交界处的肿瘤可行手术治疗。国内王忠诚提出脑干内局限性的星形细胞瘤应争取切除。浸润性的实质性小脑星形细胞瘤的手术原则与大脑半球表浅部肿瘤相似。小脑肿瘤一般作后颅窝中线切口，切除肿瘤。局灶性囊性的小脑星形细胞瘤如有巨大囊腔和偏于一侧的瘤结节，只要将瘤结节切除即可，囊壁不必切除。

多数星形细胞瘤难以做到全部切除，术后可给予化学治疗及放射治疗，以延长生存及复发时间。对大脑半球Ⅰ～Ⅱ级星形细胞瘤是否行术后放疗有争议。Leibel 分析发现对未能全切除的Ⅰ～Ⅱ级星形细胞瘤手术加放疗的 5 年存活率为 46%，而单纯手术者仅 19%。但也有学者认为对Ⅰ～Ⅱ级星形细胞瘤术后放疗不能改善预后。对良性星形细胞瘤主张放疗的人认为可单纯行瘤床放疗，剂量 30～45 Gy，疗程为 6 周。一般不主张预防性脊髓放疗。化疗的作用和治疗方案的选择目前尚处于摸索阶段，应用价值还有争议。

平均复发时间为两年半，复发者如一般情况良好，可再次手术。但肿瘤生长常加快，有的肿瘤逐渐发生恶性变，再次复发时间亦缩短。

术后平均生存 3 年左右。5 年生存率为 14%～31%，幕下者较幕上者疗效为好，5 年生存率达 50%～57%。如能完全切除肿瘤，可恢复劳动能力并长期生存，有报告术后生存已达 18 年者。经手术与放射综合治疗的患者，五年生存率为 35%～54%。

影响其预后的相关因素包括年龄、肿瘤大小、部位、组织学类型、病史长短及治疗等多个方面，而以肿瘤组织学性质、治疗情况等尤为重要。影响儿童Ⅰ～Ⅱ级半球星形细胞瘤预后的主要因素是年龄，婴幼儿就诊时肿瘤一般较大，患儿的一般情况不好，因而手术耐受性差，手术危险性相对较大龄儿童高，预后也不如大龄儿童。巨大的肿瘤手术难以切除，而且手术损伤较大，预后不能令人满意。Mercuri 随访 29 例儿童星形细胞瘤 5～27 年，发现囊性星形细胞瘤预后最好。此外，病史较长，有癫痫发作及肿瘤有钙化者预后相对较好，因为这类肿瘤生长缓慢，瘤细胞分化较好，复发率较低。手术切除程度和术后是否放疗也是影响预后的主要原因之一。不论良、恶性星形细胞瘤，只要能够达到全切除或近全切除，其术后生存期均明显长于部分切除肿瘤者。

第三节　星形母细胞瘤

星形母细胞瘤（astroblastoma）也是星形细胞系的胶质瘤。其恶性程度介于星形细胞瘤与多形性胶质母细胞瘤之间，相当于 Kernohan 分类的星形细胞瘤 Ⅱ ~ Ⅲ级。这类肿瘤比较少见，占全数脑胶质瘤的 2% ~ 5%。主要见于青年，多位于大脑半球，但小脑和视神经也有发生。

一、病理

肉眼观肿瘤红色或灰红色，柔软易碎，与正常脑组织之间界限不清。多为实质性，可有囊腔形成。肿瘤中心部位可有出血坏死，呈浸润性生长，但可见肿瘤边界。

显微镜下肿瘤由不成熟的星形细胞构成。细胞密集，胞体较大，呈卵圆形、多角形或锥形。核较大，为圆形或卵圆形；染色质中等，核分裂象不常见。围绕血管的瘤细胞一端常有一粗长的细胞突引向血管壁，作放射形或假菊花样排列，为其主要特征。血管内皮细胞和外膜细胞常有增生。多核细胞、星形细胞和成胶质细胞也常见于肿瘤中。远离血管的肿瘤组织常有变性，可见到散在的出血和坏死灶。

二、临床表现

星形母细胞瘤的临床特点介于星形细胞瘤与胶母细胞瘤之间。生长比星形细胞瘤快，平均病程在 1 ~ 20 个月。小脑星形母细胞瘤由于引起阻塞性脑积水，病程要比大脑星形母细胞瘤短。症状包括颅内压增高和局灶性脑功能障碍，与其他颅内肿瘤无特殊差别，手术前一般难做出正确的病理诊断。

三、治疗

治疗与胶质母细胞瘤同。

参考文献

［1］高志波. 现代神经外科诊疗与重症救护［M］. 长春：吉林科学技术出版社，2018.

［2］杨树源，张建宁. 神经外科学［M］. 北京：人民卫生出版社，2015.

［3］赵继宗. 神经外科手术精要与并发症［M］. 北京：北京大学医学出版社，2017.

［4］龚会军. 简明神经外科手册［M］. 昆明：云南科技出版社，2016.

［5］刘勇. 神经外科：神经外科就医必读［M］. 北京：中国科学技术出版社，2016.

［6］许加军. 神经外科疾病诊疗策略［M］. 长春：吉林科学技术出版社，2016.

［7］孙泽林. 实用神经外科诊疗与重症救护［M］. 长春：吉林科学技术出版社，2016.

［8］徐晓胜. 神经外科常见疾病诊疗常规［M］. 长春：吉林科学技术出版社，2016.

［9］张永红. 神经外科常见疾病诊治指南及专家共识［M］. 兰州：兰州大学出版社，2016.

［10］马远. 神经外科疾病诊治重点［M］. 北京：科学技术文献出版社，2015.

［11］张贺龙，刘文超. 临床肿瘤学［M］. 西安：第四军医大学出版社，2016.

［12］苏泽林. 神经外科基础与手术精要［M］. 长春：吉林科学技术出版社，2016.

［13］孙宁，曾骐. 外科诊疗常规［M］. 北京：人民卫生出版社，2016.

［14］李艳丽. 神经疾病诊治与康复［M］. 长春：吉林科学技术出版社，2016.

［15］李光新. 临床外科诊治精要［M］. 长春：吉林科学技术出版社，2016.

［16］刘念. 神经外科疾病临床诊疗与危重症处置［M］. 长春：吉林科学技术出版社，2016.

［17］孙涛，王峰. 神经外科与肿瘤［M］. 北京：人民军医出版社，2015.

［18］王其瑞. 临床神经外科诊疗精粹［M］. 西安：西安交通大学出版社，2015.

［19］周良辅. 现代神经外科学［M］. 上海：复旦大学出版社，2015.

［20］于耀宇. 新编临床外科学［M］. 北京：军事医学科学出版社，2015.

［21］吴旭东. 外科疾病诊疗学［M］. 北京：科学技术文献出版社，2015.

［22］程华. 图解神经外科手术配合［M］. 北京：科学出版社，2015.

［23］来怡农. 神经外科疾病临床诊疗与康复治疗［M］. 北京：科学技术文献出版社，2015.

［24］王山山. 实用外科疾病诊断学［M］. 北京：科学技术文献出版社，2015.

［25］朱会文. 神经外科常见疾病诊疗学［M］. 北京：科学技术文献出版社，2015.